LA
DIETA
DEL CUERPAZO

LA
DIETA
DEL CUERPAZO

UN PLAN PARA **TRANSFORMAR** TU
CUERPO **RADICALMENTE** EN **28 DÍAS**

MICHELLE LEWIN

CON DRA. SAMAR YORDE

CELEBRA
NEW YORK

CELEBRA
Publicado por Berkley
Una division de Penguin Random House LLC
375 Hudson Street, New York, New York 10014

Copyright © 2018 por Michelle Lewin
Prólogo copyright © 2018 por Samar Yorde

ISBN: 9780399585579

La Biblioteca del Congreso ha catalogado la edición en inglés:

Names: Lewin, Michelle, author. | Yorde, Samar, author.
Title: The hot body diet: the plan to radically transform your body in 28 days/Michelle Lewin and Dr. Samar Yorde.
Description: First edition. | New York: Celebra, 2018.
Identifiers: LCCN 2017061333| ISBN 9780399585449 (paperback) | ISBN 9780399585555 (e-book)
Subjects: LCSH: Weight loss. | Exercise. | Nutrition. | BISAC: HEALTH & FITNESS/Diets. | HEALTH & FITNESS/Nutrition. | HEALTH & FITNESS/ Weight Loss.
Classification: LCC RM222.2.L4456 2018 | DDC 613.2/5—dc23
LC record available at https://lccn.loc.gov/2017061333

Primera impresión: Julio 2018

Impreso en EE.UU.
1 3 5 7 9 10 8 6 4 2

Fotografías de la tapa: LHGFX Photography
Diseño de la tapa: Katie Anderson
Diseñado por Pauline Neuwirth

A DIOS, que me permite estar en este mundo haciendo lo que amo.

*A MI MAMÁ, que me dio la vida y la fuerza
para lograr lo que me proponga.*

*A JIMMY, que me guía, acompaña y
empuja siempre hacia adelante.*

*A todos los que me siguen en las redes sociales
porque su cariño y entusiasmo me motivan
a superarme a mí misma.*

CONTENIDO

PRÓLOGO

La vida nunca dejará de sorprendernos. Dios coloca en nuestro camino personas y situaciones que vienen a mejorar nuestra vida para bien, aunque no lo sepamos reconocer en el momento. Hay cosas que suceden cuando menos nos las esperamos, que nos revuelven las ideas previas y nos cambian la forma de pensar, transformando nuestras vidas radicalmente. Y quien escribe estas líneas puede dar testimonio de esto en dos casos bien distintos: la vida de Michelle Lewin y mi propia vida.

Soy médico, especialista en salud pública y medicina de obesidad, graduada como Health Coach en los Estados Unidos, locutora, escritora y conferencista. En mi carrera profesional tuve la oportunidad de ver cientos de casos de pacientes con obesidad y enfermedades asociadas al sobrepeso. Como médico comprendí que la obesidad es un arma de destrucción masiva, una epidemia que debemos enfrentar. Por eso inicié, en estos últimos seis años, un camino de educación y prevención a través de mi cuenta de redes sociales @soysaludable.

Con esta plataforma multimedia, logré motivar y cambiar la vida de miles de personas, inspirándolos para lograr un peso saludable, comer bien, hacer ejercicios y vencer sus barreras mentales. Mientras educaba y enseñaba a comer sano y tener hábitos saludables, seguía atendiendo pacientes en mi consulta física y online. El resultado era casi siempre el mismo: mis pacientes lograban cambios impresionantes en su peso y hábitos de vida.

Y aunque parezca imposible de creer, a pesar de haber ayudado a tantas personas, compartiendo consejos de salud, nutrición, recetas saludables, yo misma no había podido cambiarme radicalmente, ni adelgazar todos los kilos que tenía de exceso, ni lograr controlar del todo la ansiedad que boicoteaba mis esfuerzos por tener un peso saludable. Era una pesadilla: la doctora que ayudaba a otros a adelgazar no podía cumplir con sus propias metas de peso, control metabólico y hormonal. Algo iba mal. Sí, ni yo misma podía creerlo.

Vengo del mundo de la obesidad, que comenzó a instalarse poco a poco en mi vida luego de tener mi primer hijo. En algún momento llegué a pesar más de 220 libras, con consecuencias terribles para mi salud física y autoestima. Fue justo en ese momento, en el que decidí especializarme en Medicina de Obesidad para salvarme a mí misma de esta terrible condición. Con mucho esfuerzo logré adelgazar unas 40 libras en varios años, pero luego caí en una zona de resistencia, donde perdía unas pocas libras y las volvía a recuperar. Mi proceso de pérdida de peso se detuvo en el tiempo, e igual que muchas chicas que leen estas palabras, estaba ansiosa por resolver mi problema para siempre.

Hace dos años salí de Venezuela a vivir a Miami, y conocí a Michelle para regalarle mi primer libro de recetas saludables. La encontré a través de las redes sociales y quedé impactada con su transformación. Sí, porque Michelle no nació con ese cuerpo que todos admiramos tanto. Para nada. Ese cuerpo es producto de mucho esfuerzo, disciplina y sacrificio. Desde que la conocí, quedé encantada con su humildad y buena energía, y puedo decirte que desde el primer día, nos hicimos amigas. Luego conocí a Jimmy, su esposo, un empresario fanático del *fitness* con un sentido del humor impresionante y una cabeza que no deja de crear. Una pareja encantadora dedicada al *fitness* y la promoción de un estilo de vida saludable.

En un par de oportunidades durante estos dos años, Michelle y Jimmy me motivaron a perder el peso que me faltaba para llegar a mi meta ideal. Me daban consejos y hasta me invitaban a entrenar con ellos, pero yo seguía enfocada en cualquier cosa (trabajo, ansiedad, dinero, relaciones, búsqueda de seguridad) menos en mi transformación. Me quedaban 40 libras de exceso por perder y me encontraba inundada de ansiedad con las situaciones que tenía que afrontar al salir de Venezuela para comenzar una nueva vida en Estados Unidos. Mi mente era una fábrica de miedos y excusas tontas.

Un buen día, conversando con Jimmy y Michelle, ellos me dijeron: "Hagamos un reto público: te apoyaremos para adelgazar, entrenando con Michelle y siguiendo un plan de alimentación". Me asusté mucho con la idea, pero igual comenzamos y logré perder casi 14 libras en los primeros 45 días. Me sentía feliz, aferrada a la motivación que ellos me daban. Luego Michelle y Jimmy se fueron de viaje por un buen tiempo, y me quedé sola, sin la suficiente fuerza de voluntad para mantenerme en el camino. No seguí perdiendo peso, incluso, al mes siguiente, en Navidad, gané algunas libras, lo que me hizo sentir muy decaída en los siguientes meses, pues odio fracasar y además sentía que estaba defraudando la confianza de mis motivadores. Y con eso no podía tener paz.

Me llené de dudas y remordimientos, hasta que un buen día Michelle, con esa mezcla de dureza y dulzura que tiene al hablar, me confrontó con mis miedos más profundos diciéndome: *"Es que tu no quieres hacerlo, porque si quisieras ya lo habrías logrado. Tú lo logras todo, pero no has querido"*. Sus palabras fueron como un balde de agua fría sobre mi cabeza. Michelle tenía razón y ese decreto me sacudió totalmente.

Y la Vida, o Dios, o como le quieran decir, haría una próxima jugada maestra.

Hacía un par de años habíamos preparado juntas un recetario saludable y estábamos buscando una casa editorial que aceptara publicar un primer libro de recetas. La conseguimos en Penguin Random House, visionarios y entusiastas dispuestos a compartir con el mundo los secretos de alimentación, motivación y entrenamiento de Michelle. Ellos nos pidieron guardar ese recetario para un segundo libro y comenzar por un libro que hablara primero de la vida de Michelle y sus secretos de alimentación, y que incluyera nuevas recetas dentro de un plan de alimentación para lograr un cuerpo fabuloso, fuerte y saludable.

Michelle, que es una mujer de pocas palabras pero grandes acciones y resultados, ya tenía previsto compartir su plan de alimentación y recetas con toda su comunidad de seguidoras y aceptó la oferta, no sin antes pedirme que la apoyara como médico y escritora, en la aventura de hacer juntas el libro. Yo estaba encantada con la idea: ¿quién mejor que Michelle para motivar a toda la comunidad de mujeres que sueñan con llegar a donde nunca imaginaron? Yo misma soñaba con armar junto a ella y leer este libro de principio a fin.

Comenzamos juntas a redactar este manuscrito y a desarrollar las recetas basadas en su estilo de comer. Y yo comencé a aplicar en mi vida todo lo que aprendía de ella. Fue simple, tenía mis conocimientos, su experiencia y la motivación perfecta para hacerlo, fue como lanzar una bomba atómica para demoler todo el pasado y comenzar una nueva vida, haciendo las cosas bien.

Así, los cambios comenzaron a llegar y las libras de más a desaparecer. Hacer lo que Michelle hace, aprender cómo se alimenta, cómo entrena, y cómo se suplementa y se motiva, fue un aprendizaje práctico que me inspiró, aún más, a enriquecer mi vida y la vida de las personas que me siguen. Me parecía mágico poder compilar en un libro toda la experiencia de Michelle, soportada científicamente con mis investigaciones como médico. Y así comenzamos el proceso de recopilar la información, que duró algo más de seis meses. Fueron largas horas compartiendo, a través de entrevistas y conversaciones grabadas de horas y días, para luego buscar evidencia científica que validara su experiencia y aprendizaje.

El día en que conocí a Michelle nunca pensé que cambiaría mi vida. Y la cambió para bien.

Antes yo era una mujer de mucho conocimiento y poca acción. Ahora entendí que sin acción no hay resultados. Hoy, a mis 47 años y siendo abuela, puedo decirles con humildad que me siento mejor que nunca y he logrado acercarme al cuerpo que he deseado toda mi vida, gracias a *La dieta del cuerpazo*. No solo me quité las libras que me sobraban, sino que gané en autoestima, energía, entusiasmo y más ganas de ayudar a otras chicas para cambiar sus vidas.

Hoy tienes en tus manos un libro que es la suma de la experiencia real de Michelle enriquecida por los más actuales avances de la medicina, la nutrición y el estudio metabólico. Aquí aprenderás de motivación, buenos hábitos, nutrición, hormonas, control metabólico, suplementos, vitaminas y recetas saludables. Es todo lo que necesitas saber para reconstruir tu cuerpo o llevarlo a su máxima expresión de belleza y bienestar.

Con humildad te digo que este será uno de los libros más honestos y completos que alguna vez leerás. Michelle no aprendió estudiando, aprendió haciendo, practicando, fallando y comenzando de nuevo, una y otra vez. Ensayo y error, pero con resultados impactantes que hablan por sí solos. Y eso vale más que todo el conocimiento que puedas leer en Internet o en cualquier biblioteca. Porque un día de acción vale más que un mes de lecturas o intenciones.

Quiero que te tomes este libro muy en serio. Quiero que leas cada capítulo, una y otra vez si es necesario. Porque al final, cuando estés con los brazos en alto dentro del círculo de los ganadores, ligera como una pluma y fuerte como una leona, vivirás la inmensa alegría de haber conquistado tu mente y tu cuerpo, conectando con la fuerza más maravillosa que hay: la voluntad de vencer, venciéndote a ti misma. Verás que cada gota de sudor, cada preparación de comida, cada día vivido habrán valido la pena.

Este libro te hará sentir realmente fabulosa: físicamente fuerte y mentalmente indestructible. Será tu plan para ganar, de una vez y para siempre, la guerra contra tus miedos y el sobrepeso que innecesariamente has llevado contigo. Aquí tendrás tu manual para la victoria definitiva. Le darás gracias a Dios cada día por haberlo adquirido, al igual como yo le di las gracias por haberlo puesto en mi camino.

¡Que venga lo bueno, chicas, esto apenas comienza! Y a ti Michelle, siempre te daré las gracias por haberte cruzado en mi camino.

Dr. Samar Yorde
@SoySaludable

INTRODUCCIÓN

Hola, soy Michelle Lewin, una chica como tú que un buen día descubrió una gran pasión que cambió su vida: el *fitness*. Y también descubrí un método de entrenamiento y alimentación que me ha permitido lograr cosas increíbles, viajar por el mundo y ser conocida como modelo deportiva por millones de personas.

Quizás ya me conoces por las redes sociales o hayas visto mis fotos y videos en revistas o en Internet. O quizás sea la primera vez que oyes hablar de mí. Independientemente de si me conoces o no, es posible que aún no conozcas la historia que me trajo hasta aquí y que quiero compartir contigo.

No soy la princesa del cuento de hadas ni he tenido una vida perfecta. Soy una mujer que ha aprendido a superar los desafíos de la vida. Y tuve muchos. Nada ha sido fácil, ni gratis. He dedicado los últimos años de mi vida al *fitness*. Mi intención es y será mantener un cuerpo naturalmente delgado, femenino, armonioso, fuerte, atractivo y saludable que me permita sentirme bien conmigo misma e inspirar y motivar a millones de mujeres a hacer lo mismo. Además para mí es muy importante conservar una mente serena, disciplinada y decidida, para no abandonar nunca este camino. Me gusta compartir mis rutinas de entrenamiento con las chicas que me siguen, y me gusta aún más cuando conozco sus historias en los eventos o veo en sus fotos sus maravillosos resultados.

Decidí escribir este libro porque a lo largo de estos últimos tres años, muchas chicas me han preguntado cuál ha sido mi plan de alimentación para lograr el cuerpo que todos ven en mis redes sociales. Tengo tanto que decir y compartir, que preferí guardar todo lo aprendido para entregarte una guía completa que puedas usar en tu vida para lograrlo tú también, en vez de compartir consejos aislados que pierdan fuerza en el *timeline* o línea de tiempo de mis redes.

Quiero impulsarte para que tomes la decisión de cambiar todo lo que no te gusta de tu cuerpo hoy, llegar a la mejor versión de ti misma y convertirte en una mujer fabulosa. Quiero apoyarte, como yo he sido apoyada por mi esposo, cómplice, mánager y principal motivador, Jimmy Lewin, un hombre que cambió mi vida para bien.

Aquí, en este libro, tendrás todo en un solo lugar y puedo garantizarte que si haces lo que te propongo y te comprometes contigo misma a seguir los consejos que preparé para ti en forma honesta y generosa, llegarás hasta donde nunca imaginaste, como lo hice yo. Mis resultados hablan por sí solos.

Lo primero que debo decirte (y sé que en el fondo ya lo sabes) es que no existe una dieta o plan de alimentación que funcione para todas por igual. Hay muchos factores que influyen para seleccionar las calorías que debes consumir para lograr tus objetivos, y el primero de todos es saber a dónde quieres llegar. No es lo mismo un plan de alimentación para bajar de peso, definirse o aumentar masa muscular. Tampoco es igual la cantidad de comida que debe ingerir una mujer pequeña de 4 pies 11 pulgadas, sedentaria, que una mujer de 5 pies 10 pulgadas, atleta, por ejemplo. También hay factores importantes como tu edad, metabolismo, masa muscular, peso inicial, contextura ósea, condiciones de vida, salud hormonal, enfermedades de base, etc.

No soy nutricionista, coach de salud, ni entrenadora (y no pretendo serlo tampoco), pero tengo en mi cuerpo el resultado de la experiencia acumulada a lo largo de estos años, haciendo lo que me funciona y dejando de hacer las cosas que me hacen retroceder. Como dice Tony Robbins, el motivador número uno en el mundo: "Tengo un Ph.D. en RESULTADOS". Considérame más bien una amiga con mucha experiencia, que está tan feliz y orgullosa de su cambio, que quiere que tú también sientas esa felicidad.

Para todo lo referente al apoyo científico del libro, complementé mi experiencia con los conocimientos de la Dra. Samar Yorde, médico y health coach apasionada por la vida y cocina saludable, quien contribuye con datos científicos, recetas y aportes muy valiosos a lo largo de este libro. He preparado junto a ella, un capítulo con información muy completa donde te explico en forma fácil todo lo que debes saber para lograr resultados rápidos, efectivos pero sin riesgos para tu salud. Y aquí entra la magia de este libro: tendrás toda mi experiencia, métodos y resultados, soportados y validados científicamente por un médico especialista en este tema, porque lo más importante para mí es que hagas las cosas en la forma correcta.

Este es el libro más honesto que alguna vez alcanzarás a leer. Aquí no habrá publicidad barata que prometa magia sin esfuerzo. No, porque no es real. Aquí te darás cuenta de que para conseguir resultados extraordinarios, debes esforzarte, y mucho. Mi escuela ha sido el esfuerzo, la constancia y la técnica de quienes me han orientado y apoyado.

HAY COSAS QUE NO SE PUEDEN COMPRAR

El laboratorio donde he probado los ejercicios y el efecto de los alimentos ha sido mi propio cuerpo. Sé lo que le funciona y lo que no, y hasta podría decirte que puedo manejar mi cuerpo a mi gusto. Sé muy bien qué debo comer para una competencia o una sesión de fotos, y cuándo puedo darme el lujo de comerme una hamburguesa gigante con papas fritas, sin sentirme culpable, ni afectar mi definición muscular. No sufro ni me torturo con dietas extremas, no estoy obsesionada, solo aprendí a comer en forma natural y balanceada para obtener de los alimentos la energía necesaria para que mi cuerpo pueda funcionar en condiciones óptimas y convertirse en una máquina de quemar grasas, todo el tiempo.

Estoy viviendo lo que trabajé, lo que me gané sacrificando helados y fiestas, lo que sudé llevándome al extremo de mis fuerzas, enfrentando esa última repetición, ese peso adicional, esa tentación de quedarme en la cama cuando quería una hora más de sueño, pero tenía que levantarme. Tengo el cuerpo que hice con esfuerzo, abandonando el camino fácil de lo instantáneo, del quirófano, del facilismo o la idea tonta de que "todo se puede comprar".

Puede que una persona normal no note una diferencia importante entre un abdomen hecho en quirófano y un abdomen producto de entrenamiento y alimentación equilibrada. Pero sí la hay. Yo la veo inmediatamente. Puede parecer real al principio pero al mirar de cerca me doy cuenta. Además, si estas personas tienen un porcentaje de grasa tan bajo como para marcar tus abdominales, las otras partes de su cuerpo deberían estar definidas también, y generalmente nunca sucede. Las chicas que acuden a ese tipo de soluciones mágicas (como inyectarse sustancias dañinas en los glúteos o marcarse los abdominales, por ejemplo) no solo arriesgan su salud, sino que solo se engañan a sí mismas. No te engañes más.

En este libro quiero compartir contigo las postales de un viaje que empecé hace pocos años y me ha hecho recorrer cocinas, gimnasios, restaurantes, ciudades y emociones. Este camino podemos hacerlo juntas, disfrutando de la vida, comiendo de forma saludable, encontrando mil motivos bonitos para seleccionar los alimentos correctos, cumplir con el cardio, levantar ese último peso y terminar la serie de repeticiones necesarias, esa que tanto nos duele.

Quiero seguirte inspirando a pensar que todo es posible, a cambiar tu mente y tu cuerpo, a vencer tus debilidades y a llegar a tu mejor versión. Porque todo es posible, si así lo quieres y lo decides.

Un día alguien que quiero mucho me dijo que no debía competir en *fitness*, que no era para mí, que no tenía la fuerza o la forma para hacerlo. Más adelante te contaré con más detalle, pero te adelanto que en ese momento me volví loca de la indignación y la rabia. Y esas lágrimas se convirtieron en gasolina sobre un fuego que ya latía en mi corazón. ¿El resultado? Soy un incendio, un volcán en llamas y cuando alguien me dice que "no puedo", saco fuerzas de donde no tengo para lograrlo. Gracias a esas palabras, duras pero bien intencionadas, yo diría que hasta perfectas, pude hacer un cambio radical y transformar mi cuerpo de ordinario a extraordinario, en tan sólo cuatro semanas.

En esos días de intenso entrenamiento y cuidadosa alimentación (28 días), cambié mi cuerpo de tal manera que pude pasar de ser el último lugar en mi primer concurso *fitness* al segundo lugar entre cien competidoras de alta categoría. Luego repetí el plan y al mes siguiente, logré ganar el primer lugar en todas la categorías *(overall)*, en el *Tampa Bay Pro Show 2013*, uno de los eventos del *fitness* de mayor prestigio y credibilidad en los Estados Unidos.

Por eso diseñé este plan de 28 días para ti, porque si en tan sólo 28 días yo cambié mi cuerpo radicalmente, entonces yo quiero que tú lo hagas también. Y quizás con 28 días no llegues a tu meta final, pero ese primer cambio te dará la motivación necesaria para repetir el ciclo hasta que lo logres.

NADIE DIJO QUE SERÍA FÁCIL

Sé por experiencia propia que los cambios drásticos son difíciles y que si vienes de comer hamburguesa y pizza cada día, es probable que con pequeños cambios y sustituciones comiences a perder peso, pero no llegarás mucho más allá. Porque para lograr cambios radicales en tu cuerpo debes hacer cambios radicales en tu estilo de vida. Esto no es negociable, a menos que sólo quieras mejorar levemente y no estés dispuesta a ir un poco más allá. Al final es tu decisión y es válida.

No quiero engañarte, no te diré que puedes comer la comida que quieras en poca cantidad y eso te hará lograr un cuerpo definido al cabo de unos meses. Tampoco te diré que si la comida es saludable, podrás comerla hasta reventar porque tampoco llegarás a ningún lado. Mucho menos me verás diciendo que agregues gran cantidad de salsas y alimentos procesados a tus preparaciones "saludables", porque fracasarás antes de comenzar.

Lo que comes es muy importante, pero cómo lo comes lo es mucho más. Los macronutrientes seleccionados (carbohidratos, proteínas y grasas), las vitaminas, los minerales, las cantidades o porciones, las horas en que te lo comes, la forma de prepararlos, la relación entre lo que comes y el ejercicio que haces y hasta los suplementos que tomas, juegan un papel fundamental en el logro de tus objetivos.

Diseñé este Plan de Alimentación para ti, porque lo he probado conmigo misma y me ha permitido ganar concursos, obtener contratos como modelo *fitness* y, lo más importante, me ha permitido vencer mis propias debilidades, ganar autoestima y sentirme como nunca antes en mi vida. Si ha funcionado para mí, quiero que lo hagas tú también, porque tú mereces tener el cuerpo y la vida que quieres. Sólo pregúntate a ti misma: *¿Qué tan fuerte es mi pasión y qué es lo que de verdad me motiva a cambiar mi cuerpo?* Por aquí debes comenzar.

UN REGALO PARA TI

Como agradecimiento por todo el cariño y apoyo que me han dado en las redes sociales, quiero compartir con mis amigas y seguidoras un plan de alimentación que sí funciona, acompañado de unas recetas simples que me encantan porque son deliciosas y puedo disfrutarlas sin culpa, sin excesos, sin perder en un par de platos lo que me ha costado ganar en meses de durísimo entrenamiento.

No te daré una dieta rígida, porque la vida no lo es. Compartiré mi plan de alimentación ideal para 28 días, adaptado a tres tipos de personas y estilos de vida (sedentaria, activa, atleta), con tantas opciones para variar tus comidas, que podrás repetirlo sin aburrirte hasta que llegues a la meta.

Espero que te guste esta propuesta y puedas adaptarla a tu vida. Pero antes de empezar, recuerda que ningún consejo compartido en este libro puede sustituir los consejos de un profesional de la salud o de la nutrición. Yo quiero compartir contigo lo que me ha funcionado, mi fórmula secreta para verme bien y sobre todo sentirme poderosa. Y te invito a que la apliques en tu vida, para que puedas llegar donde jamás imaginaste, sin importar tu edad o tu peso actual.

No importa cómo luces hoy, lo que sí importa es en quién te convertirás. Ten paciencia, se trata de avanzar un día a la vez. Y una vez que llegues, nada ni nadie podrá derribar esa fuerza interna, ¡porque será muy superior a la fuerza de tus músculos!

Bienvenida a mi mundo. ¡Hoy comienzas a convertirte en tu mejor versión! Y yo estaré a tu lado acompañándote en este recorrido, para que celebremos tus logros juntas. Anímate, quiero ver tus cambios, y que los compartas con todos. ¡Esto apenas empieza!

Michelle Lewin

LA
DIETA
DEL CUERPAZO

1.

DE DÓNDE VENGO

"No soy la princesa del cuento de hadas ni he tenido una vida perfecta. He vivido una historia de lucha, dedicación y disciplina para vencer mis propias barreras y llegar a donde estoy parada hoy. Aún me falta camino por recorrer, pero siempre seguiré adelante con nuevos retos. Estoy enamorada de esta vida que decidí construir y motivada a ayudar a otras chicas a superarse a sí mismas para llegar a su mejor versión. Te daré mi fórmula secreta para desarrollar tu propia fuerza interior y física, cambiar tus hábitos de vida, derribar cada una de tus barreras y lograr un cuerpo fuerte y saludable. Porque si yo pude, tú puedes. Y si no puedes, es que no quieres. Punto".

—MICHELLE LEWIN

Siempre me has visto en fotos en las redes sociales, en su mayoría posando en traje de baño o ropa deportiva, o seguramente has aprendido algunas de las rutinas de ejercicios que he compartido para ayudarte a mejorar. Puede que también hayas seguido mis viajes y momentos divertidos a través de Instagram stories o Snapchat. Quizás ya descargaste mis entrenamientos en https://www.fitplanapp.com/athletes/michelle-lewin, o estás entrenando con nuestra plataforma www.lewinfitnessplatform.com y te sientes conectada y hasta inspirada con los entrenamientos que diseñé para ti. Seguramente me sientes cercana, pero aún no me conoces realmente. Por eso quiero contarte de dónde vengo y, sobre todo, cómo llegué hasta ti.

Hay personas que nacen en un hogar perfecto y tienen facilidades durante toda su vida. Y otras que quizás no tenemos la dicha de venir al mundo en una cuna de oro, ser absolutamente amadas y protegidas durante nuestra niñez. Pero eso no significa que no podamos llegar a donde soñamos o no lograr lo que queremos en la vida. Mi historia me hizo fuerte. Agradezco a Dios por todo lo vivido, porque gracias a eso me convertí en la mujer que soy ahora.

> **El tren no pasa una sola vez, pasa muchas veces, hasta que decides subirte a él. Mientras tanto, seguirás estancada, en la misma estación, inmóvil, paralizada, reclamándole a Dios lo injusta que es tu vida.**
>
> **—MICHELLE LEWIN**

Siempre fui una chica muy tranquila, hasta tímida podría decir, con un deseo inmenso de cambiar lo que no me gustaba de mi vida. Y aprovecho para entregarte un primer consejo que no debes olvidar: Siempre llegará el momento que tanto esperabas, y podrás aprovecharlo, siempre y cuando tú quieras y te des la oportunidad de cambiar. Cuando quieras algo, decrétalo, trabájalo, y lo verás realizado.

"HACE MUCHOS AÑOS..."

Quisiera que mi historia personal comenzara así. Como siempre empezaban los cuentos de niños que tanto me gustaban. Yo fui la niña que soñaba con ser una princesa, servida, querida y atendida por todos. La verdad era muy distinta: ni fui princesa, ni vivía en un castillo, ni tenía muchas personas que me hicieran sentir querida. La más importante fue mi madre, mi gran protectora y mi heroína personal.

Mi mamá es mi mejor amiga. Una mujer nacida en Colombia, humilde, inteligente, que salió embarazada de mí prematuramente a los 17 años, edad en la que no se está preparada para afrontar grandes responsabilidades y aún se es muy inexperta y rebelde. Queriendo huir de una situación familiar crítica, se enamoró de un joven de buena familia, hijo de militares venezolanos y piloto de helicópteros, y soñó con cambiar su vida. Pero eso quedó en un sueño. Mi papá se desentendió de mí desde el momento de mi concepción y no asumió su responsabilidad con mi mamá ni conmigo.

Años después supe que cuando mi mamá tenía cinco o seis meses de embarazo, mi papá le propuso que no me tuviera para "resolver ese problema", pero mi mamá decidió tenerme y seguir adelante. Así llegué al mundo, atendida por la Cruz Roja de la ciudad de Valencia, en Venezuela, ya que mi mamá no contaba con el dinero para asumir los costos de una clínica privada. Sobrevivir a ese posible aborto fue mi primera victoria. Gracias a Dios, mi madre decidió salvarme. Y aquí estoy contando mi historia.

Crecí en Maracay, Venezuela junto a mi mamá y mi abuela y así pasé los primeros años de mi vida: en un humilde apartamento, pero rodeada de mucho amor y protección. Cuando tenía ocho meses de nacida, mi mamá se enamora de Luigi, un hombre de origen italiano cuya familia la discriminaba por ser colombiana y madre soltera. Pero él luchó contra todo para estar con mi mamá, y me dio el apoyo y cariño necesario durante mis primeros años de vida. Luego tuvieron dos hijos, Antonieta y Pascual, mis hermanos del alma y compañeros de travesía. Cuando yo tenía cuatro años nació Antonieta; dos años después Pascual y algunas cosas cambiaron en mi relación con mi "papá". A esa edad me costaba un poco entender que mi "papa Luigi" les daba más atención a mis hermanos, sentía que los prefería sobre mí, y me llegué a sentir triste y hasta desplazada. Sin embargo, su familia me quería mucho y llenaba mi vida de buenos momentos.

De mi papá verdadero he sabido muy poco. Yo crecí sabiendo que Luigi no era mi papá y aunque de niña me dolía que prefiriera a mis hermanos. Sin embargo te puedo decir que tuve una infancia muy feliz y Luigi fue un excelente padre que me dio educación, apoyo y cariño.

"A LOS 14 AÑOS CRECÍ..."

Cuando llegué a los 14 años, mi vida dio un vuelco de ciento ochenta grados. Mi mamá decide divorciarse de mi "papa Luigi", por diferencias irreconciliables entre ella, él y su familia. Después del divorcio, Luigi se fue a vivir con otra mujer, pero yo me opuse a esa relación y me enfrenté a él. Mi peor error fue decirle que "no tenía ningún derecho sobre mí porque él no era mi papá", una pataleta que hice como parte de mis celos de niña que no aceptaba a otra mujer que no fuese mi mamá. Eso a él le dolió mucho y me dijo: "Si no soy tu papá, entonces no te voy a apoyar más". Y así lo hizo.

Nunca imaginé, a los 14 años, que en ese momento mi "papa Luigi" se estaba divorciando de mí también. Con la separación perdí su apoyo en todo sentido, dejó de hablarme, de pagar el colegio, de comprarme ropa y comida, de tener seguro médico y el día en que me gradué del colegio, mi mamá debía aún varias mensualidades. Durante el proceso de divorcio, mi mamá se deprimió mucho, y tuvo la necesidad de salir a trabajar para mantener mi familia. Desde ese entonces yo también comencé a asumir grandes responsabilidades.

Como mi mamá no estaba, yo tuve que asumir el cuidado de la casa y de mis hermanos. Caímos en una situación de pobreza crítica, y yo sobrevivía mientras mi mamá buscaba cómo salir adelante. Vivíamos en un apartamento en malas condiciones lleno de cucarachas, sin comodidades ni comida, muchas veces nos acostábamos sin cenar, comíamos la comida más económica de Venezuela y siempre esperábamos a una vecina generosa para que nos diera comida. Pocas personas nos ayudaban, debíamos afrontar solas esta situación. Yo quería ayudar a mi mamá, quería salir a trabajar pero nadie me daba oportunidades por ser menor de edad.

Antes de los 16 años conseguí mi primer trabajo como asistente de limpieza en un consultorio odontológico, para limpiar el lugar y los equipos. Después trabajé en una clínica estética, luego en una ferretería cargando tubos y materiales de construcción. Luego encontré trabajo vendiendo teléfonos celulares, después en otra clínica... en fin, nunca le tuve miedo al trabajo porque necesitaba pagar mis estudios y ayudar en la casa. Mientras trabajaba, terminé mi bachillerato y hasta me gradué de Técnico Superior Universitario en Administración de Empresas y Asistente de tráfico aéreo (aeromoza).

MAMÁ, ¿CUÁNDO NUESTRA VIDA VA A CAMBIAR?

Entre los 17 y los 23 podría decir que llevé una vida normal, sobreviviendo, estudiando, trabajando, como la mayoría de las chicas de mi edad de clase baja, que necesitan trabajar para vivir. Estudiaba y trabajaba, pero salía con amigos y disfrutaba de la vida. Pero en las fiestas de navidad y año de nuevo, llegaba la nostalgia. La mayoría de las veces la pasaba en mi apartamento con mi mamá y mis hermanos sin mucho dinero para regalos o banquetes. Recibíamos el año nuevo en pijamas en un balcón mirando los fuegos artificiales y las celebraciones de los vecinos, para luego irnos a la cama como cada día del resto del año. Nada especial. Recuerdo bien que cada año nuevo lloraba y le preguntaba a mi mamá: "¿Cuándo nuestra vida va a cambiar?". Hasta que llegó una navidad, ya a los 23 años, en la que me dijo: "Este año va a cambiar, lo presiento".

Y cambió.

MI CUERPO DE ANTES

Seguramente te estarás preguntando cómo era mi cuerpo en ese entonces. Pues te cuento que siempre fui muy delgada, acomplejada, infeliz, insegura, pues no me gustaba como me veía. No me gustaba mi cuerpo para nada; odiaba mis piernas por ser muy delgadas y tenía el autoestima por el piso. Yo no resistía la mirada de otras personas, me ponía nerviosa, quería ser invisible frente a todos y podría decirte que pasé muchos años de mi vida insegura, ansiosa y asocial. A los 17 años comencé a entrenar en un gimnasio por primera vez gracias a mi mamá que iba al gimnasio a superar la depresión del divorcio. Y yo fui solo para acompañarla. Así fue que comencé a entrenar, buscando aumentar mis piernas y poco a poco fui logrando un cuerpo delgado pero con piernas tonificadas.

LA VIDA NOS PUEDE CAMBIAR EN CUALQUIER MOMENTO...

A los 23 años, para la época de Semana Santa mi mamá me regaló un viaje con sus amigas a la Isla de Margarita en Venezuela, y ese viaje cambió mi vida. Un día de esas vacaciones mientras estaba en la playa un hombre extranjero, corpulento, atlético y atractivo se acercó a mí. Su español no era perfecto, recuerdo que me pidió una foto y tuvimos un intercambio de correos. Así comenzamos una relación a distancia por correos electrónicos y mensajes por Facebook, que jamás pensaba que me traería hoy hasta aquí.

Jimmy era un hombre sueco apasionado y obsesionado por el entrenamiento y el *fitness* desde sus 18 años, además era mánager de una importante empresa sueca de turismo, lo que lo mantenía viajando por el mundo. Cada cierto tiempo viajaba a la Isla de Margarita y hacía lo imposible para que yo pudiera llegar hasta allá para vernos. Así, comenzó la relación más bonita que yo jamás me hubiera podido imaginar. Comenzó a pedirme que lo acompañara en sus viajes a Europa, mientras me motivaba para seguir entrenando, hasta que un año después me pidió matrimonio en un crucero, petición que acepté encantada y muy enamorada. Una vez que nos casamos nos fuimos a vivir a Italia, luego a Barcelona y a Suecia, y confieso que fueron momentos increíbles pero algo difíciles de adaptación, había un choque de culturas, de carácter, de idioma y de forma de ver la vida.

SÍ, YO TAMBIÉN ME ABANDONÉ ALGUNA VEZ

Cuando me casé con Jimmy entrenaba tres veces a la semana y comía de todo (risotto, pizza, hamburguesas, etc.), no cuidaba mi alimentación, pero era de genética delgada. Luego del matrimonio nos fuimos a vivir a Italia y me dio por comer, dejar de entrenar y aumentar de peso.

En Italia asumí el rol de mujer casada ama de casa, la esposa que recibe a su esposo al llegar del trabajo, la que cocinaba, y me convertí en una mujer sin aspiraciones propias. Dejé de entrenar como antes, me volví sedentaria y me dediqué a comer y a ver series de televisión. Jimmy sentía que yo perdía el tiempo, y realmente lo perdía. Él trabajaba todo el día y yo no hacía nada productivo más allá de cocinar para él y cuidar la casa. Aumenté unas 20 libras de peso en esos meses. Hubo momentos de mucha tensión con Jimmy quien, preocupado por mi actitud, trataba de ayudarme a controlar lo que comía. Ahora entiendo que era por mi bien, pero en ese momento quería matarlo. Me sugería ir al gimnasio y hasta llegué a sentirme realmente asfixiada. En Italia me abandoné. Sí, yo también me abandoné alguna vez.

Jimmy es un amante apasionado del estilo de vida *fitness* y se preocupaba cada vez más con mi actitud rebelde y de abandono a mí misma. Él era un empresario activo y tuvo un gran choque con mi actitud. Adaptarnos el uno al otro no fue nada fácil.

NO SERVÍA COMO MODELO EN ESPAÑA

Luego de Italia nos fuimos a vivir a Barcelona, España, buscando mejores oportunidades de trabajo para mí. Y en ese cambio de ciudad nuestras diferencias se agudizaron. Él me quería ayudar a su manera, al estilo sueco, y me restringía de algunos alimentos. En España comencé a entrenar más y por primera vez traté de cambiar mi alimentación. No tenía permiso de trabajo, un trámite que tardó unos cinco meses en llegar, y mientras tanto me tocó trabajar de promotora por hora, entregando volantes en las calles. En realidad estaba "buscando una vida" trabajando en cualquier cosa decente que me permitiera ganar algunos euros.

En Barcelona visité varias agencias de modelaje y todas me rechazaron, por no ser delgada ni tener la estatura necesaria para ser modelo. No soy una modelo alta de pasarela y en una agencia alguien me dijo: "Si quieres tener una oportunidad, puedes irte a Miami porque ese es tu lugar, no España". Espero que la persona que me haya dicho eso compre este libro, para que pueda leer cuánto le agradezco que me haya rechazado y sugerido que me viniera a Miami, el lugar donde Dios quiso que se cumpliera mi sueño.

Al no conseguir trabajo en Barcelona, decidimos mudarnos a Miami. Te confieso que yo realmente jamás me vi como modelo. Había hecho ciertos trabajos como modelo pero muy simples y nadie me conocía. Para ese entonces Jimmy creía más en mí, que yo misma. Él veía un potencial en mí y se empeñaba en hacer fotos y trabajar con fotógrafos, y yo simplemente me dejaba llevar. Él creía en mí a pesar de no tener un cuerpo tonificado. Jimmy tomó la decisión de renunciar a su empresa, y decidió dedicarse a impulsar mi carrera como modelo desde Miami.

Y ASÍ LLEGAMOS A MIAMI...

Jimmy me veía como una estrella, un diamante en potencia, y en Miami comenzó a motivarme para pulirme, entrenar mi cuerpo correctamente, adaptar mi alimentación, crear rutinas de entrenamiento, tomar los suplementos adecuados. Y hasta me motivó a inscribirme en mi primera competencia *fitness*. Gracias a mi mamá comencé a entrenar, pero Jimmy fue el que me empujó a este mundo del *fitness* retador, sacrificado y competitivo que tanto amo.

En Miami comenzamos a tramitar la residencia americana y no era fácil. Pero algunos amigos me dijeron que si yo me convertía en atleta del *fitness* eso me podía ayudar a obtener la residencia, además de mis trabajos como modelo. Entonces vi, claramente, que entrar en competencias para convertirme en una atleta del *fitness*, me daría la oportunidad de lograr una permanencia legal en los Estado Unidos.

Cambié de actitud y comencé a escuchar más a Jimmy y a hacer "casi todo" lo que me sugería para mejorar mi cuerpo, a comer en forma correcta y a entrenar más. Para ese entonces, tenía las piernas gruesas y no hacía mucho trabajo en la parte superior de mi cuerpo. Entrenaba por mi cuenta, pero comencé a prepararme lo mejor que pude para esas competencias que tenía que enfrentar.

LA DERROTA QUE ME CAMBIÓ MI VIDA...

Siempre he querido ser la mejor en cualquier cosa que me proponga. Odio sentirme derrotada, pero me sucedió. Recuerdo en particular la derrota más importante de mi vida, porque me impulsó hacia adelante.

Para junio del año 2013 participé en mi primera competencia *fitness* en Orlando, Florida. Para la preparación, Jimmy siempre me decía: tienes que hacer más cardio, pero yo no lo hice, sólo para llevarle la contraria. Llegó el día de la competencia y creí que mi cuerpo estaba muy bien, pero quedé de último lugar, no de segunda o tercera, sino de última. Salí muy triste de esa competencia y en el carro de Orlando para Miami me fui llorando todo el camino, porque había hecho grandes sacrificios y quería una mejor posición.

Y de repente, en el camino, quizás cansado de mi actitud retadora, Jimmy me dijo algo que me impactó mucho: "Esto de las competencias no es para ti, tú no naciste para esto. Mejor dedícate a otra cosa, tú no puedes con esto, tú no tienes futuro aquí". Y justo en ese momento, indignada y llorando más que nunca, sentí que un dragón gigante, de esos que escupen fuego, se despertó dentro de mí y le dije: "Ya vas a ver que voy a ser la número uno, la mejor, para que jamás vuelvas a repetir eso en toda tu vida". Ese momento, marcó el comienzo de mi cambio radical de alimentación y comencé a entrenar como una bestia. De ahí en adelante, en los siguientes dos años, asistí a competencias *fitness* cada mes, quedando siempre en primer o segundo lugar.

Mi primer fracaso fue el inicio de mi camino al éxito. Convertí el dolor, en rabia y la rabia en fuerza para hacer cardio, pesas y una disciplina de hierro en la mesa.

Al mes siguiente de esa derrota, lee bien, al mes siguiente (julio 2013), participé en una nueva competencia *NPC Southern States 2013 - Bikini Novice / Class B* y quedé en segundo lugar entre más de 100 mujeres inscritas en la misma categoría. En un mes cambié todo mi cuerpo, enfocada como nunca, comiendo en la forma adecuada, haciendo cardio con todas las ganas, obsesionada por demostrarme a mí misma y a Jimmy que iba a cumplir lo que había decretado y absolutamente todos quedaron impresionados con el cambio. ¡Hasta yo misma!

Luego en cuatro semanas más (agosto 2013) me seguí preparando y participé en la competencia *Tampa Bay Pro Show 2013*, uno de los eventos más exigentes y reñidos del mundo *fitness* norteamericano. Obtuve un gran triunfo y gané el *overall*, es decir el primer lugar y premio mayor en todas las categorías y entre todas las competidoras presentes. Y de ahí en adelante, competí una vez por mes durante dos años, llegando mucho más lejos de lo que siempre soñé.

YA NO COMPITO, AHORA SÓLO QUIERO MOTIVARTE...

Estuve dos años compitiendo, mes a mes. Dejé de competir porque no es sano para nuestro cuerpo estar tanto tiempo con porcentajes tan bajos de grasa. Además me generaba estrés, no era feliz, las dietas son extremas, con restricciones de agua y sal, no socializaba para no caer en tentaciones y eso no era sano ni para mi cuerpo y ni para mi mente. Competí durante dos años sólo con un propósito: Demostrarme a mí misma y a Jimmy que yo era capaz de conseguir un primer lugar.

Pero creo que el mayor premio que obtuve durante ese tiempo fue el descubrir que si yo quiero algo con todo mi corazón, lo puedo lograr. No seguí compitiendo, pero sigo entrenando y cultivando mi cuerpo, para continuar con mi carrera como modelo *fitness*. Y así llegamos a este momento. Hoy quiero motivarte a ti, y a todas las chicas que me siguen por redes sociales en todo el mundo, a cambiar sus vidas.

EL *FITNESS* ES MI VIDA

Por eso comparto mis entrenamientos a través de las redes sociales y ahora, en este libro, tendrás mi plan de alimentación. Yo aspiro a motivar y ayudar a las chicas a tener un cuerpo femenino, fuerte y firme. Sin pasar el límite de ponerse grandes como hombres. Quiero que lleguen a la mejor versión de sí mismas. No quiero que ninguna chica aspire a ser como yo, al contrario, quiero que sueñe ser como ella, en su máximo brillo.

Yo llegué a mi mejor versión porque he sido constante, disciplinada y enfocada. Creo que esto es algo muy importante: hacer, hacer, hacer, todos los días, sin abandonar, sin excusas, sin salirte del camino. No imito a nadie y tú tampoco deberías hacerlo. Me muestro auténtica, sin poses ni máscaras. Lo que ves en mis redes, lo ves cuando me conoces en persona.

La salud es fuerza y armonía, verte bien y sentir que tu cuerpo puede hacer lo que le pidas, no tiene precio. Si quieres cambiar tu cuerpo, todo comienza por tomar la decisión, buscar tus verdaderos motivos y comenzar a trabajarlo como nunca lo has hecho.

¿Qué tan fuerte es tu pasión?

¿Por qué estás aquí?

¿Qué es lo que de verdad te motiva a cambiar tu cuerpo?

Son preguntas que debes hacerte ahora. Piensa bien en tus respuestas antes de pasar al próximo capítulo porque una vez que entres en él, ya no podrás regresar a tu viejos hábitos de vida. Tu viejo "yo" comenzará a morir y desaparecer muy pronto.

¿Pero eso es lo que querías, no?

2.

VENCER AL ENEMIGO: TU MENTE Y TUS MALOS HÁBITOS

"Si quieres conocer a tu peor enemigo, mírate al espejo, véncelo y todos los demás saldrán corriendo".

—MIJAIL LITVAK

Me encantó la fuerza de esta frase y así quiero comenzar esta parte tan importante del libro porque sin motivación, todo se quedará en un sueño durante el resto de tu vida. La motivación es el motor que te empujará cada día a levantarte de la cama para entrenar, a comer lo que debes y a controlar todos los saboteadores que llegarán para sacarte del camino.

Quiero que seas consciente de que tú no estás como quieres estar por las tontas excusas que te has repetido cada día. Sí, dije excusas, porque cuando algo es prioridad para ti, buscas el espacio, el tiempo y el momento para hacerlo, aunque sea de madrugada. Todo es cuestión de establecer prioridades.

Todos tenemos 24 horas por igual, la diferencia es: ¿en qué invertimos ese tiempo? Si tu cuerpo y tu salud no son una prioridad para ti, entonces nunca habrá tiempo para planificar tus comidas y entrenar. Te prometí un libro honesto, porque así soy yo en la vida, por lo tanto debo decirte que la primera reflexión que debes hacerte es

Tú puedes transformar tu cuerpo para siempre, todos pueden. Lo importante es saber cuánto estás dispuesta a dar.

—MICHELLE LEWIN

> **No tienes que buscar ser como yo, debes lograr ser una mejor tú.**
>
> **—MICHELLE LEWIN**

cuánta energía y tiempo quieres ponerle a esto, porque dependiendo de eso, vendrán los resultados.

No puedo mentirte diciendo que caminando 30 minutos cada día, lograrás un cuerpo definido y *fit*. Para lograr la pérdida de grasa y la definición muscular, verás más adelante que el 70% es lo que comes, un 20% el ejercicio que realices y un 10% tu plan de suplementación. Si falla algo en esta fórmula, no lograrás el resultado que esperas. Así de simple.

Entonces, reflexiona y piensa en cuánto estás dispuesta a dar. Porque si no quieres poner tiempo, pasión y fuerza en la mesa, entonces no aspires a un *six-pack* o a unas piernas bien tonificadas. Lo que quiero es que estés bien clara en que alcanzarás una meta o la otra, dependiendo de cuánto le dediques en tiempo y energía.

Antes de que sigas leyendo, quiero pedirte un favor muy especial: Olvídate de las tonterías que te dices en tu mente, de las críticas que te haces y que te hacen, de las burlas o los comentarios pesados de los envidiosos. Olvida también esos consejos absurdos de otros que te hacen odiarte a ti misma. Deja de reprocharte o rechazarte. Tú eres maravillosa en tu propio cuerpo; no eres y nunca serás perfecta. Nadie lo es. Yo aún tengo algunos aspectos que no me gustan de mi cuerpo y que quisiera mejorar, aunque no lo creas.

Deja a un lado la obsesión por un cuerpo perfecto y vive la alegría de

> **Si no te amas lo suficiente, comienza a hacerlo y será mas fácil el camino.**
>
> **—MICHELLE LEWIN**

lograr un cuerpo hermoso, armónico, fuerte, pero sobre todo saludable. Quiérete mucho más y trata tu cuerpo como una piedra de mármol de la cual sacarás una hermosa escultura. Quiero que seas la forma más extraordinaria de ti, por eso te hablo de tu mejor versión, hecha por ti misma. Porque la belleza ya está en ti, sólo tienes que quitarle de encima la grasa acumulada, la culpa y las tristezas del pasado.

BUSCA UN MOTIVO

Tú puedes transformar tu cuerpo para siempre, todo el mundo puede. Lo importante es saber cuánto estás dispuesta a dar. Y más importante aún es por qué quieres hacerlo. Es importante que seas sincera contigo misma y busques un motivo real, algo grande y fuerte, digno de ti. Si no tienes un buen motivo, algo bonito, excitante y realmente valioso para tu vida, al final vas a abandonar la pelea. Por eso te pido, que pienses bien, que sueñes en grande, que te veas a ti misma en tu mejor expresión brillando, hermosa, fuerte. ¡Siempre he dicho que soñar es gratis! Y necesitas soñar algo primero para luego poder hacerlo realidad.

Si tu motivo no es fuerte, tú no serás fuerte. Es así de simple, porque la fuerza sale del corazón y de la mente enfocada, no de tu condición actual o la forma de tu cuerpo. La motivación es la gasolina que necesitamos para entrar al gimnasio por primera vez, que por cierto, ese es el paso más difícil. Si lo estás haciendo para que te quede un vestido, verte bien por unos días en traje de baño o para salir con el chico que te gusta, esos son motivos de corta duración. Te pueden inspirar por un tiempo, pero la verdad es que deberás renovarlos o cambiarlos si quieres llegar más lejos.

Para mí es fácil mantenerme motivada porque ser modelo *fitness* es mi trabajo, es la forma como me gano la vida. El gimnasio es mi oficina, que debo atender al menos dos veces por día. Pero si este no es tu caso, te recomiendo un truco que te ayudará mucho a mantenerte motivada: haz tu propia lista de motivos para transformar tu cuerpo.

Piénsalos, escríbelos, imagina que ya lo has alcanzado y visualízate tal cual te quieres ver, cada día antes de salir de tu casa, sintiéndote tan bien en tu mente como si ya lo hubieras hecho en la realidad. La mente es muy poderosa, por eso debes llenarla de buenas ideas y de motivos excitantes y positivos.

> **Tu lista de motivos te mantendrá siempre en el camino, o te hará regresar a él cada vez que te falles a ti misma.**
>
> **—MICHELLE LEWIN**

Haz tu lista de motivos y ponla en un sitio que puedas ver todos los días. Si quieres puedes hacerla con imágenes, escogiendo figuras que te inspiren a seguir trabajando por tus metas. Repito, no lo hagas para complacer a alguien, para conquistar a un chico o para un fin de semana playero. Recuerda, si tus motivos son pobres, tus esfuerzos también lo serán. Trata que tu motivación sea a prueba de fuego. Algo fuerte y hermoso como tú.

Cuando sientas que vas a rendirte, piensa en por qué empezaste.

—MICHELLE LEWIN

Uno de mis motivos más importantes por el que quiero triunfar en la vida es poder tener a mi familia unida: que mis hermanos puedan venir a los Estados Unidos y estar conmigo en un proyecto común. Fue el amor a mi familia lo que me llevó a hacer una carrera en el *fitness*, quería vivir legalmente en Estados Unidos y ser una atleta reconocida me lo permitiría, para después poder unirme a mi mamá y mis hermanos.

Otro gran motivo que tengo es el amor por Jimmy, hacerlo sentir orgulloso y satisfecho del enorme trabajo que hizo conmigo motivándome, pidiéndome que no comiera ese trozo de pizza porque me alejaba de los objetivos, exigiéndome que entrenara la parte superior de mi cuerpo o aumentara el ejercicio aeróbico. Jimmy me inspiró para cambiar mi vida y me mostró dos mundos hermosos: el de los viajes por distintos países y el del *fitness*. Así que puedo decir que este divertido sueco es una de mis fuerzas motivadoras más poderosas.

Ahora, te pido que escribas todas y cada una de las razones para transformar tu cuerpo, desde la más trivial hasta la más sentida.

Mis motivos para transformar mi cuerpo son:

_____

_____

_____

_____

_____

_____

_____

Recuerda tener siempre a mano tu lista de motivos para mantenerte enfocada y recurrir a ella cada vez que te sientas desganada, deprimida o desmotivada.

CADA SEMANA CUENTA

Como verás más adelante cuando inicies el plan de alimentación, cada semana está dedicada a una energía en específico, y he creado mensajes de motivación para cada día del plan.

▶ **Semana 1:** Arranque y energía
Siempre cuando iniciamos un plan de alimentación, comenzamos con muchas ganas y buena actitud. Queremos cambiar lo que no nos gusta de una sola vez, por lo tanto es difícil que perdamos el esfuerzo en la primera semana. Aquí el tanque de la gasolina está full.

▶ **Semana 2:** Motivación y alegría
Para la segunda semana, ya comenzamos a sentirnos más ligeras y felices porque superamos la primera semana. Nos mantenemos motivadas y alegres, orgullosas de nuestro esfuerzo. ¡Has consumido buena parte de la gasolina, pero el tanque sigue estando lleno!

▶ **Semana 3:** Disciplina y constancia
Para la tercera semana, llegan algunos desafíos porque el cuerpo te pedirá volver a los alimentos a los que estaba acostumbrado. Aquí debes valerte de la disciplina y la constancia para no abandonar el objetivo. Ya no es tan emocionante como al principio, pero entiendes que debes seguir. Aquí el tanque de gasolina comienza a agotarse, y necesitas echarle más. Pero si logras 21 días continuos, es muy probable, que termines con grandes resultados.

▶ **Semana 4:** Celebración y recompensa
Si vences las primeras tres semanas, ya en la cuarta cumplirás fácilmente el plan cada día y celebrarás tu fuerza y enfoque. Celebrarás cada día que lo lograste y los resultados hablarán por ti. Te sentirás increíblemente poderosa e invencible. Percibirás que lo lograste. Y si aún no has llegado a la meta final, puedes volver a iniciar el ciclo de 28 días, todas las veces que haga falta hasta llegar a la meta.

EN EQUIPO ES MÁS FÁCIL

Es cierto, el camino se hace mucho más fácil cuando tu pareja o tu familia te apoyan y están en sintonía contigo. Te imagino quizás casada con un hombre que ame la pasta, los dulces y las golosinas, y mantenga tu nevera y despensa repletas de ellas, o que le guste comer varios días en restaurantes de comida rápida y te pida que lo acompañes. Sí, sería más difícil, lo reconozco, pero esto no te puede vencer. Trata de negociar con tu pareja para que te apoye o búscate un grupo de amigos o familiares que tengan tu mismo objetivo, para que te ayuden a mantenerte enfocada todo el tiempo.

> **"Yo logro todo lo que quiero, con enfoque, trabajo, pasión, disciplina y perseverancia".**
>
> **—MICHELLE LEWIN**

Yo lucho a diario contra la tentación de los dulces cuando salgo a la calle (¡en mi casa no hay dulces!), también adoro el cheesecake, y como tú, hasta tengo días en los que no me quiero levantar o no quiero ir a entrenar. Eso nos pasa a todas. Pero he logrado vencer mis resistencias porque tengo motivos valiosos para mí, porque soy disciplinada y perfeccionista y porque tengo dos defectos que se han vuelto mis mejores amigos: soy orgullosa y terca. Y estos dos diablitos los he puesto a trabajar para mí porque me enfrento al *fitness*, que es un camino largo y desafiante, con fuerza, orgullo y pasión, por no dejarme vencer. Mi cuerpo hará lo que yo quiera que haga, no al revés.

> **"¡NO TE RINDAS! Si te caes, pues levántate rápido y vuelve al camino. ¡Esa es la única forma de llegar!".**
>
> **—MICHELLE LEWIN**

DIME QUE NO PUEDO HACER ALGO Y SIÉNTATE A VER COMO LO HAGO

Tengo la fuerza de no dejarme vencer. Nací persistente, luchadora y competitiva. Quizás ese sea uno de mis grandes secretos: decido mis batallas, tengo motivos poderosos y me lanzo al trabajo duro sin pensar en rendirme. Nunca lo hago.

Mis sueños se convierten en realidad porque yo he querido que así suceda. Soy una persona normal, a veces me levanto y no quiero ir al gimnasio, pero siento que si no voy, es un día menos para lograr mis metas y objetivos. Lo más difícil es dar el primer paso y salir de la casa. Pero una vez que sales y te montas en la caminadora, el trabajo estará hecho. Por eso siempre te diré que debes usar tu mente como la rutina más intensa del gimnasio. Ser *fitness* empieza con tu visión y tu pasión, luego se convierte en sudor, fuerza y músculo.

> **"Seguir cuando crees que no das más, es lo que te hace diferente a los demás".**
>
> **—MICHELLE LEWIN**

ABANDONA EL DRAMA

Quiero seguirte inspirando a pensar que todo es posible, a cambiar tu mente y tu cuerpo, vencer tus debilidades y llegar a tu mejor versión. Porque todo es posible si así lo quieres y decides.

No te quejes, no lloriquees, no permitas que te den consuelos tontos. Si Jimmy me hubiera consolado como una niña cuando perdí el primer concurso, hoy sería una perdedora. Sus duras palabras me incendiaron, me volvieron una guerrera con su orgullo dolido. Y ese dolor se convirtió en sudor, luego en éxitos y ahora en viajes y alegrías.

> **"Cuando quieras algo, decrétalo, trabájalo, y lo verás realizado".**
>
> **—MICHELLE LEWIN**

Si has perdido oportunidades, deja de revolcarte en eso y recuerda que siempre vendrán nuevas, sólo necesitas tener los ojos abiertos y el cuerpo listo para actuar. De eso se trata el ser *fitness*: tener la mejor capacidad corporal; que tu cuerpo sea fuerte, capaz y hermoso. Y tú decides cuándo comienzas.

> **"Cualquier tipo de esfuerzo tú lo puedes lograr, si de verdad lo quieres".**
>
> **—MICHELLE LEWIN**

TRATA A TU CUERPO COMO UN TEMPLO Y NO COMO UN DEPÓSITO DE BASURA

Tu cuerpo debe ser un buen sistema de apoyo para la mente y el espíritu. Si lo cuidas lo suficiente, tu cuerpo te puede llevar a dónde quieres ir, con el poder, la fortaleza, la energía y la vitalidad que necesitarás para llegar.

Recuerda tener motivos poderosos, una mente bien enfocada y sorda a los comentarios negativos y sobre todo un cuerpo que reciba el mejor alimento y descanso posible.

Dale a tu cuerpo "la mejor gasolina", para que se convierta en una máquina de hacer músculos y quemar grasa. Acéleralo, llévalo al límite, pero eso sí, déjalo descansar y dale a tu mente la oportunidad de relajarse, reír y compartir. La vida es amor y pasión compartida, no se trata sólo de competir. Pero esa competencia nunca es contra los demás, siempre es contra ti misma. Se trata de esforzarte en ser la mejor versión de ti misma, sacando la fuerza para superar el dolor, el miedo y la pereza. De eso se trata todo. De empujarte al límite de tu fuerza mental y física para que brilles como el diamante cuando es sometido al fuego.

DOS CONSEJOS MÁS PARA COMENZAR

1. *Tus metas deben ser realistas. Debes ir un día a la vez, manteniéndote enfocada y motivada, sin esperar resultados rápidos.* Cuando vas cortando la maleza del camino para llegar a un objetivo, tu mirada no debe estar en el objetivo todo el tiempo, sino en la maleza que estás cortando, para que lo hagas bien y minimices riesgos.

2. *No permitas que los chismes, los* haters *y los fracasados conviertan tu mente en un pote de basura.* Siempre te encontrarás de frente a los que no creen en ti. No permitas que nadie te quite tus sueños o te inunde con pensamientos negativos, críticas o burlas. No permitas que nadie, nunca jamás, te diga que no puedes hacer algo. Sólo tú sabes y puedes decir hasta dónde llegarás. Eso sí, lucha por ello.

¿Lista y motivada?

Pasa rápido al próximo capítulo para conocer las cinco cosas más importantes que debes saber antes de cambiar tu estilo de vida.

¡Ahora es que comienza la fiesta!

3.

CINCO COSAS QUE DEBES SABER ANTES DE CAMBIAR TU ESTILO DE VIDA

Todas hemos soñado con ese cuerpo esbelto y tonificado que vemos en las revistas. Pero ¿alguna vez te has preguntado cuánto esfuerzo y tiempo ha dedicado la chica de la revista para lograrlo? Estoy segura que no. Ver los resultados y admirarlos es fácil. Pero se requiere de paciencia, disciplina y valor para lograrlo.

Si estás pensando en adoptar el *fitness* como un estilo de vida y no como una moda, entonces este capítulo es para ti. Todo lo que necesitas saber, lo que debes y no debes hacer, lo diré aquí.

Para llegar a tu mejor versión, verte bien y sentirte fabulosa, empieza por aprender cinco cosas básicas para recorrer este camino.

1. EL FITNESS NO ES UN JUEGO DE NIÑOS

Aunque muchos creen que las atletas *fitness* llegamos aquí por vanidad, desconocen el inmenso sacrificio que implica. Yo quiero contártelo. Quiero que sepas cada detalle y des cada paso de forma segura. Primero, te hablaré un poco sobre este mundo, que es ahora mi mundo. El *fitness*.

La palabra *fitness* antes se refería a las actividades físicas que se realizaban por lo general en espacios deportivos y que preparaban el cuerpo, trabajando todos los músculos para lograr una buena composición corporal, fuerza, flexibilidad y resistencia. Luego el término empezó a utilizarse para describir un estado de bienestar y salud logrado a partir de una vida sana y principalmente, del ejercicio. La finalidad en cualquier caso, ha sido siempre promover el bienestar: ¡Lo que todas deseamos!

El *fitness* puede regalarte muchos beneficios, el más importante es que lograrás mantener un cuerpo y una mente fuertes y saludables.

¿QUÉ CAMBIOS VENDRÁN SI TOMAS ESTE CAMINO?

1. Lograrás un equilibrio en la estructura de tu cuerpo, manteniendo el porcentaje de músculos, grasa, huesos y órganos en perfecta armonía.
2. Mejorarás tu resistencia aeróbica: gracias a esto tu corazón y todo el sistema cardiovascular trabajará más eficientemente. Este es el motor de tu máquina.
3. Aumentarás la resistencia y fuerza muscular. Desde levantar las bolsas del supermercado hasta cargar cómodamente a tus hijos o mascotas.
4. Aumentarás tu flexibilidad: esto permite mantener saludables tus articulaciones y moverte libremente.
5. Mejorarás tu autoestima: sentirte bien es más importante que verte bien. Pero verte bien sin duda te ayuda a sentirte a gusto y disfrutar de tu cuerpo con libertad y sin temor.

¿QUE NECESITAS PARA EMPEZAR?

¡Ganas, paciencia y disciplina! Se trata de un cambio en tu estilo de vida, que probablemente no lograrás en dos días. Tendrás que dedicar tiempo y esfuerzo a cambiar lo que vienes haciendo por años y transformarlo en algo completamente diferente. El *fitness* requiere de dedicación, preparación y sobre todo motivación.

¿HAY ALGÚN RIESGO?

No todas las personas están en condiciones óptimas de salud, sin duda debes tomar algunas precauciones antes de cambiar radicalmente lo que vienes haciendo. Personas que no tengan buena salud o que tengan algún tipo de enfermedad (Obesidad, Diabetes, Presión arterial alta, Infarto, ACV, colesterol y triglicéridos elevados, etc.), que posean alguna limitación en sus huesos o articulaciones, que tengan hábitos de vida poco saludables como el alcohol o cigarrillo, que sean sedentarios o que nunca se han ejercitado, deben buscar la asesoría médica antes de iniciar cualquier plan.

¿HAY ALGUNA DIFERENCIA ENTRE SER *FIT* Y SER SALUDABLE?

¡Definitivamente no! *FITNESS* proviene del inglés y significa "bienestar". Ser *fit*, es sinónimo de ser saludable, de estar sano por dentro y por fuera.

¿PARA SER *FIT* DEBO COMPETIR?

No, la verdad es que competir es para quien le guste. Sin duda puedes adoptar esto como tu estilo de vida, sin tener que competir en alguna disciplina del *fitness* o del culturismo. Además, cada una es diferente.

En el culturismo tradicional se intenta aumentan masa muscular con muy poca grasa corporal. En estas competencias se tiene una ronda de comparación donde se ponen en grupos sobre el escenario y se pide que realicen posturas que resaltan la definición y equilibrio muscular. También hay una ronda donde realizan una rutina de posturas al ritmo de la música.

En las competencias de *fitness*, se busca un aspecto estilizado y atlético en apariencia. Se entrena para bajar la grasa corporal, pero no se busca aumentar mucha masa muscular. Las mujeres compiten en traje de baño de dos piezas con tacones. Hay una ronda con rutina al ritmo de la música y los competidores muestran su fuerza, flexibilidad y entrenamiento de gimnasia.

2. EL EXCESO DE GRASA ES TU PRINCIPAL ENEMIGO A VENCER

Bajar de peso, desaparecer los "rollitos extra" u optimizar la figura suele ser lo que empuja a la mayoría de las chicas a iniciarse en el mundo del *fitness*. Pero muchas veces no sabemos que detrás de todo eso se esconde una serie de consecuencias de lo que venimos haciendo mal desde años atrás.

El exceso de peso, realmente es un problema de salud, que a la larga siempre nos pasa factura. Solventar esto debe hacerse con responsabilidad y con la ayuda correcta, no recurriendo a dietas locas, rutinas extremas ni pastillas o inyecciones milagrosas.

Primero que todo, debes saber que nuestro cuerpo tiene tres componentes principalmente:

1. Masa magra: se refiere a los músculos, órganos y huesos del cuerpo. Los hombres tienen una mayor masa muscular que las mujeres.
2. Masa grasa: se refiere a la grasa. Una pequeña cantidad de esta grasa es necesaria porque tiene funciones en nuestro cuerpo. La grasa es el lugar donde almacenamos energía, además fortalece y protege las articulaciones, nervios y órganos, y cumple funciones hormonales importantes, que les contaré más adelante.
3. Agua: Es el mayor componente del peso corporal total (50-60% de nuestro cuerpo es agua) y está dentro y fuera de las células.

Es importante que entiendas que cuando te subes a una balanza, no solo estás pesando tu grasa, sino tu cuerpo completo. Los huesos y órganos no varían mucho su peso, pero el agua, los músculos y la grasa sí.

Existe una manera "tradicional" de medir la obesidad, es con el **índice de masa corporal (IMC)**, que se calcula dividiendo los kilogramos de peso por el cuadrado de la estatura en metros (IMC = peso en kg / estatura en metros^2). Para llevar tu peso en libras a kilos, solo divide las libras entre 2,2 y listo.

Para llevar los pies/pulgadas a metros, guíate por esta tabla:

PI & PU	M
4'0"	1.22
4'1"	1.24

(continúa)

PI & PU	M
4'2"	1.27
4'3"	1.30
4'4"	1.32
4'5"	1.35
4'6"	1.37
4'7"	1.40
4'8"	1.42
4'9"	1.45
4'10"	1.47
4'11"	1.50
5'0"	1.52
5'1"	1.55
5'2"	1.57
5'3"	1.60
5'4"	1.63
5'5"	1.65
5'6"	1.68
5'7"	1.70
5'8"	1.73
5'9"	1.75
5'10"	1.78
5'11"	1.80
6'0"	1.83
6'1"	1.85
6'2"	1.88
6'3"	1.91
6'4"	1.93
6'5"	1.96
6'6"	1.98
6'7"	2.01
6'8"	2.03
6'9"	2.06
6'10"	2.08
6'11"	2.11

Si tienes tu peso en libras, aplica la fórmula siguiente:

Peso (lb) / [estatura (in)]^2 x 703.

Calcula el IMC al dividir el peso en libras (lb) sobre la altura en pulgadas (in) cuadradas y multiplicar el resultado por un factor de conversión de 703.

Ejemplo:

Peso = 150 lb, Estatura = 5'5" (65")
Cálculo: [150 ÷ (65)^2] x 703 = 24.96

Con esa cifra, puedes averiguar tu grado de sobrepeso u obesidad consultando la tabla siguiente:

COMPOSICIÓN CORPORAL	ÍNDICE DE MASA CORPORAL (IMC)
Peso inferior al normal	Menos de 18,5
Normal	18,5 – 24,9
Peso superior al normal (Sobrepeso)	25,0 – 29,9
Obesidad	Más de 30,0

Ahora bien, esta medida no aplica para todos, y aplica menos para el *fitness* y el culturismo, ya que en las personas de musculatura muy desarrollada el IMC puede salir elevado, debido a la gran cantidad de peso proveniente de los músculos. Realmente el IMC no diferencia la grasa de la masa muscular.

¿Qué hacer en estos casos? Pues existen otras opciones para determinar la cantidad de grasa en tu cuerpo y saber si estás excedido, como la medición de pliegues cutáneos (plicometría) y el estudio de composición corporal o Bioimpedancia eléctrica (Ambos pueden ser realizados por un nutricionista o profesional de la salud). Al realizarte alguno de ellos obtendrás resultados detallados de los componentes de tu cuerpo, entre ellos el valor que indica el porcentaje de grasa de tu cuerpo.

PORCENTAJE DE GRASA

En ésta tabla podrás observar los valores normales de % de grasa de acuerdo a tu edad:

EDAD EN AÑOS	MUJER (%)	HOMBRE (%)
15-20	18-22	15-18
21-25	21-23	16-20
26-30	22-24	19-21
31-35	24-26	20-21
36-45	25-27	21-23
46-50	28-30	22-23
51-60	29-31	2324
>60	29-31	24-25

Ahora bien, para competir es otro tema. Tus valores de porcentaje de grasa deben estar aún más bajos para lograr una mejor definición muscular. En las competencias usamos de referencia estos valores:

	MUJER	HOMBRE
Grasa esencial	10-12%	2-4 %
Atletas	14-20%	6-13%
Fitness	21-24%	14-17%

En el cuerpo se almacenan dos tipos de grasas diferentes:

▶ **Grasa esencial**, que se aloja en los músculos, sistema nervioso central, órganos y médula ósea y abarca en el hombre entre 2% y 4% de su peso corporal total, y en la mujer 10% o 12%, debido a que incluye la grasa del tejido mamario y depósitos de grasa en caderas, en donde es necesaria para el funcionamiento del sistema reproductivo.

▶ **Grasa almacenada**, que se guarda como reserva energética en todo el cuerpo. El porcentaje en atletas hombres debería ser aproximadamente del 6% al 13%, y en mujeres del 11% al 21%.

OLVÍDATE DEL PESO, MIDE LA GRASA

No todos tienen a la mano o a la brevedad la posibilidad de ir a un nutricionista o profesional de la salud para saber cuánta grasa está en su cuerpo. En estos casos podemos saberlo de forma muy fácil, con una cinta métrica.

Con una cinta métrica puedes conocer mucho sobre tu cuerpo. De ahora en adelante empezarás a registrar en una hoja las medidas de tu cuerpo colocando fecha de inicio y llevando un control quincenal de los cambios. Deja la obsesión por pesarte todos los días ya que el peso puede variar por muchas causas, como consumir alimentos salados, comer en exceso, tomar mucho líquido o por los cambios hormonales en la mujer. Pero las medidas dicen toda la verdad. Si tus medidas bajan es porque tu grasa baja. Punto.

3. SI TE EXTRALIMITAS, PIERDES

Sé que te lo he dicho un par de veces, pero te lo diré nuevamente: No hay camino fácil. Y lo repito tantas veces porque veo a diario en este estilo de vida como algunos intentan conseguir resultados de la manera más fácil pero más riesgosa. Realmente no hay peligro en el *fitness*, si haces las cosas bien y tomando el camino lento pero seguro.

EL ATAJO MÁS FÁCIL ES EL PEOR DE TODOS: ESTEROIDES ANABÓLICOS

Es el nombre que se le da a unas sustancias sintéticas parecidas a las hormonas sexuales masculinas, que se utilizan porque ayudan al crecimiento del músculo (efectos anabólicos) y el desarrollo de características sexuales masculinas tanto en hombres como en mujeres. Estas sustancias se crearon para tratar una enfermedad (hipogonadismo), en la que los testículos no producen suficiente hormona masculina (testosterona) y las requieren para lograr un crecimiento, desarrollo, y funcionamiento normal. Pero al descubrirse los efectos que tenían sobre los músculos, los culturistas y después otros atletas empezaron a utilizarlos de manera abusiva e ilícita.

Una de las principales razones de por qué la gente abusa de los esteroides es para mejorar el rendimiento, aumentar la musculatura o reducir la grasa corporal. Algunos esteroides anabólicos se toman, otros se inyectan, y otros vienen en ungüentos (gels) o cremas que se frotan en la piel. Las dosis utilizadas pueden ser entre 10 y 100 veces mayores a las dosis utilizadas para los problemas médicos, por lo que pueden ocasionar muchos efectos contraproducentes. Los esteroides puede producir muchos efectos secundarios que van desde el acné y el desarrollo de los senos en los hombres, hasta otros que ponen en peligro la vida, como ataques al corazón y cáncer del hígado. La mayoría de estos efectos son reversibles si dejas de tomarlos. Otros efectos no. Créeme, son terribles.

SI VAS MUY RÁPIDO TE PUEDES CAER

Otro de los "problemas" que pueden presentarse por ir de prisa son las lesiones por accidentes o como resultado de malas prácticas, del uso inadecuado del equipo de entrenamiento o de una mala condición física. Las lesiones más comunes son los esguinces o torceduras de ligamentos, desgarros de músculos y tendones, las lesiones en la rodilla, hinchazón muscular, lesiones en el tendón de Aquiles, dolor a lo largo del hueso de la canilla (tibia), fracturas, dislocaciones.

Nunca trates de "aguantar" el dolor cuando aparezca una lesión. Deja de hacer ejercicio inmediatamente, porque continuar sólo puede empeorar la lesión. Algunas lesiones deben ser examinadas inmediatamente por el médico, por ejemplo: si presentas dolor severo, hinchazón o adormecimiento en alguna parte de tu cuerpo, si no puedes sostener ningún peso en el área lesionada, si una lesión previa te duele o se hincha, o si alguna articulación se nota anormal o inestable.

Si no tienes ninguno de estos síntomas, puedes tratar la lesión en casa sin peligro, utilizando hielo local (compresa fría o una bolsa de hielo) por 20 minutos, de cuatro a ocho veces al día. Haz compresión sobre el área lesionada para ayudar a reducir la hinchazón y eleva el área sobre una almohada, y sobre todo reposo. No ejercites el área en las siguientes 48 horas y reduce las actividades diarias.

¿CÓMO PUEDES PREVENIR LAS LESIONES?

- ▶ Olvídate de ser una "guerrera de fin de semana". No trates de hacer en uno o dos días la actividad física que corresponde a una semana.
- ▶ Aprende correctamente los ejercicios. Esto te ayudará a reducir el riesgo de lesiones. Si no sabes cómo realizar los movimientos, lo mejor es que busques la ayuda de un entrenador.
- ▶ Conoce los límites de tu cuerpo y aumenta el nivel de ejercicio gradualmente. Lento pero seguro es mejor que rápido y lesionada.
- ▶ Realiza ejercicios para todo el cuerpo, incluyendo ejercicios cardiovasculares, de fortalecimiento y de flexibilidad.
- ▶ Realiza siempre ejercicios de calentamiento antes de iniciar la rutina de entrenamiento con pesas y ejercicios de estiramientos al terminar tu sesión.
- ▶ Usa vestimenta, complementos y equipos apropiados. No te envuelvas en fajas, ropa térmica o accesorios que dificulten o entorpezcan tus movimientos mientras te ejercitas.
- ▶ Cuida tu alimentación y tu hidratación tanto como cuidas tu entrenamiento. Si quieres exigirle más a tu cuerpo, debes darle el combustible necesario, de buena calidad y en buena cantidad.
- ▶ Descansa. Muchas de las lesiones se producen porque estamos agotadas o fatigadas.
- ▶ No inventes. Lo que no sepas, pregúntalo. No sigas la rutina o el entrenamiento de tu hermana o de la vecina. Lo que funciona para algunas, puede lesionar a otras.

4. REVISA TUS HORMONAS ANTES DE COMENZAR

Todo tu cuerpo está controlado por las hormonas. Ellas realizan todo el trabajo dentro de ti. Ellas controlan tu estado de ánimo, tu temperamento, tu nivel de energía, el proceso de quemar grasas, la calidad de tu pelo, la salud de tu piel y hasta la recuperación de tus músculos depende de tu sistema de hormonas. Verificar que estén bien antes de comenzar es de gran importancia, ¡sobre todo después de los 40 años!

Si este sistema de hormonas no está funcionando bien, puede que tengas problemas para ver buenos resultados a pesar de hacer al pie de la letra tu entrenamiento y cuidar tu alimentación. La Dra. Samar Yorde, mi coautora, lo vivió en carne propia. De repente, todo lo que le había funcionado para controlar su peso, y lo que aplicaba en sus pacientes con muy buenos resultados, dejó de funcionar para ella. A pesar de las dietas y entrenamientos extenuantes, su ritmo de pérdida de peso era mínimo, y apenas se descuidaba volvía a engordar. Todo tenía que ver con sus hormonas.

Una de las hormonas más importantes, entre tantas que tiene tu cuerpo, es la testosterona. Sí, al igual que los hombres, las mujeres también tenemos esta hormona. La testosterona en las mujeres disminuye a partir de los 25 años aproximadamente, de manera que los niveles plasmáticos de una mujer de 40 años pueden llegar a ser la mitad que los que tenía a los 20 años.

Muchas mujeres desconocen que si su cuerpo tiene bajos niveles de testosterona, pueden sentir fatiga crónica, disminución de la libido y hasta falta de felicidad. Sí, pierdes la sensación de bienestar. Por lo tanto, esta es una hormona que debes vigilar. La testosterona regula otros procesos importantes en el cuerpo: mantiene la cantidad adecuada de masa muscular, la densidad de los huesos, el ciclo del sueño, los valores de glóbulos rojos en la sangre, entre otros. A medida que envejeces, tus niveles de testosterona disminuyen naturalmente pero esto puede acelerarse más rápido de lo normal por estrés, mala alimentación, bajos niveles de vitamina D, exceso de peso y sedentarismo.

SIGNOS Y SÍNTOMAS DE DISMINUCIÓN DE TESTOSTERONA

- ▶ Disminución de la vitalidad
- ▶ Alteraciones del estado de ánimo
- ▶ Cansancio permanente
- ▶ Disminución de la libido
- ▶ Sofocos
- ▶ Descalcificación de los huesos
- ▶ Pérdida de masa muscular y fuerza

- Aumento de peso a expensas de grasa
- Pérdida de memoria
- Alteraciones del ritmo vigila-sueño

Otra de las hormonas de la que seguro has escuchado hablar es la hormona del crecimiento humano (Human Growth Hormone o HGH). Muchas veces la disminución de esta hormona pasa desapercibida. Pero ¿Sabías que la HGH es un estimulador de testosterona natural?

Si te estás sintiendo deprimida, con disminución de la fuerza y masa muscular, si tienes pérdida de cabello, piel seca, falta de concentración o notas que tu memoria falla, si presentas aumento de peso, especialmente alrededor de la cintura y poco deseo sexual. ¡Debes acudir a tu médico para chequear tus hormonas! Si tu médico consigue valores bajos de alguna hormona, es probable que deba indicarte la terapia de reemplazo hormonal para mejorarlos.

Pero la buena noticia es que además, tú puedes lograr aumentar estas dos hormonas (testosterona y HGH) de forma natural a través de estos seis pasos:

1. ¡Ejercicio! Entrenamiento con pesas + intervalos

Si desea aumentar naturalmente la testosterona y hormona de crecimiento (HGH) puedes combinar el entrenamiento con pesas con entrenamiento a intervalos de alta intensidad (High Intensity Interval Training o HIIT en inglés). Especialmente los ejercicios de pesas con buen peso, de 8-12 repeticiones con grupos musculares grandes como los cuádriceps, femoral, los músculos isquiotibiales, la espalda, los hombros y el pecho ayudarán a tu cuerpo a aumentar los valores.

Además el entrenamiento cardiovascular por intervalos es el más efectivo para quemar el azúcar almacenado en tu cuerpo (glucógeno). Esto hace que tu cuerpo queme grasas durante las siguientes 36 horas para reemplazar las reservas. Además de aumentar sus niveles de hormonas puede ayudar a quemar entre tres a nueve veces más grasa, bajar tu ritmo cardíaco en reposo, bajar la presión arterial, mantener tu cerebro joven mediante el aumento de la circulación, y ayudar en la desintoxicación mediante la estimulación del sistema linfático.

2. ¡Come grasas buenas!

El exceso de comida chatarra y demasiados carbohidratos no te ayuda a mejorar tus hormonas. Mientras que el aceite de coco, productos lácteos fermentados como kéfir, los ácidos grasos omega 3 del salmón, las semillas de lino, semillas de chía, aguacate, el aceite de oliva y almendra o nueces también son grandes aliados para aumentar la testosterona y la hormona de crecimiento.

3. ¡Vigila tu vitamina D!

Uno de los nutrientes más importantes que pueden ayudar a aumentar los niveles de testosterona es la vitamina D3. Salir al sol al menos 30 minutos cada día, para obtener esta vitamina es muy importante.

4. ¡Elimina el azúcar!

El exceso de alimentos procesados y azúcar sube tus niveles de glucosa (azúcar) en sangre. Para mantener niveles normales de azúcar en sangre, tu páncreas comienza a trabajar horas extras para producir insulina, lo que ayuda a transportar el azúcar de la sangre a tus células para ser metabolizada. Si tus células están bombardeadas con insulina por mucho tiempo, desarrollarás resistencia a la insulina, lo cual causa la diabetes tipo II. Una vez que la diabetes se desarrolla, tu cuerpo no es capaz de producir los niveles adecuados de testosterona como debería.

5. ¡Descansa!

Dormir es imprescindible para nuestro funcionamiento físico y mental. Pero no se trata sólo de dormir, sino de dormir bien, de tener un sueño de calidad. A mayor calidad de sueño, mejor rendimiento en todas nuestras actividades diarias. La evidencia científica ha demostrado muchas veces que dormir poco puede reducir los niveles de testosterona y hormona de crecimiento (HGH).

Además de dormir más horas, lo importante es poder dormir profundamente. En la etapa de sueño más profundo (*rapid eye movement* o REM, por sus siglas en inglés) es cuando se secreta la mayor parte de la testosterona y HGH que producimos, además el cerebro se recupera y descansamos realmente.

Si no dormimos suficiente y profundo, la producción de cortisol, conocida como la hormona del estrés, aumentará y tendrá como consecuencia inmediata, cambios en la actividad metabólica.

6. ¡Supleméntate adecuadamente!

La vitamina C, L-Arginina y la L-Glutamina (te contaré sobre ellas más adelante) parecen mejorar los valores de HGH, además de ayudarte con tu rendimiento.

Si tienes más de 40 años es obligatorio que te realices un chequeo hormonal, porque podrían ser la causa que no conocías para impedirte adelgazar o hacer que bajes de peso y porcentaje de grasa muy lentamente. Las hormonas no son cosa de juego. Como verás, ocasionan muchos síntomas no deseados, además de entorpecer y enlentecer todo el proceso. Tu cuerpo necesita un equilibrio perfecto para ver buenos efectos en menor tiempo.

5. ES UN MARATÓN, NO UNA CARRERA CORTA

Así es el *fitness*. Es una carrera de vida. Una competencia entre lo que eras y lo que decides ser, pero sobre todo una competencia entre la parte de ti que cada día quiere rendirse y la parte de ti que sabe que puede lograr más.

Cuando cada día te levantas queriendo ser mejor, dedicando más tiempo a tu entrenamiento y al cuidado a tu cuerpo, sabes que estás en el lugar correcto. Has tomado la mejor decisión: cambiar lo que tenías (cuerpo y mente) por lo que quieres. No hay mejor sensación que mirarte al espejo y decir: "soy mejor que ayer, me veo mejor que antes, he logrado más que nunca".

Un edificio debe construirse sobre unas buenas bases. El edificio se construye con una previa planificación. Tal cual un buen ingeniero, siéntate hoy, y toma la decisión. Con lápiz y papel en mano diseña el cuerpo que quieres por un lado de la hoja. Dibújalo tal y como lo sueñas (siendo realista). No te compares, no dibujes a otro, recuerda que eres tú misma, pero en una nueva y mejor versión. Ahora, dale vuelta al papel y escribe cinco cosas que debes hacer a partir de hoy para lograrlo y cinco cosas que deberás dejar de hacer, porque nunca te permitirán lograr el cambio. ¿Terminaste? Toma entonces la hoja y COMIENZA A HACER LO QUE DEBES. Lo que estás haciendo mal cambiará en la medida en que hagas lo que está bien.

Para mí, al igual que para todos, no fue fácil empezar. Me tomó tiempo entender lo que estaba haciendo mal y que no conseguiría resultados diferentes si no cambiaba lo que estaba haciendo. Para eso, necesitas tiempo. Tu cuerpo y tu mente se irán adaptando a los cambios, pero NO PUEDES RENDIRTE. En un par de meses estarás agradecido por no haberte rendido ese día, ni el siguiente, ni el otro. Y cuando menos los esperes, tu edificio estará levantado.

4.

METABOLISMO Y BALANCE ENERGÉTICO

El metabolismo tiene mucha fama. Cualquiera que haya hecho en algún momento algún plan para subir o bajar de peso ha escuchado hablar sobre él. Que si se acelera, si se enlentece, si se detiene, si funciona o si no funciona, y esto se ha convertido en un verdadero dolor de cabeza para algunas chicas. A mí me ha tocado comprender el estresante proceso como practicante del *fitness*, así que trataré de explicarlo lo más fácilmente posible.

Primero debes saber que el metabolismo es tu computadora interna. Es el proceso que tu cuerpo utiliza para convertir los alimentos en energía. Lo que comes se transforma para que tu cuerpo lo use y haga las funciones que necesita para mantenerte viva, porque incluso si estás acostada en la cama sin hacer nada, tu cuerpo necesita energía para cosas como respirar, digerir alimentos, circulación de la sangre y pensar, entre otras.

Internamente, el metabolismo consiste en una serie de reacciones químicas, algunas muy complejas, como las conexiones internas de la computadora. Aunque no las veamos, sabemos que están allí y que son indispensables para que pueda encender y funcionar.

Ahora bien, este metabolismo que tu cuerpo mantiene siempre andando se llama **metabolismo basal**, porque está activo incluso cuando tú estás en reposo y su buen funcionamiento depende de tu masa muscular. Él puede aumentar solo si aumenta tu masa muscular, por lo tanto si ella disminuye, él disminuye. Al envejecer o perder masa muscular por alguna enfermedad, vamos perdiendo este metabolismo.

La buena noticia es que a pesar de que nuestro cuerpo queme menos calorías y sea más lento porque perdemos masa muscular, tenemos otras dos formas de quemar calorías. Una es comiendo. Sí, lees bien. Al comer quemas calorías. Esto se llama **efecto térmico de los alimentos (ETA)** y es la energía que invierte tu cuerpo para digerir y absorber lo que comiste. Cuando comes carbohidratos o grasas este efecto aumenta 5% pero si comes proteínas aumenta la quema de calorías hasta un 25%. De esto te hablaré luego.

Por último pero no menos importante, quemamos calorías al ejercitarnos. Si sumamos tu metabolismo basal, el ETA y el ejercicio, esto representa una gran cantidad de calorías quemadas durante el día.

Por razones aún desconocidas, cada cuerpo parece tener un "peso mágico", un número que el cuerpo siempre busca mantener. Si tratas de desviarte de ese peso tu cuerpo lucha para mantener ese número mágico. Por ejemplo, cuando estás intentando perder peso y restringes las calorías que comes, esto ocurre y tu cuerpo baja su metabolismo basal, bajando la cantidad de calorías que quema en 24 horas, como si quisiera defenderse de lo que le estás quitando.

Para defenderte de este "sabotaje" de tu cuerpo debes actuar y compensar la situación. ¿Cómo? Reduces las calorías que estás comiendo y sales a quemar más calorías a través de ejercicio. Esta es la clave.

¿PUEDO CAMBIAR MI COMPUTADORA?

Tu metabolismo está determinado por varios factores como tu genética, composición corporal (porcentaje de masa muscular y grasa), sexo, salud hormonal, nivel de actividad y edad. Algunos de estos factores están dentro de tu control y puedes modificarlos (como la masa muscular y el nivel de actividad, por ejemplo), mientras que otros no (genética y edad).

¿Cómo saber si tu metabolismo no está funcionando a toda marcha? Algunas señales pueden indicar un metabolismo disminuido como cansancio frecuente, sensación frecuente de frío, caída del cabello, piel seca, uñas frágiles, dificultad para dormir toda la noche, estreñimiento, hinchazón después de comer, ansiedad, dificultad para perder peso, problemas para concentrarte, infecciones frecuentes, entre otras.

¿POR QUÉ DISMINUYE EL METABOLISMO?

Te sorprenderá saber que probablemente seas tú misma la culpable de esto. Sí, una de las principales causas de un enlentecimiento del metabolismo son las malas dietas.

Nuestro cuerpo necesita comer constantemente y descansar bastante para mantenernos en equilibrio. A nivel celular, las vías de tu metabolismo dependen de los nutrientes que le das. Necesitas obtener diversos nutrientes, incluyendo proteínas, carbohidratos, grasas, oligoelementos y vitaminas, para producir energía que luego es utilizada por el cuerpo para construir, mantener y reparar lo que necesitemos.

Las dietas muy bajas en calorías no te dan los nutrientes claves, le roban al cuerpo la materia prima que necesita. La fábrica se para. Por esta razón empiezas bien y terminas mal. Al principio la pérdida de peso va a toda marcha y luego te estancas cuando tu cuerpo detecta que está muriendo de hambre y está siendo privado de calorías. Tu cuerpo no puede diferenciar entre el hambre "a propósito" y el hambre por enfermedad. ¿Resultado? Tu cuerpo se aferra y guarda cada caloría que comes, temeroso de que lo dejes de nuevo sin nada. Vengan de la lechuga o vengan de la fritura, todo se guarda como energía, como GRASA.

Pero las malas noticias aún no terminan. No solo engordas, también te enfermas. La falta de calorías por la dieta estricta y desbalanceada significa menos combustible para todos los sistemas y empiezan a dejar de funcionar. Es más probable que tengas gripe frecuente, problemas reproductivos, cambios de humor o varias infecciones.

¡DEJA DE HACER DIETAS EXTREMAS!

Dale a tu cuerpo las calorías que necesita. No lo prives porque los cambios hormonales y celulares que provocas activan tu hambre y sed, reducen la capacidad de quemar grasa y el crecimiento muscular. Dale a tu cuerpo calorías de buena calidad; no chatarra, no basura.

Una persona bien alimentada tiene una mejor digestión, buen ánimo y se mantiene motivada. Comer suficiente es indispensable para que te puedas sentir activa y ser capaz de ganar fuerza y masa muscular más rápido. Además hará que te sientas menos fatigada y más dispuesta al entrenamiento.

Comer bien te ayuda a transitar el camino en paz, no en agonía. Estar privada de todo puede aumentar los antojos y la ansiedad por alimentos "prohibidos". Una de las mejores maneras de mantener tu metabolismo activo a lo largo del día es comer, y no saltarse las comidas como el desayuno o privarte de la cena para reducir las calorías. Esto es terrible, en ese mismo instante dejan de funcionar tus sistemas.

¡DESCANSA!

Otro terrible error es creer que pasar horas y horas en el gimnasio acelera tu metabolismo. Y es completamente lo contrario. Cuando tu cuerpo siente el exceso, cansancio, falta de descanso empieza a detenerse. Como si colocaras tu PC en "suspender". Es una forma de conservar la energía. Ejercítate suficiente pero no en exceso. Hacer un entrenamiento efectivo de 1 a 2 horas como máximo es lo ideal. Además recuerda lo importante que es el descanso y el sueño para mantener el control de tus hormonas como la testosterona, la hormona del crecimiento, y el cortisol que al alterarse lleva al cuerpo a almacenar más grasa. Además del aumento de peso puedes provocar en tu cuerpo la resistencia a la insulina que descontrola el azúcar en la sangre.

¡EJERCÍTATE EFICIENTEMENTE!

El entrenamiento debe hacerse inteligentemente. Puedes obtener mucho mayor rendimiento e impacto metabólico si incluyes en tu rutina los intervalos de alta intensidad (HIIT). Incluir intervalos que varían entre un mayor esfuerzo como subir la velocidad en la trotadora y luego disminuirla, activa de mejor manera el funcionamiento de tu metabolismo que simplemente subirte a caminar. Este ejercicio tiene un efecto prolongado porque ayuda al cuerpo a seguir quemando calorías incluso después de tu entrenamiento.

Una de las mejores cosas acerca del HIIT es que requieres menos tiempo que el cardio tradicional y como si fuera poco, quemas más grasa. Tu cuerpo usa mayores niveles de oxígeno para recuperarse después de una actividad intensa. Estos entrenamientos también son eficaces para mejorar la función cardiovascular, te ayudan con la sensibilidad a la insulina, disminuyen el cortisol y mejoran la resistencia respiratoria y la resistencia muscular.

¡NO HAY METABOLISMO ACTIVO SIN PESAS!

Sí, tal como ya te dije, tu metabolismo basal depende de tu masa muscular, por eso, si no la fortaleces, lo irás disminuyendo. Para ganar músculo debes entrenar con pesas y sin miedo. Este ejercicio debe ser regular, no ocasional. Si no estimulas constantemente tu músculo, no habrá crecimiento. Si estás tratando de ganar músculo rápidamente, te recomiendo idealmente hacer el entrenamiento de pesas pesado de 8 a 12 repeticiones, cinco días a la semana durante 45 minutos. No hay resultado sin esfuerzo. No hay metabolismo sin fortalecimiento.

¡DEJA DE COMER COMIDA CHATARRA!

Llenar tu cuerpo con alimentos inflamatorios, azucarados, grasos, procesados es como llenar tu PC de virus. Así como tu PC se va volviendo lenta y pesada, así le sucede a tu cuerpo. Ocasionas un terrible daño y aceleras el envejecimiento de tus células. El cuerpo reconoce los alimentos procesados e inflamatorios como toxinas, y por lo tanto, al comerlos se desencadena la respuesta de lucha o huida del sistema inmune, lo que aumenta la producción de hormonas de estrés y enlentece el funcionamiento del metabolismo. Incluso algunos alimentos que venden como "saludables" son los culpables de aumento de peso, cansancio, desequilibrio hormonal y problemas digestivos.

Aléjate de las bebidas azucaradas (incluyendo refrescos y jugos), de los alimentos procesados hechos con granos, especialmente aquellos que contienen gluten (incluyendo productos de trigo como pan, pasta, cereales, galletas saladas, muffins, postres, harinas, papas fritas y barras de granola), aceites vegetales refinados, edulcorantes artificiales, productos lácteos de baja calidad y productos de origen animal altos en grasas.

Jugos y bebidas: Al meter en la licuadora las frutas destruyes por completo la fibra y las conviertes en un vaso repleto de azúcar. Ni decir las versiones comerciales azucaradas y procesadas que además vienen repletas de calorías. Otras fuentes de azúcar oculta que debes evitar son las bebidas alcohólicas, bebidas con cafeína embotellada, bebidas energéticas, cereales, productos lácteos completos y aderezos embotellados. El azúcar está en todas partes, escondida con nombres como: jarabe de maíz, dextrosa, fructosa, concentrado de jugo, maltodextrina, azúcar cruda, azúcar morena, etc.

Granos refinados y panes: Cuando se consume en exceso, los granos refinados pueden ocasionar inflamación y dañar tu sistema digestivo principalmente por la cantidad de almidón y gluten que contienen. Para aquellas chicas que no son muy activas o son propensas a ganar peso, el almidón puede convertirse en azúcar rápidamente y causar antojos. Los productos de grano entero también contienen gluten, y azúcar añadida, sal, conservantes sintéticos y están "fortificados" con vitaminas y minerales sintéticos que pueden ser difíciles de metabolizarse, teniendo los mismos efectos que los productos refinados.

Aceites y grasas: Seleccionar el tipo y cantidad equivocada de grasa puede terminar interfiriendo con la regulación del apetito, tu estado de ánimo, la producción de hormonas y la digestión. Simplemente puede hacer que pierdas todo tu esfuerzo. La mayoría de los aceites vegetales comercialmente vendidos combinan con solventes como el hexano durante su proceso de fabricación, y no está claro si hay riesgos para la salud por el consumo de estos disolventes. Cuando se utilizan en los alimentos procesados estos aceites también pueden provocar inflamación en todo el cuerpo, interrumpiendo el metabolismo. Los mejores aceites siempre serán el de oliva, aguacate y coco.

Productos "ligeros": Los llamados snacks "saludables" y "ligeros" suelen ser una bomba preparada con aceites vegetales procesados, incluyendo aceites de cártamo o de girasol, carbohidratos refinados y sodio. Y dependiendo del tipo, estos alimentos ultra-procesados también pueden contener grasas trans, como los aceites parcialmente hidrogenados, que ocasionan muchos problemas de salud, inflamación y enlentecen tu metabolismo.

Endulzantes artificiales, el peor enemigo: De todos los alimentos terribles, este se lleva cinco estrellas. Los edulcorantes artificiales incluyendo aspartame y sucralosa son probablemente los más engañosos. Te dicen "sin calorías", "sin culpa", suenan atractivos, pero estas sustancias artificiales alteran tu sistema antioxidante, envejecen tu cuerpo y lo oxidan. Además estimulan el apetito y aumentan los antojos de carbohidratos. El "ahorro" de calorías del que hablan termina siendo mentira, porque al aumentar tu apetito, comerás más y más.

Cambia los edulcorantes artificiales por la estevia, único edulcorante natural, sin calorías, derivado de la planta de stevia, que es 300 veces más dulce que el azúcar.

¡DALE A TU CUERPO LO BUENO!

Sé que has leído un montón de veces sobre algunos alimentos "aceleradores de metabolismo" y lamento desilusionarte pero la verdad es que no existen. Esta es la excusa de los perdedores, la "solución" que tratan de buscar algunos cuando simplemente no quieren ejercitarse. No existe el camino fácil, sin ejercicio no verás buenos efectos en el metabolismo. Por más picante, té verde y cafeína que tomes, no verás resultados, si no te activas con ejercicio. Todo lo contrario, terminarás con un terrible problema digestivo.

Ahora, tema diferente es que ciertos alimentos pueden ayudar a tu cuerpo a usar y gastar mejor la energía. Todo esto tiene que ver con el efecto térmico de algunos alimentos que te comenté anteriormente. Significa que tu cuerpo trabaja más duro para romper y metabolizar ciertos alimentos (¡como las proteínas!). Otros alimentos pueden ayudarte por su efecto antiinflamatorio y porque ayudan a prevenir que tus células envejezcan. Al mantener unas células jóvenes y eficientes, el metabolismo se mantendrá activo por más tiempo.

BUENAS PROTEÍNAS

Comer proteínas es súper importante. Las proteínas hacen que tu cuerpo tarde un poco más en digerirlas que al consumir alimentos procesados, y quemarás un poco más calorías en ese tiempo en que tu digestión trabaja. Pero, deben ser proteínas de calidad y bajas en grasa. Porque un pollo frito créeme que tendrá muchas más calorías que las que tu cuerpo quemará. ¡Sin duda! No tendrás ningún beneficio.

Pero más allá del efecto de quemar calorías, comer proteínas te ayuda a mantenerte saciada, retrasando el hambre, lo cual te ayudará a tener mejor control sobre las porciones que comes. Llegarás con menos hambre a la siguiente comida y te servirás un plato con inteligencia, no con desesperación. Además las proteínas son indispensables para mantener la energía y el azúcar en la sangre estable mientras que también ayuda a construir la masa muscular, que sin duda es la que de verdad quemará calorías.

TÉ VERDE

El té verde es súper beneficioso, está cargado con antioxidantes y está demostrado que tiene propiedades termogénicas y promotoras de pérdida de peso. Los beneficios del té verde son: la reducción de la absorción de grasas, estimula la saciedad y aumenta la termogénesis, lo cual se traduce en una pérdida de peso. Beber de 2 a 4 tazas al día hace que el cuerpo queme un 17% más calorías de lo normal.

PICANTES

Los alimentos que "calientan" naturalmente tu cuerpo como la pimienta cayena, el chile y otros ingredientes picantes contienen un compuesto activo llamado capsaicina que al subir la temperatura del cuerpo, estimulan ligeramente el metabolismo. Otras especias como canela, pimienta y jengibre ayudan en la quema de las grasas y ayudan a disminuir el apetito, por lo que podrían tener un buen efecto si quieres perder peso.

Por último, te cuento sobre el vinagre de sidra de manzana, uno de mis ingredientes favoritos para las ensaladas. Este tipo de vinagre estimula nuestro metabolismo, previene el envejecimiento, mejora la digestión, equilibra el azúcar en la sangre y le da un boom a tu metabolismo al ayudar a tu cuerpo a utilizar mejor los nutrientes.

¡Este capítulo es de mis favoritos! Si aplicas estos consejos al pie de la letra, sin duda alguna y sin temor a equivocarme, convertirás tu cuerpo en una gran máquina para quemar grasas. ¡Utiliza todo lo aprendido a tu favor! Y entremos de cabeza en el tema de los alimentos, que como te dije, constituyen el 70% del éxito para llegar a ese cuerpo que sueñas.

MI FÓRMULA PARA ACELERAR EL METABOLISMO

LO QUE FRENA TU METABOLISMO	CÓMO ACELERARLO DE NUEVO
Envejecimiento: a medida que envejeces pierdes masa muscular. Con cada década perderás un 2-3% de tu metabolismo.	Ejercicio: ejercítate a diario con pesas y cardio para mantener tu masa muscular y disminuir la pérdida del metabolismo.
Poco descanso: tu metabolismo se ralentiza para poder guardar energía.	¡Duerme más! Al menos 7 horas diarias.
Poco fortalecimiento: hacer ejercicio cardiovascular solo mantiene a raya la cantidad de grasa pero no te ayuda a ganar masa muscular. Poca masa muscular, bajo metabolismo.	Pesas: agrega el entrenamiento de fortalecimiento a tus sesiones del entrenamiento al menos tres veces a la semana. Sin miedo sube el peso para trabajar pocas repeticiones, de lo contrario el músculo no crecerá.
Solo cardio: cuando haces ejercicio cardiovascular tu cuerpo permanece activo las dos horas siguientes, quemando más y más calorías.	Ejercicio combinado: Si combinas cardio + pesas tendrás un súper metabolismo activo por mucho más tiempo. Cuando te ejercitas con pesas, tu cuerpo estará activo incluso por 48-72 horas siguientes quemando calorías.
Cardio tradicional: el ejercicio moderado te ayuda a controlar tu peso, pero es menos efectivo quemando calorías y grasa.	Ejercicios por intervalos de alta intensidad (HIIT): le darán un boom a tu metabolismo durante y después del entrenamiento. Además son perfectos si tienes poco tiempo para ejercitarte. Si subes la intensidad puedes disminuir el tiempo del ejercicio.
Saboteadores: jugo de frutas, harinas, edulcorantes artificiales, frituras y procesados. Todos son toxinas que enlentecen, inflaman y desequilibran tus hormonas.	Estimuladores: Alimentos sin procesar, frescos, enteros, proteínas de calidad, tubérculos, legumbres, frutas enteras y estevia en lugar de azúcar.

5.

ALIMENTOS QUE
TRANSFORMAN TU CUERPO

Te he contado sobre el metabolismo, cómo funciona tu cuerpo y cómo esa maravillosa máquina es capaz de trasformar un bocado en energía pura. Ahora, también es importante que sepas que no solo es necesario que funcione; para que funcione bien y eficientemente debes aportarle materia prima de calidad en la cantidad adecuada.

No solo es importante comer, es más importante nutrirte y construirte, y para eso debes seleccionar los alimentos adecuados y asegurarte de que recibes los macronutrientes (proteínas, grasas y carbohidratos) y los micronutrientes (vitaminas y minerales) que tu máquina necesita.

Para facilitar la tarea de cómo conocer el tipo de alimentos que necesitas te contaré un poco sobre cada uno, cómo seleccionarlos, por qué seleccionarlos y por supuesto, qué lograrás con esto.

1. PROTEÍNAS: LOS LADRILLOS DE LA PARED

En ese capítulo convertiremos tu cuerpo en un edificio. Créeme, será la forma más fácil y práctica de aprender y nunca olvidar lo que ahora leerás.

Las proteínas son una parte muy importante del cuerpo porque la piel, los músculos, órganos y glándulas necesitan proteínas. Ellas reparan células de nuestro cuerpo y producen células nuevas. Si quieres aumentar masa muscular y lograr un cuerpo tonificado, definitivamente tendrás que construir más células musculares. Entonces ellas son los ladrillos del edificio, y sin ellas, no hay estructura.

Las proteínas además ayudan en la digestión, a equilibrar las hormonas naturalmente y a mantener nuestro estado de ánimo. Los alimentos proteicos te hacen sentir llena porque tardan más en digerirse y además tienen un efecto térmico superior a los carbohidratos, por lo que el cuerpo invierte más calorías en su digestión.

Las proteínas están formadas por pequeñas unidades llamadas aminoácidos. Existen veinte tipos de ellos que se combinan y unen para formar un ladrillo, pero solo nueve de ellos necesitamos tenerlos de la alimentación (y se llaman esenciales). Digamos que estos ladrillos no podemos fabricarlos, son especiales y debemos ir a la tienda del constructor a comprarlos. El resto de los aminoácidos son fabricados en el cuerpo (no esenciales).

Todos los aminoácidos esenciales se encuentran en las proteínas de origen animal, como las que provienen del huevo, leche y derivados lácteos, pescado, carne y aves. Pero las proteínas de origen vegetal (soya, cereales, tubérculos, raíces, vegetales) no los contienen todos. Digamos entonces que son ladrillos más débiles. Pero, las proteínas de las carnes animales y derivados tienen un alto contenido de colesterol y grasa saturada (no saludable). Este es el motivo por el cual no debes comer proteínas sin control. Además las proteínas, al igual que los demás alimentos, tienen calorías, así que deben ser medidas.

Las mejores opciones de proteínas son:

- ▶ **Carnes magras:** Las carnes blancas y las aves tienen la misma cantidad y calidad de proteínas que las carnes rojas, pero las carnes rojas aportan más grasas saturadas que son perjudiciales para tu salud. Si te gusta mucho la carne roja, selecciona cortes de res de tipo magro (lomito) o carne de búfala o bisonte. Yo prefiero carnes blancas como pollo y pavo sin piel (asado, sancochado, a la parrilla).
- ▶ **Pescado**: Son tan nutritivos como las carnes pero con mayores beneficios. Tienen ácidos grasos poliinsaturados como omega 3, con efecto preventivo para enfermedades cardiovasculares. Selecciona pescados blancos y azules. Ve directo a mi lista de supermercado al final del libro, donde los encontrarás todos.

- ▶ **Huevo:** Es una súper proteína económica, práctica, versátil y fácil de digerir. Son una fuente concentrada de proteínas (más de 7 gramos) y están llenos de aminoácidos, ácidos grasos omega 3, yodo y hierro. No te preocupes por la yema ya que se ha demostrado que no influye directamente en el aumento de colesterol, como se creía antes. Pero consúmela con moderación, 1-2 yemas diarias, ya que aportan más calorías que la clara.

- ▶ **Lácteos bajos en grasa:** Son buenas fuentes de proteínas, especialmente el yogur griego y kéfir porque también proporciona probióticos que mejoran la digestión y la inmunidad. Muchas personas presentan intolerancia al lactosa (azúcar de los lácteos) y suelen sentirse hinchados o pesados al consumirlos, pero esto no sucede con el yogur y kéfir pues casi no contienen lactosa. Además debes tener precaución de seleccionar aquellos lácteos y derivados que sean reducidos en grasa al 1% porque las versiones completas vienen cargadas de grasa saturada. Yo prefiero consumir el yogur griego descremado y sustituir la leche y quesos por derivados vegetales como la leche y queso de almendras para evitar esta hinchazón.

- ▶ **Legumbres y frutos secos:** Aunque las legumbres tienen un buen contenido de proteínas son de menor valor biológico. Yo casi no las consumo, honestamente. No contienen todas las partes que necesitamos para el ladrillo. Como aportan además carbohidratos, las contaremos en ese grupo. Por otra parte los frutos secos (me encantan) aportan también proteínas pero incompletas y aportan además ácidos grasos saludables, entonces los contaremos como grasas.

¿CUÁNTA PROTEÍNA NECESITAS?

En líneas generarles para saber cuánto necesitas, puedes tomar tu peso en libras y multiplicar ese número por 0,5. El resultado es la cantidad en gramos de proteína que idealmente debes comer cada día. Por ejemplo, una mujer que pesa 150 libras necesitaría comer 75 gramos de proteína diaria y un hombre que pesa 180 libras necesitaría mínimo 90 gramos.

De forma práctica podríamos decir que en cada comida al menos el 30 por ciento de tu plato debe ser una buena fuente de proteína. Esto asegurará que comas suficiente durante el día para satisfacer tus necesidades y además te ayudará a que sientas menos ansiedad, y a comer menos carbohidratos y comida chatarra.

Lo mejor es comer pequeñas cantidades de proteína durante todo el día en lugar de una porción muy grande sólo una o dos veces porque puede ser difícil digerirla. Esto también te asegura de que tu cuerpo use la cantidad correcta de proteína que has comido, ya que no tiene la capacidad de utilizarlo todo al mismo tiempo. Recuerda que si te excedes el resto será almacenado como grasa o eliminado.

2. CARBOHIDRATOS: LA ENERGÍA QUE NECESITAS

Nada hacemos con tener un edificio bonito pero que no pueda encender sus luces y que todo permanezca apagado. Esa energía, esa "electricidad" que tu cuerpo necesita son los carbohidratos. Desde hoy empezarán ser tus mejores aliados. ¿Por qué? Pues no existe célula en tu cuerpo capaz de funcionar sin la energía que ellos te dan. Necesitas esa inyección de energía para comer, ejercitarte y para mantenerte de buen humor. Es completamente absurdo entonces creer que son malos, lo importante es consumirlos en forma controlada.

¿QUÉ PASA CUANDO COMES UN CARBOHIDRATO?

Cuando comes carbohidratos tu cuerpo los rompe y forma moléculas para que puedan ser absorbidos en el intestino. Desde tu intestino llegan al hígado y de allí se distribuyen a todo el cuerpo a través de la sangre. Una vez en la sangre, la insulina, hormona que se produce en el páncreas, es la encargada de regular y controlar los niveles de glucosa (azúcar en la sangre).

Cuando hay mucha cantidad de azúcar en la sangre porque has comido carbohidratos sin control, la insulina da la señal de guardar en el hígado y músculos (glucógeno). Esta es la reserva de azúcar del cuerpo para las horas en las cuales no comes. Pero la capacidad de tu hígado y tus músculos es limitada. Si hay demasiada azúcar, el resto se guarda como grasa. ¿Por qué te digo todo esto? Porque debes saberlo. Esta es la clave para que entiendas y selecciones lo que funciona para ti.

Existen carbohidratos que se absorben muy rápido y suben rápidamente el azúcar en sangre. Otros carbohidratos se absorben lentamente y necesitan un mayor tiempo para ser digeridos, lo cual mantiene estables los niveles de azúcar en sangre, evitando que la insulina de la señal de que se guarden como grasa. Estos carbohidratos lentos, son los que debes seleccionar.

¿De qué depende de que algunos carbohidratos sean de absorción rápida y otros de absorción lenta? De la fibra que contienen. La fibra es la parte no digerible y está en las cubiertas externas de semillas de cereales, en los tallos, en las hojas y piel de vegetales y frutas. Esta fibra le da muchos beneficios a nuestro sistema gastrointestinal y es súper importante para controlar el apetito. La fibra le agrega volumen a la comida y hace que te sientas llena más rápido, ayudando a controlar el peso y la ansiedad. Lo mejor de todo es que no tiene calorías.

¿CUÁNTOS CARBOHIDRATOS NECESITAS?

Tu nivel de actividad, tipo de cuerpo y metas definen cuántos gramos de carbohidratos por día debes comer. Para la mayoría de gente activa, los carbohidratos suelen ser alrededor del 40 por ciento de las calorías del día, que es generalmente alrededor de 150 a 200 gramos de carbohidratos por día. Pienso que no se trata de contar carbohidratos, grasas o gramos de proteínas, en lugar de esto, aprende a seleccionar alimentos de mejor calidad.

Evita los carbohidratos refinados o de absorción rápida.

Este tipo de carbohidratos pasa por un proceso industrial en donde se despojan de la fibra y otros nutrientes. Su estructura se altera por lo que entrarán en la sangre como una inyección de azúcar, que provoca la liberación de insulina que convierte el azúcar en grasa en lugar de energía. Se han relacionado con enfermedades del corazón, los riñones, el hígado y el páncreas.

Entre los carbohidratos refinados tenemos:

▶ El maíz, el arroz y el trigo que se refinan para hacer panes, pastas, galletas, y pastelería, por ejemplo.

- ▶ Jugos, puré preparado en caja, harinas a base de tubérculos
- ▶ Azúcar y miel: el azúcar no aporta ningún nutriente. Solo te hace ganar peso, caries dentales, y eleva el riesgo de enfermedades el corazón y diabetes. La miel, aunque aporta nutrientes, está cargada de azúcar y calorías. Cambia el azúcar por estevia.
- ▶ Leches y derivados: a pesar de ser ricos en proteínas, generalmente vienen cargados de grasas y azúcar. Una buena opción proteica es el yogur griego descremado y el kéfir. Deja la leche y los quesos para los días de *cheat meal*, una vez a la semana. Cámbialos por leche y queso vegetal de almendras.

Selecciona los carbohidratos de absorción lenta.

Tu principal fuente de carbohidratos deben ser las verduras. Son altas en fibra, vitaminas, antioxidantes y nutrientes y por la cantidad de fibra que contienen se absorben lentamente, manteniendo la insulina bajo control. Pero también puedes seleccionar los granos enteros ya que tienen menos efecto en la respuesta a la insulina que los granos refinados (harina blanca y los panes o pasta).

Entre los carbohidratos de absorción lenta tenemos:

- ▶ **Avena en hojuelas:** rica en proteínas, vitaminas y minerales. Puede contener pequeñas cantidades de gluten, así que puedes buscar la opción gluten free.
- ▶ **Arroz integral:** tiene vitaminas y minerales. Consumir con moderación, ya que 100 gramos aportan 350 calorías. No contiene gluten.
- ▶ **Quínoa:** tiene proteínas, grasas y carbohidratos saludables. Alta en vitaminas, minerales y proteínas ya que aporta ocho de los nueve aminoácidos esenciales. No contiene gluten.
- ▶ **Mijo integral:** Es rico en fibra, magnesio, vitaminas del complejo B y tiene un efecto alcalinizante, al contrario que otros cereales, por lo que equilibra nuestro pH y nos ayuda a compensar los efectos acidificantes de una mala dieta. No contiene gluten.
- ▶ **Maíz:** no lo recomiendo para consumir con regularidad si quieres perder peso. Puedes consumirlo ocasionalmente en forma de granos enteros frescos, palomitas de maíz, harina de maíz integral o tortilla de maíz (hecha de maíz de grano entero).

- ▶ **Legumbres:** alfalfa, guisantes, judías o fríjoles, garbanzos, habas, lentejas. No son mis favoritos, pero aportan carbohidratos, proteínas y grasas saludables. Son altamente beneficiosos y contienen aminoácidos esenciales.
- ▶ **Tubérculos y verduras con almidón:** plátano, batata, yuca o mandioca. Son ricos en fibra, conservan todos sus nutrientes, te aportan energía y son muy versátiles. Me encanta consumirlos.
- ▶ **Frutas enteras:** En este grupo son la excepción, ya que realmente son carbohidratos simples de absorción rápida si las consumes licuadas. Pero si las comes enteras, manteniendo la fibra intacta (que muchas veces está en la cáscara), pueden entrar en este grupo. Ellas contienen fructosa, un tipo de azúcar rápida, pero la fibra enlentece y amortigua el efecto rápido del azúcar. Además aportan vitaminas, minerales y antioxidantes. Aportan pocas calorías, aumentan la saciedad y disminuyen la necesidad de comida.
- ▶ **Vegetales sin almidón:** están repletos de vitaminas, minerales, fibra y fitoquímicos, tienen tan pocos carbohidratos y calorías que todos los pueden disfrutar: Acelga, alcachofa, berenjena, brócoli, cebolla, chayota, coles de Bruselas, coliflor, espárrago, hongos, palmitos, pepino, pimiento, rábano, remolacha, repollo o col, tomates, endibia, escarola, lechuga, lechuga romana, espinaca, rúcula, berro, zanahoria, entre otros. ¡La mejor fuente de carbohidratos, sin duda son los vegetales!

LO QUE NO DEBES OLVIDAR

Sin carbohidratos hay ansiedad. Los carbohidratos activan en tu cuerpo una señal que le dice al cerebro que ya comiste, que estás feliz y que estás llena. Además al comer carbohidratos liberas algunas sustancias que generan bienestar, por eso los dulces te resultan tentadores y reconfortantes. Pero tu cerebro no diferencia entre un pastel y una batata, así que dale de lo bueno y nutritivo y te mantendrás a raya con la ansiedad.

3. GRASAS: EL MOBILIARIO

No puedes construir un edificio sin un mobiliario adecuado, que te garantice confort y seguridad. Así son las grasas. Ellas también aportan energía y nutrientes pero principalmente tu cuerpo las usa como ayudantes en otras funciones del sistema nervioso y hormonal, o en la absorción de vitaminas A, D, E y K.

Los **triglicéridos** son la forma en la cual guardamos energía en el tejido graso, y están compuestos de ácidos grasos (3 ácidos grasos y un glicerol), pero además, estos ácidos grasos pueden transformarse en colesterol.

Los triglicéridos se acumulan en el tejido graso más fácilmente que los carbohidratos y las proteínas, por ende si los consumes en exceso, aumentas de grasa y de peso más rápido. El exceso de colesterol también se guarda pero en este caso en las arterias, provocando enfermedades cardiovasculares. Todas las personas necesitamos algo de grasa pero debemos aprender a seleccionarlas.

SÍ	¿POR QUÉ?	NO	¿POR QUÉ?
Ácidos grasos monoinsaturados: aceite de oliva extra virgen, aceitunas, legumbres, nueces y demás frutos secos, aguacate y sus aceites.	Bajan tu colesterol "malo" (LDL) y aumentan el colesterol "bueno" (HDL) que te protege de enfermedades cardiovasculares.	**Ácidos grasos saturados:** carne, salchichas, manteca, queso, lácteos enteros, margarinas, mantequilla.	Aumentan el colesterol en sangre.
Ácidos grasos poliinsaturados Omega 3: pescados, nueces, semillas de soya, linaza y sus aceites.	Reducen los triglicéridos y el colesterol "malo" (LDL).	**Ácidos grasos trans:** se utilizan para elaborar galletas, pastelería, comida rápida y frituras.	Son los más perjudiciales para tu salud. Existe una fuerte relación entre la ingesta de grasas trans y el aumento de riesgo de enfermedades cardíacas, la resistencia a la insulina, diabetes, inflamación y daño en la pared interna de los vasos sanguíneos. ¡Evítalos!
Ácidos grasos poliinsaturados *Omega 6:* semillas de girasol, germen de trigo, sésamo, nueces y maíz.	Bajan el colesterol "malo" (LDL) pero también disminuyen el "bueno" (HDL). Consúmelos con moderación.		

Hasta ahora te he mostrado lo importante que son las grandes partes de tu edificio. Estoy segura de que mucho de esto ya lo sabías, pero a veces olvidamos que en este camino está en juego algo más que tus músculos. Cuando remodelas, todo se altera. Lo mismo pasa en tu cuerpo. Si lo haces bien, no habrá problema. Si lo haces sin orientación, escuchando a la vecina, probando la dieta de la revista, créeme, te irá mal.

Ahora quiero hablarte de cosas pequeñas pero que importan mucho.

4. VITAMINAS Y MINERALES: LA DECORACIÓN

Son micronutrientes y los necesitas en pequeñas dosis pero son imprescindibles para el buen funcionamiento del cuerpo sobre todo si te ejercitas. Además muchos de ellos trabajan manteniendo tu metabolismo. No los ves pero no tienes idea de lo mucho que hacen por ti.

Las **vitaminas** son abundantes en productos frescos y naturales, principalmente frutas y verduras. Son imprescindibles para que tu cuerpo utilice los carbohidratos, grasas y proteínas como fuentes de energía. De lo contrario, tu máquina se pararía. También ayudan en la regulación hormonal, la coagulación sanguínea y la regulación del sistema nervioso. Nuestro cuerpo necesita trece vitaminas para crecer y desarrollarse adecuadamente y todas son importantes.

Los **minerales** son indispensables para que tus músculos se formen, ellos son parte de las proteínas musculares, de tejidos como hueso y dientes. Además acompañan a las vitaminas en regular el metabolismo y los impulsos nerviosos y conforman algunas hormonas. Como si fuera poco, ellos participan en los procesos digestivos y ayudan al transporte de oxígeno a los tejidos, lo cual es muy importante al ejercitarte.

Cada mineral puede cumplir funciones específicas, entre los más importantes están el sodio, potasio, calcio, fosforo, magnesio y azufre que son macrominerales porque se necesitan en cantidades mayores. Y el cobre, yodo, hierro, manganeso, cromo, cobalto, zinc y selenio son microminerales que se necesitan en menor cantidad.

¡Te contaré aún más sobre ellos en el capítulo de suplementos!

No puedo terminar este capítulo sin la parte más grande de tu edificio. ¿Recuerdas el capítulo 3 cuando te conté cómo está formado tu cuerpo? Pues gran parte de él es agua y mantener ese balance es indispensable para que el edificio siga encendido.

El agua es esencial para la vida. Es sumamente importante porque ayuda a la digestión de lo que comes, a la absorción, transporte y uso de los nutrientes, a la eliminación de desechos del cuerpo, además regula tu temperatura corporal y todas las funciones metabólicas. Sin ella todo se para, nada funciona. El agua es indispensable para que nuestras células respiren y sin esto no viviríamos. El agua varía dependiendo de la proporción de tu masa muscular y del tejido graso. En general el agua corporal de un HOMBRE (entre 19 y 50 años) es el 50 ó 60 por ciento de su peso y en la MUJER (entre 19 y 50 años) el 50 ó 55 por ciento.

¿CÓMO MANTENER EL BALANCE?

El metabolismo de cada persona, el ambiente y el ejercicio son factores que pueden hacer que requieras de más o menos agua. Pero de forma práctica puedes conocer la cantidad que necesitas de la siguiente manera:

Bebe entre el 25 y el 50 por ciento de tu peso corporal (libras) en onzas de agua al día. Si pesas 160 libras, toma entre 40-80 onzas de agua al día. Cuando pierdes mucha agua, producto del calor, actividad física u otras razones, o cuando no tomas la cantidad adecuada, provocas un estado de deshidratación. Esta situación disminuye el rendimiento de tu cuerpo, trabajas inadecuadamente y acumulas desechos o toxinas que deberían liberarse con una correcta hidratación.

Si tomas suficiente agua evitarás sentir ansiedad y hambre, además te ayudará a eliminar más toxinas que inflaman tu cuerpo.

TIPS PARA MANTENERTE HIDRATADA

▶ No esperes sentir sed. Toma abundante agua a lo largo del día. No solo te mantendrás hidratada, también mejoras el aspecto de tu piel, proteges tu corazón y sistema cardiovascular, optimizas el funcionamiento de tus músculos y articulaciones, disminuyes la ansiedad por comida y eliminas toxinas de tu cuerpo.

- Lleva la botella de agua a la mesa: sirve agua en lugar de otros líquidos con las comidas. Ningún líquido es más saludable que nuestra agua vital.
- Toma agua antes de iniciar tu día: bebe un vaso de agua justo al despertar, ya que mientras dormimos el cuerpo también pierde agua a través de nuestra sudoración, respiración y procesos metabólicos.
- Desafío de la botella: Lleva siempre contigo un recipiente con agua, eso te garantiza que no habrá excusas para no mantenerte hidratada.
- Tomas más mientras haces ejercicio: 1-2 horas antes de ejercitarte aumenta la cantidad de agua, por lo menos toma 500 ml de agua, lo cual preparara tu cuerpo para la actividad. Durante el ejercicio toma pequeños tragos de 120 a 250 ml cada 15 ó 20 minutos y terminado el entrenamiento debes reponer los líquidos tomando al menos 600 ml de agua.

¿Lista para entrar en materia? Sigue leyendo para conocer mi fórmula secreta para llegar a mi mejor versión. ¡Vamos a agregarle "gasolina a la hoguera", para incendiar el edificio y entrar en calor!

6.

¿POR DÓNDE EMPIEZO? CONSEJOS BÁSICOS PARA LOGRAR UN CUERPO *FIT*

¡**B**ienvenida a tu transformación!

Hasta ahora he compartido mi historia, mis herramientas de motivación y mucha información valiosa y útil para lograr tu transformación. Ha llegado el momento de poner en práctica todo ese conocimiento y empezarás hoy. No mañana, no el lunes de la próxima semana, será hoy. Porque nada te lo impide ¿O sí? Estoy segura de que no.

Quiero contarte cómo lo hice yo. Y comienzo con tres reglas básicas que estoy segura que te ayudarán a llegar a tu destino.

1. Come saludable y tendrás el 70% del camino ganado

Una alimentación para lograr un cuerpo *fit*, es completamente diferente a una alimentación para bajar de peso o mantener un cuerpo delgado. Va mucho más allá de esto y requiere de más sacrificio y esfuerzo. Debes estar decidida y comprometida a lograrlo. Ya has visto en mí que es posible hacerlo, sin castigo y sin sufrimiento, pero sí con determinación y constancia. Lo primero que debes hacer es definir tu objetivo: ¿quieres sólo estar delgada y sana o quieres lograr un cuerpo fuerte, definido y saludable? Si te inclinas por la segunda opción, entonces quédate conmigo.

Esto no falla: si tu alimentación es un desastre, por más ejercicio que hagas, no verás resultados y te hablo con propiedad, porque lo he vivido. Antes pensaba que tenía el derecho de comer cualquier cosa, sólo porque me ejercitaba. El resultado fue un cuerpo flácido, no armónico y con grasa. Cuando decidí cambiar mi alimentación empecé a notar que haciendo el mismo ejercicio, e incluso menos, era más efectivo. Al darle a tu cuerpo la cantidad correcta de alimentos y en la calidad que se merece, verás resultados impresionantes.

Para mí, comer saludable es poder comer variado, suficiente, balanceado, adecuado y, por supuesto, rico y agradable. Seleccionar opciones de alimentos saludables puede resultar difícil a veces, pero hay cambios fáciles que puedes realizar para lograr mejores resultados.

▶ Aumenta los vegetales y frutas

Cuando comes no sólo tiene que ser consciente de las calorías que ingieres, sino que también debes procurar obtener más nutrientes. Los vegetales son la fuente más alta de vitaminas y minerales que regulan muchas de las funciones vitales de tu cuerpo. Además te ayudan a la prevención de enfermedades importantes, como las enfermedades de corazón y algunos cánceres. Nada hacemos con lograr una carrocería perfecta (cuerpo), si nuestro motor interno está destruido en pedazos.

Una de las principales debilidades de muchos es el escaso consumo de vegetales y frutas. Si faltan en tu plato, no habrá saciedad. Entonces empezarás a sustituir ese espacio vacío con otros alimentos como grasas o azúcares, que son altos en calorías. Comiendo vegetales se ocupa más espacio en el estómago, te sacias rápidamente y consumes menos calorías.

Las frutas al igual que los vegetales son muy saludables, pero la cantidad y tipo de fruta cuenta si quieres lograr un cuerpo *fit*. Es mejor consumirlas por la mañana y alrededor de los entrenamientos. En el plan de alimentación descubrirás cuáles son mis preferidas y cuándo comerlas.

▶ ¡Afuera el azúcar!

Olvídate del azúcar blanco y las golosinas. Contrariamente a la creencia de todos, la grasa no es lo primero que te hará engordar. Probablemente primero engordes de tanta azúcar que comes, porque está en todos lados. No se trata solo del azúcar blanca que ves en la mesa, ella se esconde en los productos con diferentes nombres como el jarabe de maíz, dextrosa, fructosa, concentrado de jugo, maltodextrina, azúcar crudo y azúcar moreno. Pueden estar incluso en los alimentos etiquetados como "saludables", incluyendo jugo de frutas, barras de proteínas o granolas, aderezos, etc.

Eliminar y reemplazar todos estos tipos de azúcar con endulzantes naturales sin calorías como estevia es la mejor decisión y tu cuerpo te lo agradecerá.

Y antes de que corras a buscarlo en Internet, te digo: No, tu cuerpo no necesita ese tipo de azúcar. Es tu cerebro quien te traiciona, porque tú se lo has enseñado. Puede parecerte un poco radical, pero si tu cuerpo no necesita esto, ¿por qué dárselo? Tu cuerpo necesita combustible del bueno. Del que sí repone y aporta energía: vegetales, frutas, legumbres, tubérculos y otros carbohidratos que encontrarás en este libro.

▶ Cuidado con los productos de trigo integral

Esto quizás te sorprenda. Sé que estos productos de granos integrales pueden parecer inofensivos, además de que te han dicho que son una mejor opción a las harinas refinadas: "Mejor pan integral que pan blanco", "Mejor pasta integral que pasta normal", "Mejor galletas integrales que galletas de soda", por ejemplo, pero el pan de trigo entero, la pasta integral, las galletas integrales, aun siendo "integrales" no son tus amigas y están muy lejos de ayudarte a lograr un cuerpo *fit*.

En este libro se incluyen muy poco. Además de contener grasas adicionales, en su mayoría saturadas, tres de los principales compuestos de los productos de granos integrales son el gluten, el almidón y el ácido fítico; y todos pueden causar problemas. El gluten causa inflamación, el almidón se convierte en azúcar rápidamente, y el ácido fítico se une a los minerales y evita que los obtengas, por lo que realmente no estás recibiendo muchos nutrientes.

Lo mejor es reemplazar estos productos con tubérculos, legumbres, frutas, o cereales libres de gluten como el arroz integral, la quínoa, la avena (*gluten free*), o el maíz natural. Cuando necesites usar harina en una preparación, cambia a la harina de avena, que no es más que avena molida.

▶ **Buenas grasas con moderación, ¡grasas malas para nada!**

Muchos creen que el aceite de oliva, aguacate, frutos secos y otras grasas "saludables" son inofensivas. Piensan en sus beneficios y olvidan las calorías. Incluso muchos mezclan muchas grasas en una sola comida, por ejemplo, en una ensalada agregan aguacate, aceite de oliva, frutos secos, aceitunas y ¡hasta mayonesa!, convirtiendo un plato saludable en una bomba atómica. Todas las grasas aportan 9 calorías por gramo, sean beneficiosas o perjudiciales para el corazón.

Mi lema: Las grasas buenas, con moderación. Las grasas malas y frituras quedan fuera del juego, y con esto me refiero a lo frito, cremoso, rebosado, las salsas, y aderezos. Decidí no utilizar aceites vegetales como canola o maíz porque enlentecen la pérdida de grasa y causan inflamación. Selecciono grasas buenas con moderación como los frutos secos, el aceite de oliva, aceite de coco, o aguacate. También obtengo grasas saludables al comer salmón u otros "pescados azules" ricos en omega 3.

▶ **Proteínas de calidad**

Si quieres convertir tu cuerpo en una máquina de quemar calorías, vas a necesitar mucha proteína de calidad. Como te expliqué anteriormente, las proteínas son los bloques de construcción de los músculos, que permiten tener un metabolismo activo. Además, ¡las proteínas son el macronutriente que menos se almacena como grasa!

Nuestro cuerpo no necesita proteínas propiamente, sino aminoácidos. Por lo tanto, se deben consumir alimentos proteicos que contengan gran variedad de aminoácidos como carnes, pescados y huevos. Yo selecciono huevos, carne magra de res (lomito), búfalo o bisonte, lomo de cerdo, pavo, pollo, pescados y mariscos. Las legumbres y frutos secos y algunas semillas como cáñamo, chía, también aportan proteínas, pero no son de alta calidad.

▶ **Los lácteos en pausa**

Los lácteos también son fuente de proteínas, pero están cargados de grasa y azúcar. Mi recomendación es que evites al máximo los quesos grasos, leche de vaca y sus derivados. Una mejor opción para tu salud y para tu cuerpo son los quesos y leches vegetales, principalmente porque aportan muchas menos calorías y no contienen grasas saturadas. El queso y la leche de almendra son mis favoritos.

Creo que cada uno debe evaluar el efecto que los lácteos ocasionan en su cuerpo. Yo por ejemplo, tolero bien la lactosa, y he decidido incluir como lácteo el yogur griego descremado sin azúcar. Me aporta buenas proteínas, energía, además de otros elementos que ayudan a la salud de mi sistema digestivo, pero lo mejor de todo, es que me calma la ansiedad por algo dulce.

▶ **La sal: ¡solo lo necesario!**

¿Quieres unos abdominales definidos? Dile adiós a la sal. No en su totalidad, pero sí al mínimo. Así de simple. Evita todos los alimentos altos en sodio, entre esos los enlatados, embutidos y procesados. Verás rápidamente cómo empiezan a mostrarse tus abdominales. La sal además de ocasionar problemas de salud, ocasiona retención de líquido que hace que te veas pesada, hinchada y con poca definición.

Existen muchos productos en el mercado en versiones sin sodio o bajas en sodio, es lo mejor para tu cuerpo. ¡Saca el salero de tu vista! No sentirás la tentación de usarlo, y créeme, una vez que empieces a lucir un abdomen plano, no dudarás ni un segundo en reemplazar la sal por hierbas y/o especias.

Pero no la elimines por completo. El sodio es un electrolito necesario para nuestro cuerpo, pero balancear su consumo es clave ya que consumirlo en exceso puede aumentar el riesgo de hipertensión e infartos. En líneas generales se recomienda el consumo de menos de una cucharadita de sal (5 g) al día lo que equivale a 2.300 miligramos (mg) de sodio. Pero si padeces de hipertensión, diabetes o tienes más de 50 años, la recomendación es no exceder los 1.500 mg diarios (2,5 g o media cucharadita). Sin embargo, si sudas con frecuencia por ejercicios, tu consumo de sodio puede ser superior a los 2.300 mg. Se estima que en una hora de ejercicio puedes perder entre 1 a 3 litros de sudor.

2. Entrena a diario y lograrás el 20% del éxito

No te voy a engañar. No basta con cuidar lo que comes, y un cuerpo *fit* no se construye de la noche a la mañana. Un cuerpo *fit* se trabaja, se suda, se construye con buena alimentación y se perfecciona con el ejercicio. No hay uno sin el otro.

Si has caído en la trampa de la dieta quema grasa, de las promesas de los alimentos que definen tu abdomen, de los batidos que hacen crecer tus músculos, no te sientas mal; todos cometimos en algún momento esos errores. De los errores aprendemos, rectificamos y perfeccionamos.

La verdad es que hemos vivido engañadas por la publicidad de los productos milagrosos, pero seré 100% honesta contigo de nuevo: nada de eso funciona si no estás dispuesta a ejercitarte, esforzarte y salir de tu zona de confort. No pierdas tu tiempo.

Tampoco te diré cuál es el mejor ejercicio para ti. No existe uno mágico para quemar grasa y definirte. Puedo contarte lo que me ha funcionado, pero no valdrá la pena si no tienes tu propio compromiso. Nuestro cuerpo está hecho para quemar grasas, sólo debemos activarlo diariamente. Para mantenerte activa te invito a descargar mis planes de entrenamientos en https://www.fitplanapp.com/athletes/michelle-lewin, o comenzar a entrenar con mi plataforma www.lewinfitnessplatform.com, donde encontrarás muchas opciones que podrán adaptarse a tus necesidades.

Una vez escuché a alguien decir que "el trabajo duro vence al talento cuando el talento no se está esforzando suficientemente". Todos nacimos con diferentes talentos, si el tuyo es ejercitarte, bien por ti. Tal vez el camino sea más ligero. Otros, no nacen con ese talento, pero con mucha determinación trabajan duro para lograr la habilidad del ejercicio. Hoy quiero que te comprometas contigo misma a explotar cada uno de tus talentos, y que empieces a desarrollar tu habilidad de ejercitarte. Compartiré contigo todo lo que en mí ha funcionado.

▶ **Define tu "por qué" y "para qué"**
Muchos creen que el ejercicio es sólo para mantener el cuerpo en forma y lucir bien. Este es uno de los mayores errores. Cuando desconoces el por qué y para qué lo haces, pierdes de vista sus beneficios. ¡El ejercicio es el mejor seguro médico! El ejercicio además de lograr un equilibrio en nuestra estructura corporal, manteniendo los porcentajes de músculos, grasa, huesos y órganos en perfecta armonía; nos protege contra las enfermedades del corazón, diabetes e incluso de padecer de cáncer. Es una garantía de salud.

Entender que debes comer y ejercitarte para vivir, es una norma que debes aprender y repetir en tu cabeza a diario. Debe ser un hábito, como levantarte cada mañana y cepillarte los dientes. Levántate a diario y cuida tu cuerpo, tu máquina, tu único transporte, tu única y verdadera casa.

▶ **Dile no al cardio tradicional y aburrido**

Olvídate del aburrido y tradicional ejercicio cardiovascular. Si sólo caminas cada día 45 minutos a un mismo ritmo y velocidad, no lograrás un cuerpo *fit*. ¿Quieres quemar grasa? El mejor ejercicio para esto es aquel que te saca de tu zona de confort, que te lleva a esforzarte al máximo, que te obliga a dar lo mejor de ti. ¡Allí comienza la diversión! Es una carrera contigo misma, donde abandonar no es una opción.

La mayor quema de grasa se produce cuando realmente nos esforzamos. Si no te ejercitas regularmente, puede que los primeros días que inicias tu entrenamiento, te sientas agitado y agotado. Es normal. Pero pasados algunos días, ya no sentirás el mismo esfuerzo y el ejercicio te resultará fácil, por ende estarás quemando menos calorías. **Poco esfuerzo, poco cambio.**

Por esta razón, es importante acelerar tus rutinas de ejercicio para que seas más eficaz. ¿Cómo hacerlo? El entrenamiento de intervalos de alta intensidad (HIIT) es la mejor alternativa. Te ayudará a desarrollar mayor fuerza, mejor velocidad y mejor quema de grasa. Uno de los grandes secretos es variar el ejercicio todo lo que puedas. Sorprende a tu cuerpo cada día.

El entrenamiento en intervalos de alta intensidad o HIIT consiste en mezclar periodos cortos de tiempo de un entrenamiento cardiovascular muy intenso, al 80-90% de nuestra frecuencia cardíaca máxima, con otros periodos también cortos de una intensidad moderada o baja (50-60%).

Por ejemplo: Si utilizas la bicicleta, puedes hacer 4 minutos en intensidad moderada combinados con 1 minuto de intensidad alta, luego 3 minutos de intensidad baja para reponer energías y entonces 2 minutos de alta intensidad, para volver a descansar 4 minutos con una intensidad baja y repetir 1 minuto de intensidad alta.

▶ **Variedad es la clave**

No existe un ejercicio que ofrezca todos los beneficios que necesitamos juntos. Tampoco existe el ejercicio perfecto, por lo que la variedad es lo más adecuado si quieres ver resultados. Integrar cada uno de nuestros sistemas en tu entrenamiento permitirá que desarrolles diferentes habilidades. Recuerda, la habilidad es la clave del éxito. No sólo el talento.

Ahora, te explico en tres sencillos pasos cómo integrar tus ejercicios para lograr mejores resultados:

- **Ejercicios cardiovasculares tipo HIIT**

  Para estar sano, tu cuerpo necesita un mínimo de ejercicio cardiovascular de 30 minutos al día, 5 veces a la semana o de al menos 15-20 minutos de HITT. Pero para lograr una pérdida de peso y disminución de grasa necesitas de 60 minutos diarios de ejercicio cardiovascular moderado 5 ó 6 días a la semana o 30 minutos diarios de HIIT al menos 5 días a la semana.

  Nota: Si nunca has realizado actividad física inicia, empieza realizando un entrenamiento moderado. Al cabo de un par de semanas puedes incrementar la intensidad y utilizar el método de entrenamiento HITT.

  Tipos de ejercicio:
  Si gozas de buena salud puedes practicar: Caminar, bicicleta, spinning, nadar, elíptica, subir escaleras, escalar colinas, remar, esquiar, escalar, patinar, entre otros.

  Cuidado: Existen ejercicios que debes realizar un día por medio si tienes exceso de peso, o estás fuera de condición física, sufres de lesiones u otro tipo de problemas médicos: Correr, trotar, jugar tenis, paddle y squash.

- **Ejercicios de fortalecimiento**

  Tu cuerpo necesita para estar sano un mínimo de ejercicio de fortalecimiento de 2 a 3 veces por semana. Para lograr definición muscular y un cuerpo *fit* debes realizar estos ejercicios al menos 5 días a la semana. Yo los realizo 6 veces por semana.

  Nota: Realiza de 8-12 repeticiones de cada ejercicio utilizando 2 a 4 series. Si no te sientes en la capacidad de completar el número de repeticiones y series sugeridas, inicia con menos series y auméntalas gradualmente. Es importante que en los dos últimos movimientos ocurra el fallo muscular.

  Tipos de ejercicio:
  Incluye ejercicios con pesas o bandas de resistencia, máquinas de gimnasio, bandas de TRX, máquinas de Pilates, fitball, entre otros.

■ **Ejercicios de estiramiento y flexibilidad**

Realiza los ejercicios de estiramiento y flexibilidad luego de tu sesión de ejercicios cardiovasculares, el estiramiento es más eficaz cuando el músculo está caliente.

Mantén cada estiramiento durante 10-30 segundos, hasta el punto de opresión o malestar leve. Puedes probar clases de yoga o tai chi si quieres mejorar tus habilidades.

▶ **Ejercítate menos**

Hay personas que comen muy mal y pretenden pasar 4 horas en el gimnasio tratando de reparar el daño causado. Menos a veces es más, especialmente en el ejercicio. Si tu alimentación es buena, tienes el 70% del camino ganado. Solo necesitas ejercicio en cantidad adecuada y de buena calidad.

Para salir de tu zona de confort debes perder el miedo, debes estar dispuesta e experimentar nuevas sensaciones y emociones. En lugar de subirte 60 minutos a la caminadora a un paso moderado, atrévete a jugar con la velocidad e inclinación, y optimiza tu entrenamiento en 30 minutos mucho más intensos.

Si dispones de tiempo, pues dividir tu sesión de entrenamiento. Yo he logrado excelentes resultados al realizar mi ejercicio cardiovascular a primera hora de la mañana y la rutina de entrenamiento con pesas en la noche. Esto le ha dado un ¡boom! a mi metabolismo. Mi cuerpo se activa en dos tiempos diferentes, obligando a mi máquina quema grasa a mantenerse encendida.

▶ **Cambia constantemente**

Luego de un tiempo haciendo el mismo ejercicio, tu cuerpo se adapta y se estanca. Por este motivo puede que hayas visto a muchas chicas en el gimnasio que a pesar del tiempo que tienen allí, pareciera que sus cuerpos siguen iguales. Muchos expertos aseguran que el cuerpo tiene la habilidad de adaptarse rápidamente a lo que hacemos, y te aseguro, es así. Incluso cuanto más rápido te adaptes, más alto será el nivel de intensidad que debes emplear para quemar grasa.

Si eso sucede, si no te sientes agotada, si no sales derrotada del gimnasio; es el momento de hacer cambios. Lo más importante es, ¡piérdele el miedo al peso! Muchas chicas se cohíben de levantar peso por miedo a lucir como chicos. Esto es literalmente imposible si haces una alimentación adecuada. Para lucir "grande" o "corpulenta" debes abarrotar tu alimentación con carbohidratos y calorías. Para lucir definida y tonificada, debes mantener una alimentación limpia y controlada.

MIS MEJORES TIPS PARA UNA BUENA RUTINA DE ENTRENAMIENTO

1. Inicia tu sesión de ejercicios con un calentamiento (5-10 minutos más suaves), seguidos de tus ejercicios cardiovasculares. Posteriormente realiza el entrenamiento con pesas y finaliza con los ejercicios de estiramiento (5-10 minutos).

2. Empieza con peso moderado y auméntalo gradualmente. Lo más importante al principio es aprender la técnica apropiada para realizar cada ejercicio.

3. Realiza de 8 a 12 repeticiones de cada ejercicio, de forma que los músculos se sientan cansados. No debes sentir dolor fuerte o molestia, sino cansancio muscular.

4. Trabaja grupos musculares grandes (piernas, pecho y espalda). Esto aumenta masa muscular y, por ende, tu metabolismo.

5. Evita sostener la respiración mientras realizas un movimiento. Debes exhalar durante el período de esfuerzo e inhalar al volver a la posición inicial.

6. No abuses: cuando te sientas agotada es hora de detener la sesión de ejercicio. Al no coordinar adecuadamente corres el riesgo de lesionarte.

7. No levantes más peso del que puedes. Por querer conseguir resultados rápidos podrás lesionarte gravemente. Poco a poco se llega lejos.

8. No trabajes el mismo músculo al siguiente día. Debes dejar mínimo 24 horas de descanso para el músculo que ya entrenaste.

9. Bebe suficiente agua antes, durante y después de la sesión de ejercicio. Este es el refrigerante de tu motor, evita que se recaliente y falle.

10. Si tienes alguna enfermedad, condición o una lesión previa, busca ayuda de un instructor especializado. Algunos movimientos pueden ocasionar una lesión mayor.

3. Suppleméntate correctamente y completarás el 10% restante

Te sorprenderías si te digo que lo que me preguntan con más frecuencia es: "¿qué suplementos tomas?" y "¿cómo los tomas?", en lugar de "¿cuál es tu tipo de alimentación?". Pues es así. Los humanos siempre queremos agarrar el camino más fácil. La pastilla, el quemador, la inyección; en lugar de escoger la disciplina, el esfuerzo y el sacrificio de la buena alimentación y el ejercicio.

Pues te diré algo: ni los suplementos reemplazan tu alimentación y tu ejercicio, ni los dos últimos logran todo lo que necesitas. Es un balance. Es una armonía. Es todo pero en su justa medida.

Sí, creo que los suplementos pueden ser muy buenos y útiles, pero sobre todo deben ser seguros. También creo que lo más importante es entender que los suplementos no hacen el trabajo por ti. Los suplementos deportivos, fueron creados para eso, para el deporte, para el ejercicio. Su etiqueta no dice "quédate acostada en casa y espera el resultado". No llegará, no importa cuán bueno o costoso sea el producto. Si aún no te sientes preparada para el cambio, mi mejor consejo es: no gastes tu dinero. Los suplementos mágicos no existen.

Aunque existen muchos productos para mejorar el rendimiento durante el ejercicio, mejorar la recuperación, reducir la grasa corporal, aumentar la masa muscular y el metabolismo, o que prometen ayudarte a lograr la meta más fácil, algunos de estos productos pueden no ser adecuados para todo tipo de personas. Las necesidades de cada vitamina o suplemento varían y dependen de tu edad, peso, estado físico, actividad diaria, enfermedades, entre otras. Incluso algunos factores externos pueden afectar su asimilación, por ejemplo el tabaco, alcohol, cafeína, dietas extremas, y el abuso del consumo de alimentos procesados o malsanos.

Quiero decirte con esto que no sólo basta con escoger un buen suplemento en la cantidad correcta, sino que debes preparar tu cuerpo para que pueda utilizarlo adecuadamente.

Muchas personas deciden no utilizar suplementos, porque consideran que obtienen todo a través de una alimentación balanceada. Pues, a todos ellos les digo, que una alimentación balanceada y abundante en productos frescos y naturales, principalmente frutas y verduras, nos permite obtener nutrientes necesarios; sin embargo no existe un alimento que contenga todas las vitaminas y minerales juntos. Tampoco existe un ser humano igual a otro. Nuestras necesidades varían y debemos reponer en nuestro cuerpo lo que perdemos por diferentes motivos: entrenamiento, estrés, deportes intensos, etc.

Ahora bien, es muy importante que tengas claro que si tu alimentación no es balanceada, si tu comida no es fresca, si tienes un alto consumo de productos procesados, no estás consumiendo alimentos. Estás llenándote de productos, solo eso. Alimentos son aquellos que realmente nutren tu cuerpo y en la medida en que estés eligiéndolos correctamente, tendrás que recurrir a menos suplementos. Pero esos alimentos suelen perder todas sus propiedades en medio del procesamiento, quedando solo productos cargados de pesticidas y conservantes que te ofrecen pocos nutrientes. ¿Ahora entiendes por qué tu alimentación es el 70% del esfuerzo? Necesitarías toneladas de suplementos que hagan el trabajo por ti.

En este libro, dedicaré todo un capítulo más adelante para contarte todo lo que uso y cómo lo uso. Pero quiero que no olvides lo más importante:

> **Nunca conseguirás los beneficios que los suplementos ofrecen, si dejas a un lado tu esfuerzo y compromiso de una alimentación saludable y del ejercicio regular. Ningún producto tiene propiedades milagrosas, y no verás resultados, si no lo acompañas de un cambio en tu estilo de vida.**

En este capítulo te he contado las tres cosas que necesitas para empezar a remodelar tus hábitos y tu vida. Pero también quiero compartir contigo otras cuatro acciones que debes implementar si quieres ver buenos cambios. Si estás fuera de control, todo será más lento, la montaña se volverá cada vez más empinada y terminarás agotada y derrotada.

1. Duerme bien para vivir mejor

Está demostrado que pocas horas de descanso pueden tener terribles efectos sobre tu capacidad de atención, problemas para procesar tus ideas, alteración de tu ánimo, hasta puede llevarte al aumento de peso. Estarás abonando el camino para terminar enferma.

¿Recuerdas el capítulo 3? (Si no lo recuerdas, haz una pausa y regresa a él). Te conté sobre lo importante que es revisar tus hormonas antes de comenzar en este camino. Muchas de las hormonas que te he comentado hacen su trabajo dependiendo del tiempo que pasamos despiertos o dormidos.

La hormona del crecimiento por ejemplo, se altera por el sueño. Puedes trabajar por horas en el gimnasio tratando de construir músculo pero si no duermes suficiente, tu cuerpo no va a construir ese músculo. Tus músculos no crecen cuando estás haciendo ejercicio; en realidad crecen mientras duermes y descansas, gracias a esta hormona.

Además la falta de sueño sube el nivel de cortisol, la hormona que se encarga de activar la acumulación de grasa y de liberar gran cantidad de azúcar en tu cuerpo. Todo esto desencadena antojos de carbohidratos y azúcar. ¿Ves lo que sucede tras un trasnocho? Estoy segura de que has tenido esa sensación de quererte comer todo lo que encuentras en la nevera luego de una fiesta.

Por si fuera poco, otras dos hormonas muy importantes que controlan el apetito están relacionadas con el sueño: la leptina y la grelina. La leptina suprime el apetito y la grelina lo aumenta. Cuando no duermes suficiente los niveles de leptina caen y los niveles de grelina aumentan. ¿Consecuencia? ¡Siempre estás hambrienta!

Además de todo este desorden de hormonas que provocas en tu cuerpo, descansar y dormir suficiente es indispensable para que puedas lograr un buen entrenamiento y una buena recuperación. No debes saturar tu cuerpo. Debes dejarlo descansar y reponer energía. Cada semana, lo ideal es tomar uno o dos días (yo descanso uno) libres por completo del ejercicio.

Cuando tienes una meta clara y sabes hacia dónde vas debes estar dispuesto a sacrificar algunas cosas, entre ellas tus noches de fiesta y trasnocho. Pero créeme, valdrá la pena cada sacrificio. Valdrá la pena cuando llegues al gimnasio descansada a dar lo mejor de ti, no con un cuerpo hinchado y una ansiedad saboteadora. También es importante que seas organizada, que planifiques tus actividades y tu tiempo de descanso. Lleva un registro de tus tareas y pendientes de manera que tu descanso sea tan importante como la reunión de la mañana siguiente.

> Que tu familia y tu pareja te apoyen, harán el camino más fácil. Rodearte de más apoyo y menos tentaciones te acercarán más rápido a la meta. Para mí hubiese sido imposible sin la ayuda de Jimmy.

2. Controla la ansiedad para controlar tu vida

Para vencer al enemigo, debes conocerlo. Lo primero es saber por qué o qué te está generando ansiedad. Puede deberse a muchas causas, por ejemplo, los desórdenes hormonales, dietas locas, falta de hidratación, estrés, angustia y exceso de trabajo, o incluso motivos naturales como la llegada de la menstruación. ¡Todas las mujeres lo vivimos!

Estoy segura de que has experimentado esta sensación, probablemente entre las comidas, y llega como un impulso por comer cualquier alimento dulce o con muchas calorías. Como si algo dentro de ti te dijera; ¡come! ¡come! ¡come!

Gracias a una sustancia en tu cuerpo que se llama serotonina puedes sentir menos necesidad por comer, y te sientes satisfecha y feliz. Pero si tienes bajos niveles de serotonina te sientes decaída y deprimida, con mayor necesidad por comer, sobre todo, dulces. Los alimentos dulces o altos en grasas pueden generar placer.

¿Cómo puedes mejorar tu serotonina para bajar la ansiedad?

▶ Más proteína: la proteína te ayudará a equilibrar el azúcar en la sangre y te ayuda a reducir los antojos de azúcar.

▶ Más fibra: te ayuda a sentirte más llena. Los vegetales, nueces y semillas, como las semillas de chía y las semillas de lino son altas en fibra.

▶ Menos azúcar: consumir golosinas, azúcar y postre solo hará que sientas más y más necesidad por ellos. Reemplaza el azúcar con estevia y aleja todas las tentaciones.

▶ Más triptófano: es un aminoácido que ayuda a producir la serotonina y está en abundancia en alimentos como pavo, pollo, pescado, huevos, semillas de ajonjolí y calabaza.

▶ Más ejercicio: durante el ejercicio liberas sustancias llamadas endorfinas que te hacen sentir menos ansiosa y más feliz. Practicar técnicas de relajación como yoga, meditación o tai chi también son de gran utilidad para controlar la ansiedad, sobre todo si tu vida es agitada.

▶ Más meriendas: ¿recuerdas cuando te hablé sobre comer cada tres horas? Es básicamente para controlar la ansiedad.

Créeme, te sentirás mucho más llena y será más fácil controlar las porciones.

▶ Menos estrés y más descanso: el estrés y la falta de sueño desordenan las hormonas que alteran tu apetito.

3. Cuidado con el alcohol

De más está decirte los graves daños que el alcohol le hace a tu salud ¡todos los sabemos!

El alcohol es uno de los peores saboteadores, debilita muchísimo los músculos, hace que disminuyas tu masa muscular y fuerza, además de sufrir de dolor muscular, calambres, y cansancio.

La mayoría de las bebidas alcohólicas sólo son calorías vacías, no tienen nutrientes, solo aportan azúcar que tu cuerpo no utiliza y que transforma en grasa para guardarla. Además el alcohol provoca mucha inflamación y deshidratación, te sientes débil, cansada y lenta. Luego de eso, vendrá una gran comida. Sí, tras saturar tu cuerpo e intoxicarlo con alcohol, sentirás una gran necesidad de consumir azúcar y calorías, por esto el control en la comida será cada vez más difícil.

Una copa de vino o un trago ocasional con los amigos para celebrar no hará que pierdas tu esfuerzo, pero el exceso es suficiente para alejarte completamente de la meta.

Y por último....

4. No rotundo al cigarrillo y a las drogas

Si sigues fumando, no importa cuánto tiempo y esfuerzo inviertas en mejorar tu cuerpo por fuera, por dentro, estará destruido en poco tiempo. Fumar hace que se dañen y se envejezcan tus órganos, que son las partes indispensables de tu motor, de todo tu cuerpo. Ocasiona cáncer y muerte antes de tiempo, y solo esa razón es suficiente para parar. Pero además, fumar se relaciona con ser inactivo y con mala alimentación. Pocas veces vemos personas que cuidan su alimentación y su entrenamiento con un cigarrillo en la mano. Habría que ser muy tonto para quemar todo tu esfuerzo en los pocos minutos que dura ese cigarrillo.

No está de más recordarte que al igual que el alcohol y el cigarrillo sabotean todo tu esfuerzo, el uso de drogas es aún peor. Además de los graves daños que ocasionan a la salud, no aportan ningún beneficio. Destruyen y consumen lentamente tu cuerpo. ¡Aléjalas por completo!

Tu cuerpo es tu casa, tu templo, tu máquina de trabajar, el objeto que recibe placeres y cuidados y el único espacio que es realmente tuyo. No lo ensucies y trátalo como un palacio, no como un basurero.

¿Lista y preparada? ¿Suficientemente motivada?

Nos vamos al capítulo más importante de este libro: el plan de alimentación de *La dieta del cuerpazo.*

¡Que empiece la fiesta!

7.

PLAN DE ALIMENTACIÓN DE *LA DIETA DEL CUERPAZO*

Quiero que te hagas unas preguntas antes de seguir adelante en este nuevo capítulo: ¿Cuánto quieres lograr el cuerpo de tus sueños? ¿Cuánto estás dispuesta a sacrificar para tenerlo? Piensa que cada instante que tú vacilas, hay alguien más haciendo el trabajo. Los minutos que tú pierdes lamentándote por no tener el cuerpo que quieres, hay alguien más que los está invirtiendo en comer bien y entrenar duro para lograrlo.

Si no estás dispuesta a sacrificarlo todo, entonces creo que debes pensar si realmente esto es lo que quieres. Debes parar de engañarte y aceptar que entonces esta no es tu meta. Este es el sueño de la guerrera que de verdad está dispuesta a transformarlo todo. Este es el sueño de la que no tiene miedo a cambiar, de la que tiene ansias de probar lo nuevo, de retarse cada día.

Si esa eres tú, bienvenida a mi mundo.

Ahora es el momento de actuar. Llegaste al capítulo más importante de este libro. Aquí encontrarás el secreto para iniciar la transformación que buscas. Hasta ahora te he contado todo lo que me ha funcionado, los cambios que he vivido y todo lo que he experimentado en este largo camino. He tenido días buenos y otros días en los cuales he querido salir corriendo. Pero, cuando vi los resultados de mi esfuerzo y mi propia evolución, supe que había tomado la decisión correcta. La mejor decisión de mi vida. Y es que nada, te digo nada, será más satisfactorio que estar feliz contigo, con la piel que habitas, con tu casa, que es tu cuerpo.

¡PREPÁRATE!

Aquí empieza tu evolución. Aquí dejas de ser una "vaca que mastica frustraciones" y te transformas en la "leona que sale a cazar". Para eso debes dejar atrás tu zona de confort y entrar en cada rincón de tu casa, de tu vida y hasta tu consciencia. Esto será muy práctico, necesito que me sigas y que lo vivas conmigo. Yo estoy contigo. Abre tu mente, encontrarás cosas que ni tú sabías que guardabas y no hablo solo de la despensa. ¡Ya verás!

Empezaremos por los tres lugares más importantes donde vivirás el camino a la trasformación. No quiero que leas, quiero que actúes, que pongas en práctica paso por paso lo que te diré. Al final de este capítulo, te aseguro, tu vida habrá dado un giro de 180 grados.

LA COCINA

1. Prepara y condimenta tus alimentos con: sal rosa del Himalaya, pimienta, ajo, cebolla, perejil, orégano, cilantro, tomillo, romero, jengibre, albahaca, curry, comino, mostaza normal, aceite de oliva, vinagre balsámico y limón.
2. Evita las salsas y aderezos procesados. Todo lo que viene embotellado, enlatado y empacado necesita de muchos agregados para conservarse, como sales y otros químicos que provocan retención de líquido e inflamación. ¡Mientras más natural, mejor!
3. *Bye bye* frituras. Prepara los alimentos a la plancha en sartén de teflón, wok o asados al horno, para minimizar la cantidad de aceite que necesitan.
4. Come muchos vegetales crudos. Te ayudarán a sentirte llena y a controlar la ansiedad. Evita la cocción excesiva, mientras más fresco, más nutrientes.
5. Come varias veces al día. Si dejas de desayunar, o no haces meriendas, o tienes un almuerzo rápido y escaso, te sentirás

hambrienta al final del día. Será difícil controlar el apetito y acabarás con la nevera completa.

6. Desayuna suficientes proteínas y carbohidratos. Te mantendrás satisfecha y activa y no sentirás tanta hambre durante el día.

7. Disminuye la sal y elimina los endulzantes artificiales. La sal provoca retención de líquidos y hacen que tu cuerpo absorba más glucosa (azúcar) en el intestino. No utilices más de ½ cucharadita pequeña al día de sal y utiliza estevia para endulzar en vez de endulzantes artificiales (no más de dos bolsitas al día).

8. Toma de 2 a 3 litros de agua al día. No esperes a sentir sed, ya que la sed es una señal de que tu cuerpo ya está deshidratado.

9. Saca todas las tentaciones de la casa. Tampoco recurras a la excusa "lo guardo para los invitados", "lo tengo para mis hijos". Cuando quieras que tus niños lo coman, entonces llévalos a un lugar a disfrutarlo. ¡No en casa!

10. Ten una lista de mercado. Compra sólo lo que necesites reponer. Yo te compartiré la mía al final del libro. No vayas de compra con hambre y nunca pienses en comprar algo "para después".

EL GIMNASIO

1. No entrenes con hambre. Si no tienes energía para realizar una actividad, es que no has comido lo suficiente durante el día o te saltaste tu merienda pre *workout*. Asegúrate de realizar tres comidas principales (desayuno, almuerzo y cena) e incluir una merienda 30 minutos antes de hacer ejercicios, esto puede ser una porción de fruta o un smoothie con fruta.

2. Cuidado con las bebidas energéticas. Contienen gran cantidad de cafeína y azúcar, te sentirás con energía pero terminarás haciendo que sea cada vez más difícil ver los resultados en tu cuerpo. Mejor selecciona opciones energéticas sin calorías como el té verde.

3. Evita los falsos energizantes. Comer dulces u otros alimentos azucarados antes de entrenar puede dar una ráfaga de energía

y luego rápidamente te agotas antes de que haya terminado el ejercicio, por hipoglicemia reactiva.

4. Ejercítate 5 a 6 veces a la semana. Una buena rutina debe incluir entrenamiento con pesas (45 minutos) y ejercicios cardiovasculares (45 minutos) para gastar más calorías y bajar de grasa en forma efectiva. Descansa uno o dos días y vuelve a retomar tu entrenamiento.

5. Sigue tu rutina de entrenamiento. No puedes quedarte en la planificación. Si decides hacer cinco días de ejercicio, cúmplelos. Anotarlo en un papel y no cumplirlo no quemará calorías por ti. Llueve, truene o relampaguee, tú debes estar allí para cumplir lo que te prometiste.

6. Usa ropa y equipo apropiado. Evita ir al gimnasio con ropa muy ajustada, que impida la transpiración natural. No utilices ropa impermeable. Utiliza accesorios en buenas condiciones (especialmente zapatos deportivos). Además, lucir bien es muy importante para hacerte sentirte bien mientras entrenas. No es solo tu cuerpo, es también tu mente lo que entrenas.

ORGANIZA TU VIDA

1. Evita saboteadores: cigarrillo, alcohol y drogas que pueden hacer que te sientas débil, cansada, alterar tu coordinación y reducir el estado de alerta, haciéndote propensa a lesiones. Si quieres ver resultados, aléjate de ellos.

2. Descansa suficiente. Necesitas más de seis horas de sueño durante la noche. Recuerda que dormir te da salud mental y fuerza física, reduce los niveles de ansiedad, estimula el crecimiento de tus músculos, mantiene tus hormonas balanceadas y hace que quemes más grasa.

3. Escoge cinco malos hábitos y cámbialos. Las nuevas conductas toman tiempo en ser adoptadas. Por cada mal hábito que dejes, como tomar gaseosa o refrescos por ejemplo, creas una nueva y buena conducta: como tomar más agua. Ensáyalo, practícalo y hazlo un hábito.

4. No aceptes, sin analizar, todos los consejos que recibas. No todo el mundo sabe de esto. El consejo de personas que han

aprendido por sí mismas, puede no ser apropiado para ti. Los consejos pueden ayudar, pero no hay nada que supere a un experto y a una opinión calificada. La publicidad en la tele o el Internet sobre un producto es tu peor consejero.

5. No te desesperes. Como te dije anteriormente, esto es un maratón no una carrera corta. Verás resultados en la medida en que cumplas con tu palabra y con lo planificado. No busques atajos. No inviertas en "suplementos" o preparados milagrosos. Todo llegará, si te esfuerzas.

6. Consulta con un profesional. Si estás preocupado porque tu peso no mejora a pesar de tener una buena alimentación y estar haciendo ejercicio, habla con tu médico o un nutricionista que pueda evaluarte y guiarte en la dirección correcta. Puede que algún problema o desorden de salud esté interfiriendo con tus resultados o simplemente las porciones que estás comiendo no son las que tu cuerpo necesita.

7. No dejes nada para mañana. Así como tomar un baño o cepillar tus dientes no puedes dejarlo para el día siguiente, tampoco puedes dejar para mañana tu alimentación y tu ejercicio. Tu salud no puede esperar.

8. No te defraudes. No te mientas. No te rindas. Da lo mejor de ti, esfuérzate al máximo, no pongas excusas, ni esperes por otros. Empieza con lo poco que tienes y te aseguro que lograrás muchos y grandes resultados. ¡Será la mayor recompensa!

¡ALÍSTATE!

Si has terminado con las tareas que asigné para ti en el paso anterior, entonces estás lista para avanzar. Quiero que pienses que estás a mitad de la carrera y la gente te está animando: ¡No te pares! ¡Sigue adelante! En esta fase nos detendremos un poco en la comida, porque quiero que sepas y tengas a la mano todo lo que necesitas para lograrlo.

Repite y apunta estas cinco normas que mantendrás durante todos estos 28 días.

PRIMERO: SELECCIONARÉ BUENOS ALIMENTOS EL 70% DEL TIEMPO

De ahora en adelante éstas serán tus líneas de acción, esto es lo que te dirás a ti misma y cumplirás con pasión y firmeza:

Aumentaré los vegetales y las frutas frescas
Sacaré de mi camino el azúcar y los alimentos que la contengan
Prohibiré el paso a los productos no integrales a mi casa
Escogeré sólo grasas buenas con moderación
Seleccionaré proteínas de calidad
Pondré los lácteos en pausa
Dejaré la sal fuera de la cocina

En el capítulo anterior, te conté cómo lo he hecho y cómo me ha funcionado. Si crees que aún no estás preparada, regresa allá, tómate tu tiempo y léelo de nuevo.

¿CUÁLES ALIMENTOS TE RECOMIENDO COMER?	¿CUÁLES ALIMENTOS TE RECOMIENDO EVITAR EL 90% DEL TIEMPO?
Palomitas de maíz caseras hechas sin aceite ni sal, galletas de arroz inflado o maíz sin gluten.	Galletas, tortas, pasteles y postres con grasas saturadas y azúcar.
Aguacate, aceite de oliva o coco, mantequilla de maní hecha en casa o frutos secos naturales y harina de almendras.	Aceite de maíz, canola, girasol, soya, vegetal mixto, crema agria, mantequilla, margarina, mayonesa, cremas ricas en grasas, mantequilla de maní procesada, nueces y maní enlatadas cubiertas de caramelo o especias.
Yogur griego sin azúcar y leche de almendras u otra leche vegetal, quesos vegetales (almendras).	Leche completa y yogur alto en grasas. Queso cheddar, muenster, blanco duro, americano, brie, crema, holandés, gruyere.
Helado de yogur griego, pudín o flan con leche de almendras u otra leche vegetal.	Helados de crema, merengadas, pudín o flan con leche entera.
Gelatina ligera y bebidas proteicas.	Chucherías y golosinas con grasas y azúcar.
Cacao oscuro en polvo y chocolate negro sin azúcar 70 % cacao.	Chocolates con leche y azúcar.

¿CUÁLES ALIMENTOS TE RECOMIENDO COMER?	¿CUÁLES ALIMENTOS TE RECOMIENDO EVITAR EL 90% DEL TIEMPO?
Cortes de carne magros (lomito, lomo de cerdo, bisonte o carne de búfalo), pescados azules, pechuga de pollo, gallina sin piel, pechuga de pavo baja en grasa.	Vísceras, costillas, carne enlatada, tocineta de cerdo, jamón endiablado, chorizo, pollo frito con piel, salchichas, boloña o salami rebanados (tipo deli), salchichón y mortadela.
Claras de huevo cocidas y bajas en grasa. Solo una yema por día.	Huevos enteros fritos en aceite o mantequilla.
Panquecas y magdalenas proteicas.	Granola dulce, panquecas de caja, magdalenas comerciales sin azúcar.
Avena o harina de avena.	Harina de trigo procesada, pan de mantequilla, croissants y cachitos.
Arroz integral, quínoa, granos enteros como caraotas, lentejas, frijoles, etc.	Arroz blanco, arroz frito, arroz cocido con margarina o mantequilla, pasta con salsa de crema y arroz o fideos empacados.
Frutas frescas enteras.	Jugos de fruta naturales o procesadas o frutas con almíbar.
Batata, yuca, plátano o chips de batata dulce al horno o yuca o plátano, vegetales frescos o asados.	Papas fritas, al gratín o con cremas, vegetales con crema, vegetales fritos o con mayonesa.
Agua, agua saborizada e infusiones naturales como té verde, flor de Jamaica, té negro, etc.	Refrescos, jugos embotellados y azucarados.
Hierbas y especias naturales.	Adobos completos altos en sal, cubitos y sazonadores altos en sal.

SEGUNDO: LAS PORCIONES SÍ IMPORTAN

Cuando no podemos medir, pesar o saber con exactitud cuánto debemos comer de algún alimento, muchas veces terminamos comiendo más de lo debido y aun cuando tu alimentación sea muy saludable, esto puede ser esa "piedrita en el zapato" que no te deja llegar a la meta. Entonces, el secreto está en que aprendas a reconocer de manera práctica y sencilla como medir la cantidad de alimentos que tú necesitas comer.

En este plan de 28 días que elaboramos para ti, encontrarás en cada preparación que se incluye, la porción recomendada según el plan calórico que debes cumplir (1.200, 1.500 y 1.800 calorías). Debes respetar esas porciones. Porque déjame decirte que aun cuando son alimentos y preparaciones muy saludables, todos (exceptuando el agua), aportan calorías y comerlos en exceso o servirte más de la porción adecuada, puede dificultar que bajes de peso y logres ver los cambios corporales que estás buscando. Déjame decirte además que aunque yo ya me encuentro en mi meta nutricional y simplemente como y entreno para mantenerme, cuido mis porciones en todas mis comidas.

Por ello te recomiendo comprar una balanza electrónica de alimentos ya que es una buena estrategia para familiarizarte con el tamaño y las porciones de tus comidas. Pesa los alimentos después de cocinarlos y colócalos en tu plato. Mira el espacio que ocupan, cómo lucen y qué tienen al lado. Cuando no sepas qué o cuanto escoger de algún plato que te han servido fuera de casa, simplemente trata de visualizar esa fotografía mental. Reproduce lo que ya has practicado y mantente en ese orden. ¡No comas todo! ¡No comas de más! Se vale dejar en el plato simplemente lo que tu cuerpo no necesita.

¡Cuidado! Los productos ligeros son los reyes del engaño.

Muchas personas confunden "ligero" o *light* con "inofensivo", desconociendo que esta etiqueta solo significa que un alimento contiene un tercio menos de calorías o 50% menos grasa que la versión tradicional de ese producto. Entonces, *light* no es sinónimo de "saludable", ni tampoco significa que sea bajo en calorías; solo indica que contiene menos calorías que otro producto similar. ¡Consúmelo con mucha precaución! Y siempre respeta la ración recomendada del mismo.

TERCERO: ¡MENOS ES MÁS!

La parte más importante de este plan es que puedas disfrutar de cada bocado. Si inicias un plan de alimentación y empiezas a restringir todo, le quitas el sabor y aroma a tus platos, probablemente terminarás aburriéndote. Cuando lo que preparamos no es agradable, es más fácil que lo abandonemos. Alimentarte bien no es sinónimo de tortura. Solo debes aprender a seleccionar las opciones más sanas y simples para tus preparaciones.

Seleccionar alimentos de calidad facilita el trabajo. Son más gustosos sobre todo si son frescos. Si tienes la oportunidad de cocinar a diario, mucho mejor. Pero si estás limitada de tiempo, una opción es realizar preparaciones fáciles (a la plancha, al horno, al wok) y guardarlas en el refrigerador o congelarlas. También podrías reservar un día a la semana para dejar todos tus platos pre-cocidos, de manera que solo los tengas que calentar y comer a diario.

No necesitas ser chef para comer bien. Con conocimientos básicos y un poco de creatividad puedes comer rico y saludable. Te invito a echarle un vistazo a mi lista de supermercado donde encontrarás una variedad de hierbas y especias muy útiles para darle sabor, color y variedad a tus platos.

> Compra verduras y frutas frescas, son naturalmente más gustosas. Disfruta de la variedad de sus sabores sin tener que agregar muchos condimentos.

CUARTO: COMIDA TRAMPA UNA VEZ A LA SEMANA

Puedes realizar una "comida trampa" o *cheat meal* una vez a la semana, seleccionando alimentos calóricos que no forman parte de este plan de alimentación. En mi propuesta de 150 comidas durante los próximos 28 días que te ayudarán a lograr el cuerpo que tanto deseas, recomiendo iniciar con una "comida libre" a partir de la semana 3, buscando incluirla una vez que ya estés familiarizada y enfocada en tu plan de alimentación, de esta manera será mucho más sencillo retomar el mismo y verás resultados más rápido.

> Si el 90% de tu alimentación es buena, ¡no importa si el otro 10% no lo es!

Esta comida puedes verla como una opción para salirte de la rutina y para saciar un antojo de una comida en particular (en mi caso aprovecho para comer pan, papas fritas y cheesecake que es mi postre favorito). Además la comida trampa es un buen acelerador de metabolismo, al darle a tu cuerpo algo que no estaba esperando, es como si le dieras gasolina a la hoguera. Tu cuerpo se sentirá recompensado, creerá que ha llegado el momento de no tener que reservar más grasa y descansará de almacenarla para esos "momentos malos" en los que el crea que pueda necesitarla.

¡Ojo! Si no te alimentas de forma sana la mayor parte de las veces y no cumples con tu ejercicio regular, la comida trampa simplemente no tiene sentido.

QUINTO: MANTENTE HIDRATADA

El agua es esencial para que vivas, es lo que permite que nuestro cuerpo haga sus funciones. Es el refrigerante de nuestro motor. Si el motor se daña, el carro se para. Es importante consumir entre 2 a 3 litros de agua al día para reponer lo que has perdido. En el capítulo 5 te hablé mucho sobre la importancia de mantenerte hidratada.

Y recuerda, nunca esperes a sentir sed, cuando eso sucede ya estás deshidratada. Toma como hábito llevar siempre contigo un termo o envase para el agua. Eso te garantiza que no habrá excusas. Llevarlo es un recordatorio. Siempre prefiere agua, no hay bebida que reemplace los beneficios de consumir agua natural. No contiene calorías, azúcares, colorantes, ni sustancias añadidas.

Mis reglas básicas para comenzar

1. Toma la decisión y comienza hoy mismo.
2. Escribe tu lista de motivos para mantenerte enfocada.
3. No te fijes objetivos imposibles, consulta con tu médico o nutricionista.
4. Visita a un médico para chequear que estés bien de salud.
5. Lleva un diario de las comidas y anota todo lo que comes.
6. Llena los formatos que anexo al final del libro: control de medidas, el *checklist* por día de alimentación y suplementos, ejercicio y calorías quemadas por día.

7. Hazte una foto en el espejo, en ropa deportiva o traje de baño. Te impresionarás al ver los cambios en la foto y eso te mantendrá más motivada.

8. Elimina de tu nevera y despensa todos los alimentos saboteadores. ¡TODOS!

9. Planifica la preparación de tus comidas. Puedes dejar dos días a la semana para preparar lo que comerás el resto de los día.

10. No te obsesiones por comer bien cada día, más bien ocúpate de que al final de la semana hayas logrado el 90% de tus objetivos.

11. Mantente activa todo lo que puedas. No pases sentada más de 3 horas seguidas, sube escaleras, camina, levántate de la silla para buscar algo, pero además destina al menos una hora de tu día para el ejercicio.

12. No te enfoques en los resultados. Trabaja un día a la vez: "sólo por hoy" comeré sanamente, en cantidades controladas y haré ejercicios.

13. No caigas en la trampa de las pastillas milagrosas, mallas supra linguales, inyecciones "quema grasa", o suplementos comerciales que prometan cambios mágicos en 30 días.

14. Ten paciencia. No aumentaste de peso de la noche a la mañana. Perder entre 1,1 y 2,2 libras por semana es perfecto y saludable.

15. Disfruta del viaje y logra un cuerpo *fit*, sin obsesionarte.

¡ACTÚA!

Llegó el momento. Confío en que has hecho y has dado lo mejor de ti para organizarte, planificarte y empezar la acción. Ya estás aquí, frente a tu meta y ahora solo queda que suene el pitazo para iniciar la carrera. Empezaremos con un plan que he diseñado para ti que varía en nutrientes y calorías. Y te enseñaré a continuación cómo seleccionar el más indicado para tu cuerpo. Este es el paso más importante.

¡Calculadora, lápiz y papel en mano! Empezamos.

Primero calcularemos cuántas calorías gasta tu cuerpo en reposo (metabolismo basal) y luego modificaremos tu resultado de acuerdo a otros factores y objetivos.

PASO 1: FACTOR SEXO

Considerando que este libro va dirigido a mujeres, solo incluiremos el cálculo para este sexo. Pero si eres hombre, el número sería entre 25 y 27.

> **Multiplica tu peso (en kg) por 23. Si tienes tu peso en libras, divídelo entre 2,2 y así tendrás los kilos.**
>
> **Ejemplo: Si pesas 176 libras, divides entre 2,2 y obtienes un resultado de 80 kg. Multiplica el total por 23.**
>
> **80 x 23 = 1,840.**

PASO 2: FACTOR EDAD

- ▶ Si tienes menos de 18 años, agrega 300 al resultado anterior.
- ▶ Si tienes entre 18 y 45 años deja el resultado como está.
- ▶ Si tienes entre 46 y 55 años, resta 100 al resultado anterior.
- ▶ Si tienes entre 56 y 65 años, resta 200 al resultado anterior.
- ▶ Si tienes entre 66 y 75 años, resta 300 al resultado anterior.

Siguiendo con el ejemplo anterior, supongamos que tienes entre 46 y 55 años, entonces debes restar 100 al resultado anterior.

1840 - 100 = 1.740

PASO 3: FACTOR ACTIVIDAD FÍSICA

- ▶ **Actividad física nula** (vida muy sedentaria, no haces nada de deporte): deja el cálculo como está.
- ▶ **Actividad física leve** (mínimo 20 minutos al día de ejercicio, ordenar la casa, trabajo con algo de esfuerzo físico, caminatas al trabajo): suma 100 al resultado anterior.
- ▶ **Actividad física moderada** (trabajo en el que hay un esfuerzo físico considerable como jardinería o albañilería, ejercitarte o caminar entre 30 y 45 minutos o 10.000 pasos al día a un ritmo moderado): sumar 200 calorías al resultado anterior.

▶ **Actividad física elevada** (ir al gimnasio todos los días mínimo 60 minutos, hacer algún tipo de deporte a diario, mantenerte activa el resto del día): suma 300 al resultado anterior.

Siguiendo con el ejemplo anterior, supongamos que realizas actividad física moderada, entonces debes sumar 200 al resultado anterior. 1.740 + 200 es igual a 1.940.

PASO 4: DEFINE TU OBJETIVO

▶ **¿Quieres mantener tu peso?** Deja el cálculo como está. Este valor representa las calorías que necesitas consumir diariamente para mantener tu peso.
▶ **¿Quieres perder peso?** Resta entre 300 y 500 (calorías) al resultado anterior. Son las calorías que necesitas disminuir para perder 1 a 2 libras a la semana.
▶ **¿Quieres ganar peso, aumentando tu masa muscular?** Suma entre 300 y 500 (calorías) al resultado anterior. Son las calorías que necesitas aumentar para ganar 1 a 2 libras a la semana.

Siguiendo con el ejemplo anterior: Supongamos que quieres perder peso, entonces debes restar 500 al resultado anterior. 1.940 – 500 = 1.440

PASO 5: CALCULA EL TOTAL

Apunta aquí el total de la suma: _____

Verás a continuación un plan de alimentación de 28 días (4 semanas), con porciones sugeridas para cada comida o preparación del mismo, basadas en la distribución calórica y de macronutrientes de un plan de 1.200, 1.500 y 1.800 calorías. Si tu resultado no es un valor que iguala alguna de estas cifras, aproxímalo al número de calorías más cercano por debajo o por encima de acuerdo a tu objetivo (bajar o subir de peso, o mantenerte) y ésta será entonces, la tabla de porciones sugeridas para ti durante los próximos 28 días luego de iniciar tu plan de alimentación.

En nuestro ejemplo obtuvimos un resultado de 1.440. Entonces podrías perfectamente hacer un plan de 1.500 calorías para perder peso, pero te recomendamos que aumentes un poco el ejercicio. Otra opción podría ser, realizando el mismo tipo de ejercicio, hacer el plan de 1.200 calorías, y obtendrás resultados más rápidamente.

Estamos trabajando en ti por lo tanto sé cuidadosa con las respuestas, analiza la situación y comprométete en esta operación que reconstruirá tu cuerpo y tu vida. Ya tienes números claros, ahora sigue adelante y recuerda: perseverar es vencer.

ANTES DE ENTRAR EN LAS RECETAS

A continuación te presento los cuadros comando por semana, donde encontrarás las preparaciones para cada día y en cada comida. Cada semana tendrá un objetivo diferente. Puedes alternar las comidas que estén en la misma semana pero no de una semana a otra. Quiero decir, si no tienes los ingredientes para el desayuno del día 1, puedes desayunar lo que corresponde al día 2, porque está dentro de la misma semana. Al final de todas las recetas, encontrarás una lista de sustituciones por cada ingrediente, para que puedas mantener este plan a lo largo del tiempo, sin aburrirte jamás.

Hay recetas muy simples y otras más elaboradas, o que llevan mayor tiempo de preparación ya que marinamos algunas carnes durante 4 u 8 horas con ingredientes que no aportan calorías considerables pero sí muchos nutrientes y sabor. Si no tienes los ingredientes completos de la receta, prueba hacerla con menos ingredientes. Y si no tienes tiempo de marinar algunas carnes en sus salsas, puedes probar con las carnes simples, aunque no tengan el mismo gusto y sabor. Más adelante cuando dispongas de más tiempo podrás prepararlas como vienen en la receta.

Cada semana tendrá al principio una súper receta seleccionada como receta estrella de la semana, debido a su gran aporte de nutrientes y versatilidad a la hora de prepararla. Estas recetas estrellas se repiten a los largo de este plan, así que cuando las veas, deberás volver a la página donde se describieron.

Es muy importante que tengas una balanza de alimentos para medir algunas porciones que se calculan en onzas, mientras te acostumbras a calcular visualmente las porciones.

Lo primero que aparece es una merienda pre *workout* que puede consumirse entre 30 a 60 minutos antes del cardio. Si no vas a hacer cardio a primera hora, y prefieres desayunar temprano, puedes hacerlo y dejar esta merienda para media mañana.

Si no cuentas con tiempo suficiente, siempre podrás sustituir las meriendas que proponemos por una porción de frutas (frutos rojos, manzana, pera, mandarina, ciruela, durazno, piña, etc), 4 onzas de proteína (pescado, pollo, pavo, bisonte, huevos, etc) o un batido de whey protein preparado con agua.

SEMANA 1: ARRANQUE Y ALEGRÍA

HORA	COMIDAS	DIA 1	DIA 2	DIA 3	DIA 4	DIA 5	DIA 6	DIA 7
6:00 a.m. / 7:00 a.m.	COMIDA 1: SNACK PRE WORKOUT	Claras de huevo + Smoothie Detox	Claras de huevo + Smoothie Detox	Claras de huevo + Smoothie Detox	Claras de huevo + Smoothie Detox	Claras de huevo + Smoothie Detox	Claras de huevo + Smoothie Detox	Claras de huevo + Smoothie Detox
8:00 a.m. / 9:00 a.m.	COMIDA 2: DESAYUNO	Atol de avena con proteína y fresas	Crepe de espinaca rellena de pavo y hongos	Waffles proteicas de avena	Arepa de avena + Huevos revueltos	Atol de avena con chocolate y almendras	Muffins de huevos + Tostadas integrales altas en fibra	Panquecas proteicas de vainilla y cranberry
11:00 a.m. / 12:00 p.m.	COMIDA 3: ALMUERZO	Lomito de búfalo + Puré de batata + Vainitas al vapor	Kebab de pollo + Tabule de quinoa	Brochetas de camarones con piña + Batata horneada + Mezclum verde	Bol de ensalada de pollo con quinoa	Salmón a la parrilla + Chips de batata + Espárragos al grill	Muslos de pollo al horno + Quinoa + Mezclum verde	Ensalada de quinoa con atún rojo y wakame
2:00 p.m. / 3:00 p.m.	COMIDA 4: SNACK PM 1	Cestas de huevo cocido con pollo y aguacate	Fit protein cupcake de té verde	Ruedas de pepino con tartar de atún y aguacate	Panquecas proteicas de fresa	Frutos secos sin sal	Donuts proteicas de chocolate	Palomitas de maíz
5:00 p.m. / 6:00 p.m.	COMIDA 5: CENA	Tortillas de calabacín + Tartar de salmón	Wraps de repollo rellenos de pollo asiático	Pollo horneado tandoori con ensalada griega	Ribeye de búfalo a la parrilla con aguacate y pico de gallo	Ensalada asiática de pollo	Papillote de pescado al horno con juliana de vegetales	Guiso de pavo molido con ensalada mixta
8:00 p.m. / 9:00 p.m.	COMIDA 6: SNACK PM 2 (SI TIENES ANSIEDAD)	Fit protein cupcake marmoleado	Batido proteico de chocolate y maní	Panquecas proteicas de chocolate	Bolitas proteicas de chocolate y maní	Alcachofa con limón	Hamburguesa de pollo y espinaca	Rollos de pechuga de pavo y espárragos

LA DIETA DEL CUERPAZO

SEMANA 2: MOTIVACIÓN Y ENERGÍA

HORA	COMIDAS	DIA 8	DIA 9	DIA 10	DIA 11	DIA 12	DIA 13	DIA 14
6:00 a.m. / 7:00 a.m.	COMIDA 1: SNACK PRE WORKOUT	Claras de huevo + Infusión de té verde y manzana	Claras de huevo + Infusión de té verde y manzana	Claras de huevo + Infusión de té verde y manzana	Claras de huevo + Infusión de té verde y manzana	Claras de huevo + Infusión de té verde y manzana	Claras de huevo + Infusión de té verde y manzana	Claras de huevo + Infusión de té verde y manzana
8:00 a.m. / 9:00 a.m.	COMIDA 2: DESAYUNO	Arepa de quinoa rellena de huevos revueltos con tomate	Buñuelos de yuca rellenos de guiso de atún	Empanadas de plátano verde rellenas de guiso de pavo	Croquetas de atún y batata	Tortilla española de huevos y papas criollas	Arepa de yuca rellena de pollo y aguacate	Canoas de batata rellenas de pavo y queso vegetal
11:00 a.m. / 12:00 p.m.	COMIDA 3: ALMUERZO	Papas rellenas de chili de pollo + Mezclum verde	Fajitas de lomito de búfalo + Arroz integral + Brócoli al vapor	Dedos de pescado con yuca horneada + Pico de gallo	Pollo al curry + Arroz integral + Ensalada mixta	Lomo de cerdo a la parrilla con brócoli + Arroz integral	Pechuga de pollo + Batata horneada + Brochetas de vegetales	Brochetas de lomito + Papitas criollas + Ensalada coleslaw
2:00 p.m. / 3:00 p.m.	COMIDA 4: SNACK PM 1	Fit protein cupcake de piña	Tzaziqui con palitos de zanahoria	Blondies de mantequilla de maní	Sándwich de lechuga relleno de pavo y tomate	Galletas proteicas de avena y frutos secos	Batido proteico de fresa	Yogur griego con proteína y frutos rojos
5:00 p.m. / 6:00 p.m.	COMIDA 5: CENA	Portobellos rellenos de pollo y pico de gallo	Tomates rellenos con chili de pollo y queso vegetal	Albóndigas de pavo en ragú de tomates + Fideos de calabacín	Calamares rellenos + Espárragos al grill	Ceviche de pescado blanco	Roll de atún con aguacate, pepino y wakame	Canelones de calabacín con ragú de pavo
8:00 p.m. / 9:00 p.m.	COMIDA 6: SNACK PM 2 (SI TIENES ANSIEDAD)	Lechugas rellenas de pollo	Gelatina ligera con moras	Cacao caliente con leche de almendras	Panquecas proteicas de vainilla	Guiso de pavo con rúgula y zanahoria	Fit protein cupcake de pistacho	Frutos rojos o kiwi + crema batida *fat free*

SEMANA 3: DISCIPLINA Y CONSTANCIA

HORA	COMIDAS	DIA 15	DIA 16	DIA 17	DIA 18	DIA 19	DIA 20	DIA 21
6:00 a.m. / 7:00 a.m.	COMIDA 1: SNACK PRE WORKOUT	Claras de huevo + Smoothie antioxidante	Claras de huevo + Smoothie antioxidante	Claras de huevo + Smoothie antioxidante	Claras de huevo + Smoothie antioxidante	Claras de huevo + Smoothie antioxidante	Claras de huevo + Smoothie antioxidante	Claras de huevo + Smoothie antioxidante
8:00 a.m. / 9:00 a.m.	COMIDA 2: DESAYUNO	Waffles proteicas de nueces y uvas pasas	Muffins de salmón ahumado + Chips de batata y remolacha	Panquecas proteicas de zanahoria	Omelette de claras de huevo con vegetales + Hashbrown de batata	Waffles proteicas de canela	Pizza de huevo y vegetales + Cubos de batata horneada	Panquecas proteicas de chocolate
11:00 a.m. / 12:00 p.m.	COMIDA 3: ALMUERZO	Lomo de cerdo al horno + Ensalada Waldorf	Lomito a la pimienta + Chips de yuca + ensalada griega	Pollo horneado con naranja y tomillo + Puré de calabaza + Mezclum verde	Ensalada de salmón al grill y rúgula	Ensalada griega de pollo y feta fat free	Lomito de res a la parrilla + Vegetales grillados + Guasacaca	Pescado blanco al limón + Ensalada coleslaw
2:00 p.m. / 3:00 p.m.	COMIDA 4: SNACK PM 1	Fit protein cupcake de chocolate fudge	Ensalada de pollo, pepino y tomate con limón	Yogur griego con proteína, almendras y canela	Manzana verde o pera con mantequilla de maní	Huevos revueltos con pavo y champiñones	Fit protein cupcake de nueces y uvas pasas	Frutos secos sin sal
5:00 p.m. / 6:00 p.m.	COMIDA 5: CENA	Sopa estilo ramen de pollo y fideos de vegetales	Hamburguesa de portobello con carne de pavo	Brochetas de langostinos y vegetales al curry	Sopa de frutos del mar	Lechugas rellenas de guiso de atún y pico de gallo	Sopa de pescado y vegetales	CENA LIBRE
8:00 p.m. / 9:00 p.m.	COMIDA 6: SNACK PM 2 (SI TIENES ANSIEDAD)	Lomo de cerdo al horno	Batido proteico de manzana y canela	Ensalada de huevos cocidos con aguacate y limón	Fit protein cupcake de banana y nueces	Batido con yogur griego y arándanos	Atún guisado	Gelatina ligera de piña

LA DIETA DEL CUERPAZO

SEMANA 4: CELEBRACIÓN Y RECOMPENSA

HORA	COMIDAS	DIA 22	DIA 23	DIA 24	DIA 25	DIA 26	DIA 27	DIA 28
6:00 a.m. / 7:00 a.m.	COMIDA 1: SNACK PRE WORKOUT	Claras de huevo + Infusión de cáscara de piña	Claras de huevo + Infusión de cáscara de piña	Claras de huevo + Infusión de cáscara de piña	Claras de huevo + Infusión de cáscara de piña	Claras de huevo + Infusión de cáscara de piña	Claras de huevo + Infusión de cáscara de piña	Claras de huevo + Infusión de cáscara de piña
8:00 a.m. / 9:00 a.m.	COMIDA 2: DESAYUNO	Huevos horneados dentro de un pimentón rojo	Hamburguesa de bisonte y calabaza	Omelette de espinaca y queso vegetal + Tostada integral de fibra	Waffles proteicas choco chip	Revuelto de huevo, pavo y tomates secos + Chips de yuca	Tostadas integrales con lonjas de salmón ahumado y aguacate	Huevos cocidos con aguacate y tomates secos + Galletas de arroz integral
11:00 a.m. / 12:00 p.m.	COMIDA 3: ALMUERZO	Pollo thai salteado al wok con vegetales	Pescado en salsa de ajonjolí y fattoush con tostadas integrales	Sirloin de lomito de res al grill + Ensalada mixta	Pizza de coliflor con queso vegetal, tomates y arúgula	Pollo grillado con crema de ajonjolí + Vegetales salteados	Guiso de pavo molido + Ensalada mixta con aguacate	Pollo a la parrilla con mostaza agridulce + Ensalada coleslaw
2:00 p.m. / 3:00 p.m.	COMIDA 4: SNACK PM 1	Hummus de alcachofa y espinaca con zanahoria	Fit protein cupcake de manzana y canela	Palomitas de maíz con cúrcuma y pimienta	Helado de proteina y moras	Enrollados de berenjenas grilladas rellenos de pavo con arúgula y tomates	Fit protein cupcake de coco	Mantequilla de maní y manzana verde
5:00 p.m. / 6:00 p.m.	COMIDA 5: CENA	Ensalada asiática de pollo	Wraps de lechuga rellenos con chili de pavo y pico de gallo	Pescado al vapor con jengibre + Espárragos al grill	Pollo salteado con vegetales al wok	Guiso de pavo molido + Mezclum verde	Fideos de calabacín con camarones salteados	CENA LIBRE
8:00 p.m. / 9:00 p.m.	COMIDA 6: SNACK PM 2 (SI TIENES ANSIEDAD)	Panquecas proteicas de fresas	Enrollados de salmón y manzana verde	Fit protein cupcake de zanahoria	Rollitos de calabacín con pechuga de pavo	Fit protein cupcake de chocolate chip	Guiso de pollo molido + chips de berenjenas	Helado proteico de chocolate

DESARROLLO
DEL PLAN DE
menú

SEMANA 1: ARRANQUE Y ALEGRÍA

fit protein cupcakes

INGREDIENTES:

3 claras de huevo batidas a punto de nieve
½ de taza de endulzante a base de estevia
ralladura de ½ limón
3 yemas
1 cucharadita de vainilla
zumo de ½ limón
2 tazas de harina de almendras
⅔ taza de leche de almendras
1 medida de *whey protein* de vainilla
1 cucharadita de polvo para hornear
Aceite vegetal en spray

PREPARACIÓN

1. Precalienta el horno a 350° F. En un recipiente y con la ayuda de una batidora eléctrica, bate las claras a punto de nieve durante 2 minutos.

2. Agrega el endulzante y la ralladura de limón, bate durante 1 minuto.

3. Agrega las yemas de huevos, la vainilla, el zumo de limón y continúa batiendo la mezcla.

4. Agrega la harina de almendras, la leche, la medida de *whey protein* y el polvo para hornear.

5. Engrasa un envase refractario para cupcakes, agregar aceite vegetal o coloca unos capacillos, y agrega la mezcla hasta cubrirlo completamente.

6. Hornea de 25 a 30 minutos. Deja que refresque, desmolda y sirve.

RENDIMIENTO: 10 cupcakes de 16 oz

Prepáralo en 14 sabores diferentes

De la misma receta pueden salir diferentes sabores.

- **Marmoleados:** agregar ¾ partes de mezcla de vainilla base en un molde para cupcakes. Tomar una porción equivalente al ¼ restante y mezclar con ½ cucharadita de cacao en polvo sin azúcar. Agregar en el molde la mezcla de cacao y combinar con la mezcla de vainilla.
- **Frutos rojos:** agregar una cucharada de frutos rojos (arándanos, fresas o moras) a una porción de la mezcla y verter en un molde para cupcakes.
- **Té verde:** agregar una cucharadita de té verde matcha a una porción de la mezcla suficiente para un cupcake.
- **Zanahoria:** agregar una cucharada de zanahoria rallada, ½ cucharadita de canela, ¼ de clavos de olor y una pizca de nuez moscada.
- **Nueces y uvas pasas:** agregar 1 cucharada de nueces troceadas y una cucharadita de uvas pasas.
- **Manzana y canela:** agregar 1 cucharada de manzana cortada en cuadritos con cáscara y ½ cucharadita de canela.
- **Chocolate chip:** agregar 1 cucharada de chispas de chocolate sin azúcar a la mezcla.
- **Calabaza:** agregar 1 cucharada de puré de calabaza a la mezcla.
- **Chocolate fudge:** agregar 1 cucharadita de cacao en polvo y 1 cucharada de chips de chocolate sin azúcar + 1 cucharadita de leche de almendras.
- **Coco:** agregar una cucharada de coco rallado sin azúcar y unas gotas de esencia de coco.
- **Pistachos:** agregar una cucharada de pistachos troceados.
- **Banana y nueces:** agregar una cucharada de banana triturada a la mezcla y otra de nueces finamente troceadas.
- **Piña:** agregar una cucharada de piña troceada y canela al gusto.
- **Cúrcuma:** agregar ½ cucharadita de cúrcuma en polvo a la mezcla.

Día 1

Nada es imposible. Elimina la palabra "imposible" de tu vida. Mientras tengas vida, siempre podrás lograr lo que quieras. Saca tu fuerza interior, trabaja duro y cultiva la disciplina. Si verdaderamente deseas algo con pasión, lo lograrás.

COMIDA 1: PRE-WORKOUT:
Claras de huevo + Smoothie Detox

claras de huevo

Puedes seleccionar entre hervir huevos en agua y consumir *solo las claras* o hacer claras de huevo revueltas con vegetales de tu gusto.

PLAN 1.200 CAL	PLAN 1.500 CAL	PLAN 1.800 CAL
► 2 claras de huevos	► 3 claras de huevos	► 5 claras de huevos

smoothie detox

INGREDIENTES:

- 1 rueda de piña congelada en trozos
- ½ pepino pequeño con cáscara
- ½ taza de espinacas crudas
- 1 racimo de perejil pequeño
- 1 diente de jengibre natural sin cáscara
- zumo de un limón
- 1 taza de agua
- 1 cucharada de chía
- 1 cucharada de linaza
- 2 sobres de estevia
- Hielo al gusto

PREPARACIÓN:

1. Mezclar todos los ingredientes en la licuadora y batir durante un minuto

2. Servir y disfrutar.

RENDIMIENTO: 1 vaso de 16 oz

PLAN 1.200 CAL	PLAN 1.500 CAL	PLAN 1.800 CAL
► 8 oz	► 12 oz	► 16 oz

DÍA 1

COMIDA 2: DESAYUNO:

Atol de avena con proteína y fresas

INGREDIENTES:

⅓ taza de avena

1 medida de whey protein de vainilla

canela en polvo al gusto

1½ taza de agua

1 sobre de estevia

4 fresas para decorar

PREPARACIÓN:

1. Agregar en una olla pequeña la avena, la medida de whey protein, la canela y el agua. Cocinar a fuego medio durante 10 minutos o hasta que espese.

2. Al hervir bajar el fuego, agregar la estevia y mover con un batidor tipo globo para evitar que se pegue. Se puede licuar posteriormente antes de servir.

3. Acompañar con fresas cortadas y disfrutar.

RENDIMIENTO: 1 porción de 10,5 oz

PLAN 1.200 CAL	PLAN 1.500 CAL	PLAN 1.800 CAL
▶¾ taza – 8 oz	▶1 taza – 10,5 oz	▶1¼ taza – 18 oz

COMIDA 3: ALMUERZO:

Lomito de búfalo al grill + puré de batata + vainitas al vapor

Lomito de búfalo al grill

INGREDIENTES:

16 oz de lomito de búfalo o bisonte limpio entero

1 cucharadita de ajo machacado

15 espárragos enteros

½ taza de champiñones fileteados

½ taza de tomates secos deshidratados troceados

¼ taza de espinacas frescas troceadas

1 cucharada de sazonador BBQ

aceite de oliva en spray

sal rosa del Himalaya al gusto

pimienta al gusto

1. Tomar la pieza de carne y con la ayuda de un cuchillo filoso hacer un corte en la parte central desde uno de los extremos laterales, a lo largo de la pieza, a manera de bolsillo.

2. Luego de tener bien hecho el corte, rellenar el lomo con los vegetales (ajo, espárragos, champiñones, tomates, espinacas y los piñones), el polvo BBQ, la sal y la pimienta.

3. Cerrar el extremo del lomo con la ayuda de un palillo, y sazonar el lomo de carne por la parte externa.

4. En un grill o parrilla a fuego alto y rociado con aceite de oliva colocar el lomo o pieza de carne para su cocción, teniendo cuidado de voltearlo para sellarlo por todas sus caras. Terminar la cocción de la carne en el horno en una bandeja refractaria.

5. Retirar el lomo del horno, dejar reposar durante 10 minutos antes de cortar para servir. Puede acompañarse con puré de batata y vainitas cocidas al vapor.

RENDIMIENTO: 20 oz

puré de batata

INGREDIENTES:

15 oz de batatas
4 dientes de ajo asados
¼ taza de leche de almendras
1 pizca de nuez moscada
sal rosa del Himalaya al gusto
pimienta al gusto

PREPARACIÓN:

1. Limpiar, pelar y lavar bien las batatas, cortarlas en trocitos pequeños y cocinarlas al vapor o en el microondas hasta que ablanden.

2. Agregar a las batatas cocidas, el ajo, la leche de almendras, nuez moscada, sal y pimienta.

3. Luego llevar al procesador o utilizar un pisa puré para obtener el puré. Servir de inmediato.

RENDIMIENTO: 14,7 oz

DÍA 1

vainitas al vapor

INGREDIENTES:

1 taza de vainitas
sal rosa del Himalaya y pimienta al gusto
½ cucharadita de aceite de oliva

PREPARACIÓN:

Cocinar las vainitas al vapor, agregar sal, pimienta y aceite de oliva.
Servir.

PLAN 1.200 CAL	PLAN 1.500 CAL	PLAN 1.800 CAL
►4 oz de lomito de búfalo o bisonte + 2,2 oz de puré de batata + 5 oz de vainitas al vapor	►5 oz de lomito de búfalo o bisonte + 4 oz de puré de batata + 5 oz de vainitas al vapor	►6 oz de lomito de búfalo o bisonte + 6 oz de puré de batata + 7 oz de vainitas al vapor

COMIDA 4: SNACK PM 1:

Cestas de huevo cocido con pollo y aguacate

INGREDIENTES:

2 huevos cocidos (utilizar solo una yema)
1 cucharada de pollo desmechado
1 cucharada de aguacate
1 cucharada de cebolla morada finamente cortada
1 cucharadita de tomates secos finamente troceados
zumo de ½ limón
sal rosa del Himalaya y pimienta al gusto

PREPARACIÓN:

1. Cocinar 2 huevos con cáscara en agua hasta que estén duros. Una vez que estén tibios, pelar, cortar longitudinalmente en dos mitades y retirar una yema.

2. Cocinar una pechuga de pollo en agua con sal y vegetales al gusto. Reservar el agua para un consomé y desmechar el pollo.

3. En un bol con la ayuda de un tenedor, mezclar el pollo, una yema, aguacate, cebolla morada, tomates secos, limón, sal y pimienta hasta lograr una mezcla homogénea.

4. Colocar una porción de la mezcla en cada una de las mitades del huevo y disfrutar.

PLAN 1.200 CAL	PLAN 1.500 CAL	PLAN 1.800 CAL
▶ 2 medias porciones	▶ 3 medias porciones	▶ 4 medias porciones

COMIDA 5: CENA:
Tortillas de calabacín + tartar de salmón

tortillas de calabacín

INGREDIENTES:

1 taza de zuquini o calabacín rallado
2 huevos enteros
6 claras de huevo
¼ taza de leche de almendras
sal rosa del Himalaya y pimienta
1 taza de espinacas troceadas
1 taza de acelgas troceadas
aceite de oliva en spray

PREPARACIÓN:

1. Rallar el calabacín, y colocar la pulpa en un colador dentro de un bol de vidrio para drenar el exceso de líquido, con una espátula o con la mano hacer presión para exprimir bien.

2. En un bol con la ayuda de un batidor de globo mezclar bien los huevos, la leche de almendras y sazonar con la sal y pimienta.

3. Incorporar los vegetales a la mezcla de huevos batidos y reservar.

4. Calentar a fuego alto una sartén antiadherente, rociar con el aceite de oliva y agregar la mezcla.

5. Bajar la intensidad del fuego y esperar a que se cocine, con la ayuda de una espátula o un plato dar vuelta a la tortilla para terminar la cocción al punto deseado.

6. Colocar en una bandeja y cortar en triángulos las porciones.

RENDIMIENTO: 10 oz

DÍA 1

tartar de salmón

INGREDIENTES:

10 oz de salmón fresco sin piel ni espinas *wild caught* (salvaje)
½ taza de salmón ahumado
1 ají dulce finamente cortado
1 aji picante rocoto o jalapeño finamente cortado
1 cucharada de pepinillos finamente cortados
2 tallos de cebollín finamente cortados
1 cucharada de cilantro finamente cortado
zumo de 1 limón
1 cucharada de aceite de oliva
1 cucharadita de vinagre de manzana
1 cucharadita de mostaza antigua
1 cucharadita de sriracha
½ cucharadita de ralladura de limón
ciboulette para decorar

PREPARACIÓN:

1. Con la ayuda de un buen cuchillo cortar el salmón fresco que esté bien frío o semicongelado para facilitar el corte en dados de ½ centímetro.

2. Colocar en un bol y añadirle el salmón ahumado, los ajíes, los pepinillos, el cebollín y el cilantro, todos cortados bien finos y pequeños.

3. Preparar el aliño del tartar mezclando el zumo de un limón, el aceite de oliva, el vinagre de manzana, la mostaza antigua, sriracha y la ralladura de limón.

4. Antes de servir, batir bien el aliño del tartar y añadirlo al salmón con los vegetales. Mezclar y servir con ciboulette en una copa de cristal helada.

RENDIMIENTO: 14,3 oz

PLAN 1.200 CAL
► 2,5 oz o ½ tortilla de zuquini + 5,3 oz de tartar de salmón

PLAN 1.500 CAL
► 3,5 oz o ½ tortilla de zuquini + 6,3 oz de tartar de salmón

PLAN 1.800 CAL
► 5 oz o ¾ tortilla de zuquini + 8,4 oz de tartar de salmón

DÍA 1

COMIDA 6: SNACK PM 2:
Fit protein cupcake marmoleado

Ver receta estrella en la página 93.

PLAN 1.200 CAL
▶ ½ cupcake

PLAN 1.500 CAL
▶ 1 cupcake

PLAN 1.800 CAL
▶ 1 cupcake*
*Puedes considerar comer
1½ cupcake máximo

DÍA 1

Día 2

Un viaje largo, de cien de kilómetros, empieza siempre con un primer paso. Hazlo, comienza hoy, un día a la vez, y verás que pronto estarás como te quieres ver. Sólo empieza y permanece en la vía.

COMIDA 1: PRE-WORKOUT:
Claras de huevo + Smoothie detox

Ver receta en la página 95.

COMIDA 2: DESAYUNO:
Crepe de espinaca rellena de pavo y hongos

INGREDIENTES:

CREPE:
⅓ taza de avena
¼ de taza de leche de almendras
2 claras de huevo
¼ taza de espinaca
una pizca de sal rosa del Himalaya
aceite de oliva en spray

RELLENO:
6 lonjas de pechuga de pavo baja en sodio
4 champiñones troceados
2 cucharadas de queso mozzarella de almendras

PREPARACIÓN:

1. Mezclar la avena, la leche de almendras, las claras de huevo, la espinaca y la sal, durante un minuto en la licuadora.

2. Calentar un sartén antiadherente a fuego medio y agregar un poco de aceite de oliva. Colocar una porción de la mezcla y esparcir bien para que cubra toda la sartén. Deben quedar bien delgadas.

3. Cuando comience a dorar, con la ayuda de una espátula voltear la crepe y comenzar a rellenarla con el pavo, los champiñones y el queso mozzarella. Cerrar la crepe hasta lograr una media luna y tapar el sartén hasta que se derrita el queso.

4. Servir y disfrutar.

PLAN 1.200 CAL
► 1½ crepe

PLAN 1.500 CAL
► 2 crepes

PLAN 1.800 CAL
► 3 crepes

COMIDA 3: ALMUERZO:
Kebab de pollo con tabule de quínoa

kebab de pollo

INGREDIENTES:

palillos largos de madera
2 cucharadas de aceite de oliva
1 cucharada de Garam Masala
1 cucharada de 7 especias
1 cucharada de zumac
1 cucharada de za'atar
1 cucharada ajo machacado
16 oz de pechuga de pollo
1 cebolla morada cortada en cuartos
1 pimentón rojo, verde y amarillo cortado en cubos
sal rosa del Himalaya al gusto
aceite de oliva en spray

PREPARACIÓN:

1. Humedecer con agua los palillos de brochetas antes de iniciar el armado de las mismas.

2. En un bol o taza amplia preparar el aderezo o marinada de las brochetas mezclando el aceite de oliva con las especias (Garam Masala, 7 especias, el sumac y el za'atar) con el ajo machacado. Reservar.

3. Cortar la pechuga de pollo en dados o cubos de 3 x 3 cm. aproximadamente. En una bolsa hermética colocar el pollo con el aderezo a marinar en el refrigerador durante 4 horas como mínimo.

4. Iniciar el armado de las brochetas con un trozo de pollo, luego un trozo de cebolla, de pimentón rojo, pollo, pimentón verde y así sucesivamente hasta completar el aspecto deseado.

5. Calentar un grill, parrilla o plancha fuego alto, rociar aceite de oliva. Colocar los pinchos para su cocción, dorarlos por todas sus caras hasta lograr el término deseado. Servir y disfrutar.

RENDIMIENTO: 6 pinchos

DÍA 2

tabule de quínoa

INGREDIENTES:

1 taza de perejil deshojado y finamente picado

1 cucharada de cebollín finamente picado

1 taza de tomate rojos cortados en cubos pequeños

1 taza de pepino pequeño con piel cortado en cubos pequeños

½ taza de quinoa cocida al dente

1 cucharada de zumo de limón

1½ cucharada de aceite de oliva

sal rosa del Himalaya al gusto

pimienta al gusto

PREPARACION:

1. En un bol colocar el perejil y todos los vegetales frescos cortados y la quínoa, añadir el zumo de limón, el aceite de oliva la sal y la pimienta.

2. Mezclar muy bien, dejar reposar unos 10 minutos.

3. Al momento de servir, volver a mezclar la ensalada para integrar todos los ingredientes con el aderezo.

RENDIMIENTO: 18 oz

PLAN 1.200 CAL	PLAN 1.500 CAL	PLAN 1.800 CAL
▶ 1 ½ brocheta de kebab de pollo + 6 oz de tabule con quinoa	▶ 2 brochetas de kebab de pollo + 9 oz de tabule con quinoa	▶ 3 brochetas de kebab de pollo + 12 oz de tabule con quinoa

COMIDA 4: SNACK PM 1:

Fit protein cupcake de té verde

Ver receta en la página 93.

PLAN 1.200 CAL	PLAN 1.500 CAL	PLAN 1.800 CAL
▶ ½ cupcake	▶ 1 cupcake	▶ 1 cupcake* *Puedes considerar comer 1½ cupcake máximo.

DÍA 2

COMIDA 5: CENA:

Wraps de repollo rellenos de pollo asiático

INGREDIENTES:

PARA LA MARINADA:

½ taza de pasta de tamarindo sin semillas (ni azúcar)

2 sobres de estevia

2 cucharadas de vinagre de arroz

1 cucharada de pasta de tomate

ralladura y el zumo de un limón

1 cucharadita de ajo machacado

1 pimiento picante pequeño (rocoto, habanero, jalapeño)

1 cucharita de jengibre natural rallado

PARA EL POLLO:

24 oz de pechuga de pollo deshuesadas y sin piel

1 cebolla finamente cortada en cuadritos

1 pimentón rojo finamente cortado en cuadritos

1 tallo de ajo porro cortado en julianas finas

¼ taza de agua

½ taza de zanahoria rallada en hilos

½ taza de rábano rallado en hilos

½ taza de cebolla morada cortada en juliana fina

¼ cucharada de vinagre de sidra

sal rosa del Himalaya al gusto

ralladura y el zumo de 2 limones

10 hojas de repollo grande limpio

¼ taza de brotes de lenteja (brotes chinos)

¼ taza de maní sin sal troceado (opcional)

aceite de oliva en spray

cilantro fresco al gusto

PREPARACIÓN:

1. Preparar una salsa para marinar el pollo combinando en una licuadora los ingredientes mencionados en la receta. Reservar.

2. Cortar las pechugas de pollo en dados pequeños de 3 cm y marinar en la salsa dentro de una bolsa hermética de 8 a 12 horas. Luego sacar el pollo quitando el exceso de marinada.

3. Calentar un wok con aceite de oliva a fuego alto y sofreir el pollo hasta que dore. Luego retirar, reservar y dejar enfriar. Posteriormente cortar el pollo en daditos más pequeños de ½ cm haciendo una especie de picadillo.

(la receta continúa)

DÍA 2

4. En el mismo wok sofreír la cebolla, el pimentón y ajo porro cortados en julianas finas.

5. Agregar el pollo previamente sofrito y picado, dos cucharadas de agua, retirar el pollo y reservar.

6. Aparte tomar tres bols o tazas para la zanahoria, el rábano y la cebolla, a cada uno de los vegetales por separado. Agregar una cucharadita de vinagre, sal, ralladura y zumo de limón para encurtirlos previamente. Reservar.

7. Para armar los *wraps* tomar la hoja de repollo a manera de tortilla, agregar el pollo sofrito, luego los vegetales encurtidos en hilos (zanahoria, rábano, cebolla morada), coronar con los brotes, el maní troceado y el cilantro fresco.

RENDIMIENTO: 10 wraps de repollo y relleno

PLAN 1.200 CAL	PLAN 1.500 CAL	PLAN 1.800 CAL
▶1 ½ wraps de repollo	▶2 wraps de repollo	▶Hasta 3 wraps de repollo

COMIDA 6: SNACK PM 2:

Batido proteico de chocolate y maní

INGREDIENTES:

1 taza de leche de almendras o de agua

1 medida de *whey protein* de chocolate

1 cucharada de cacao en polvo

1 cucharadita de mantequilla de maní

1 a 2 sobres de estevia

½ taza de hielo troceado

PREPARACIÓN:

1. Mezclar en licuadora todos los ingredientes, durante 1 minuto.

2. Servir y disfrutar.

RENDIMIENTO: 16 oz

PLAN 1.200 CAL	PLAN 1.500 CAL	PLAN 1.800 CAL
▶8 oz	▶12 oz	▶16 oz

Día 3

Un deseo no cambia nada, UNA DECISIÓN LO CAMBIA TODO. Puedes pasar tu vida deseando cambiar lo que no te gusta de ella, pero sólo cuando decides y actúas firmemente de acuerdo a tu decisión, es que se logra el cambio.

COMIDA 1: PRE-WORKOUT:
Claras de huevo + Smoothie detox

Ver receta y porción sugerida en la página 95.

COMIDA 2: DESAYUNO:
Waffles proteicas de avena

INGREDIENTES:

⅓ taza de avena
2 claras de huevo
1 medida de *whey protein* de vainilla
⅓ taza de leche de almendras
½ cucharadita de vainilla
Aceite vegetal en spray
1 sobre de estevia
sirope sin azúcar

PREPARACIÓN:

1. Mezclar en licuadora la avena, las claras de huevo, la medida de *whey protein*, la leche de almendras, la vainilla y la estevia, durante 1 minuto.

2. Calentar la waflera y rociar el aceite vegetal. Agregar una porción de la mezcla, cerrar la waflera y esperar hasta que dore o cambie la luz roja a verde.

3. Servir con sirope sin azúcar y disfrutar.

RENDIMIENTO: 2 waffles de 2,3 oz

PLAN 1.200 CAL	PLAN 1.500 CAL	PLAN 1.800 CAL
► 1 waffle	► 1½ waffles	► 2½ waffles

DÍA 3

brochetas de camarones con piña

INGREDIENTES:

palillos para pinchos o brochetas de madera
16 oz de camarones limpios y desvenados
1 cebolla morada cortada en cuartos
1 pimentón rojo, verde y amarillo cortado en cubos
1 taza de piña troceada
10 tomates cherry
paprika en polvo
ralladura de 1 limón
sal rosa del Himalaya
pimienta
aceite de oliva en spray

PREPARACIÓN:

1. Humedecer los palillos de brochetas antes de iniciar el armado de las mismas.

2. Iniciar las brochetas con un camarón, luego un trozo de cebolla, de pimentón rojo, otro camarón, pimentón verde, cebolla, piña, camarón, y así sucesivamente hasta completar el aspecto deseado, culminar con el tomate cherry para cerrar la brocheta.

3. Sazonar las brochetas con la paprika en polvo, la ralladura de limón, la sal, pimienta y el aceite de oliva.

4. Calentar un grill, parrilla o plancha fuego alto, rociar aceite de oliva. Colocar las brochetas en el grill para su cocción durante dos o tres minutos por cada lado, retirar y servir.

RENDIMIENTO: 7 brochetas de 3,6 oz

batata horneada

INGREDIENTES:

3 batatas grandes
aceite de oliva en spray
canela y comino al gusto
sal rosa del Himalaya al gusto
pimienta al gusto

DÍA 3

PREPARACIÓN:

1. Lavar y secar bien las batatas con la cáscara, cortarlas longitudinalmente en porciones y agregar aceite de oliva.

2. Condimentar con canela, comino, sal y pimienta al gusto.

3. Hornear en un envase refractario a 350°F durante 25 a 30 minutos hasta que estén doradas. Si tienes air fryer puedes hornearlas durante 15 minutos.

RENDIMIENTO: 3,3 oz

mezclum verde

INGREDIENTES:

½ taza de tomates
zumo y ralladura de un limón
2 tazas de mezclum de hojas verdes (lechuga romana, lechuga americana, repollo morado, arúgula, berro, espinacas bebé y endivias)
¼ taza de brotes de alfalfa
1 cucharada de aceite de oliva
1 cucharada de vinagre de sidra
sal rosa del Himalaya al gusto
pimienta al gusto

PREPARACIÓN:

1. Con la ayuda de un cuchillo pequeño cortar los tomates en cuartos agregarle sal, ralladura y el zumo de limón. Reservar.

2. Al momento de servir, colocar en un bol o taza amplia el mezclum de lechugas, los tomates, los brotes de alfalfa y aderezar al gusto con aceite, vinagre, sal y pimienta.

RENDIMIENTO: 2½ tazas

PLAN 1.200 CAL	PLAN 1.500 CAL	PLAN 1.800 CAL
▶ 2 brochetas de camarones con piña + 2,2 oz de puré de batata + 1 bol de mezclum verde	▶ 2½ brochetas de camarones con piña + 4,3 oz de puré de batata + 1 bol de mezclum verde	▶ 3 brochetas de camarones con piña + 6,5 oz de puré de batata + 1 bol de mezclum verde

COMIDA 4: SNACK PM 1:
Ruedas de pepino con tártar de atún y aguacate

INGREDIENTES:

½ pepino grande con cáscara
lomo de atún rojo fresco

1 cucharadita de jengibre fresco rallado

½ tallo de cebollín finamente cortado

1 ají dulce finamente cortado

zumo de 1 limón

½ cucharadita de aceite de sésamo

salsa sriracha

ralladura de 1 limón

1 cucharadita de salsa de soya baja en sodio

1 cucharada de aguacate cortado en cuadritos

pimienta al gusto

semillas de sésamo para decorar

PREPARACIÓN:

1. Lavar bien, cortar el pepino con cáscara en rebanadas gruesas y reservar.

2. Con la ayuda de un buen cuchillo cortar el atún fresco bien frío o semicongelado para facilitar el corte en dados de ½ centímetro.

3. Colocar en un bol y añadir jengibre, cebollín y ají dulce, todos cortados bien finos y pequeños.

4. Preparar el aliño del tartar mezclando el zumo de un limón, el aceite de sésamo, la sriracha, la ralladura de limón, la salsa de soya y pimienta al gusto.

5. Antes de servir, batir bien el aliño del tartar y añadirlo al atún junto con el aguacate cortado. Mezclar y servir en una copa de cristal helada. Decorar con semillas de sésamo.

RENDIMIENTO: 3 oz de tartar y 4 ruedas de pepino

PLAN 1.200 CAL	PLAN 1.500 CAL	PLAN 1.800 CAL
▶ 2 ruedas de pepino + 1,5 oz de tartar de atún	▶ 4 ruedas de pepino + 3 oz de tartar de atún	▶ 6 ruedas de pepino + 4,6 oz de tartar de atún

COMIDA 5: CENA:
Pollo horneado tandoori con ensalada griega

pollo horneado tandoori

INGREDIENTES:

½ taza de yogur griego descremado

1 cucharada de Garam Masala

1 cucharadita de comino

1 cucharadita de Paprika

1 cucharadita de cúrcuma
1 cucharadita de pepperoncino
1 cucharada de jengibre rallado
ralladura y el zumo de una naranja
16 oz pechuga de pollo sin hueso ni piel
sal rosa del Himalaya al gusto

PREPARACIÓN:

1. En un bol o taza amplia preparar el aderezo o marinada del pollo mezclando el yogur descremado con las especias, el jengibre rallado, el zumo y la ralladura de naranja. Reservar.

2. Cortar la pechuga de pollo en bastones de 3 cm y colocar en una bolsa hermética junto al aderezo a marinar en el refrigerador durante 4 horas como mínimo.

3. Precalentar el horno a 350ºF Colocar el pollo y la marinada en una bandeja refractaria, sazonar con sal al gusto y hornear durante 30 minutos.

4. Cuando el pollo esté dorado de un lado, darle vuelta para lograr un dorado uniforme, retirar y servir en el punto de cocción deseado.

ensalada griega

INGREDIENTES:

PARA LA ENSALADA:
6 rábanos cortados en láminas finas
½ tazas de cebolla morada en julianas finas
1 diente de ajo machacado
ralladura de limón
1 cucharadita de za'atar (orégano árabe)
1 cucharadita de paprika
1 manojo de yerbabuena
2 tazas de lechuga romana troceada
1 taza de tomates cherry rojos, amarillos y naranjas cortados en mitades
1 pepino mediano, pelado, sin semillas y cortado en cubos
¼ taza de aceitunas negras
1 taza de vinagre de sidra
sal rosa del Himalaya al gusto

PARA LA VINAGRETA:
⅓ taza de vinagre de sidra
1 cucharada de aceite de oliva extra virgen
1 cucharada sopera de eneldo fresco picado
sal rosa del Himalaya al gusto
pimienta al gusto

PREPARACIÓN:

1. En una taza pequeña colocar los rábanos y cebolla morada con el diente de ajo, ralladura de limón, sal, za'atar, una cucharada de vinagre y pimienta. Dejar reposar por 20 a 30 minutos.

2. Aparte, en otro envase, mezclar el vinagre, el aceite de oliva, el eneldo, la sal y la pimienta para preparar la vinagreta y reservar.

3. En una fuente para ensaladas, incorporar las hojas de lechuga, el perejil, y la yerbabuena troceadas y previamente lavadas. Luego agregar la mezcla de rábanos y cebolla morada, el pollo, los tomates cherries troceados, el pepino, y las aceitunas; mezclar todo muy bien.

4. Por último, agregar la vinagreta para servir y disfrutar.

RENDIMIENTO: 12 oz de pollo y 5 porciones de 1 taza de ensalada

PLAN 1.200 CAL	PLAN 1.500 CAL	PLAN 1.800 CAL
▶ 4 oz de pollo horneado + 1 bol de ensalada griega	▶ 5 oz de pollo horneado + 1 bol de ensalada griega	▶ 7 oz de pollo horneado + 1 bol de ensalada griega

COMIDA 6: SNACK PM 2:
Panquecas proteicas de chocolate

INGREDIENTES:

2 claras de huevo

2 sobres de estevia

1 medida de *whey protein* de chocolate

1 cucharadita de cacao en polvo sin azúcar

aceite de oliva en spray

PREPARACIÓN:

1. Con la ayuda de un batidor manual o ayudante de cocina a alta velocidad, batir dos claras a punto de nieve.

2. Bajar la velocidad para agregar lentamente la estevia, el cacao y el *whey protein*.

3. Calentar una sartén antiadherente con aceite de oliva y agregar la mitad de la mezcla. Tapar, esperar que dore un poco y voltear inmediatamente para cocinar por el otro lado.

RENDIMIENTO: 2 panquecas de 1,4 oz

PLAN 1.200 CAL	PLAN 1.500 CAL	PLAN 1.800 CAL
▶ 1 panqueca	▶ 2 panquecas	▶ 2½ panquecas

DÍA 3

Día 4

Las palabras se las lleva el viento, las acciones NI UN HURACÁN. Si decides y no haces, no sucede nada. Muchas veces te estancas en el deseo o en la decisión, pero te quedas sembrada en el mismo lugar, reprochándote la falta de voluntad cada día.

COMIDA 1: PRE-WORKOUT:
Claras de huevo + Smoothie detox

Ver receta y porción sugerida en la página 95.

COMIDA 2: DESAYUNO:
Huevos revueltos con arepa de avena

arepa de avena

INGREDIENTES:

⅓ taza de avena molida
1 clara de huevo
1 cucharada de *whey protein* de vainilla
1 sobre de estevia
canela al gusto
1 cucharadita de agua para amasar
aceite de oliva en spray

PREPARACIÓN:

1. Mezclar en un bol manualmente la avena, la clara de huevo, el *whey protein*, la estevia, canela y el agua para amasar.

2. Mezclar y amasar hasta lograr una consistencia homogénea y compacta que permita hacer unas bolitas que se despeguen de las manos. Deja reposar por 5 minutos.

3. Tomar una porción para hacer una bolita y aplastar entre las palmas de las manos húmedas para darle forma de arepa delgada.

(la receta continúa)

DÍA 4

4. Colocarlas en un sartén antiadherente previamente engrasado con aceite de oliva hasta que se doren de un lado para luego voltear hasta que estén totalmente cocidas.

RENDIMIENTO: 1 arepa de 3 oz

huevos revueltos

INGREDIENTES:

½ cucharadita de aceite de coco o de oliva
1 huevo completo y 2 claras
sal rosa del Himalaya al gusto
pimienta al gusto

PREPARACIÓN:

1. Calentar una sartén antiadherente con aceite y cuando esté caliente agregar los huevos ya previamente revueltos en un tazón.

2. Mezclar constantemente mientras se cocinan, agregar sal y pimienta al gusto.

3. Servir y disfrutar.

PLAN 1.200 CAL	PLAN 1.500 CAL	PLAN 1.800 CAL
▶ 1 huevo completo y 2 claras + 1 arepa de 3 oz	▶ 1 huevo completo y 4 claras + 1 ¾ arepa de 3 oz	▶ 1 huevo completo y 6 claras + hasta 2½ arepas de 3 oz

COMIDA 3: ALMUERZO:
Bol de ensalada de pollo con quínoa

INGREDIENTES:

16 oz de pechuga de pollo cortada en cubos
1 cucharadita de ajo machacado
1 cucharada de mostaza Dijon
1 cucharadita de cilantro troceado
¼ taza de jugo de naranja
aceite de oliva en spray
½ taza de radicchio limpio y troceado
½ taza de escarola limpia y troceada
½ taza de lechuga limpia y troceada
1 toronja pelada y cortada en supremas
1 taza de quinoa cocida
brotes de alfalfa y hojas de albahaca al gusto

DÍA 4

½ taza de aguacate troceado
vinagre de sidra al gusto
1 cucharada de aceite de oliva en spray
sal rosa del Himalaya al gusto
pimienta al gusto

PREPARACIÓN:

1. Colocar el pollo a marinar en una bolsa hermética, junto al ajo machacado, la mostaza, el cilantro y el jugo de naranja. Refrigerar durante 4 horas mínimo. Luego sacar el pollo y escurrir bien.

2. En una sartén, plancha o grill a fuego alto, agregar aceite de oliva para sofreír los cubos de pollo previamente marinados. Sellar por todas las caras el pollo hasta dorar, retirar y reservar.

3. En un bol o taza amplia para ensaladas colocar todos los vegetales limpios, escurridos, las supremas de toronja peladas, la quínoa cocida, los brotes, el aguacate y los dados de pollo salteados.

4. Sazonar al gusto con vinagre de sidra, sal y pimienta fresca recién molida.

RENDIMIENTO: 2 bols de ensalada de 13 oz c/u

PLAN 1.200 CAL	PLAN 1.500 CAL	PLAN 1.800 CAL
▶ 9 oz de ensalada de pollo con quínoa	▶ 11 oz de ensalada de pollo con quínoa	▶ 13 oz de ensalada de pollo con quínoa

COMIDA 4: SNACK PM 1:
Panquecas proteicas de fresa

INGREDIENTES:

2 claras de huevo
1 sobre de estevia
2 fresas troceadas
1 medida de *whey protein* de vainilla
aceite de oliva en spray

PREPARACIÓN:

1. Con la ayuda de un batidor manual o ayudante de cocina, batir dos claras a punto de nieve.

2. Bajar la velocidad para agregar lentamente la estevia, fresas y *whey protein* de vainilla.

(la receta continúa)

DÍA 4

3. Calentar una sartén antiadherente con aceite de oliva y agregar la mitad de la mezcla. Tapar, esperar que dore un poco y voltear inmediatamente para cocinar por el otro lado.

RENDIMIENTO: 2 panquecas de 1,85 oz c/u

PLAN 1.200 CAL	PLAN 1.500 CAL	PLAN 1.800 CAL
▶ 1 panqueca	▶ 2 panquecas	▶ 2½ panquecas

COMIDA 5: CENA:
Ribeye de búfalo a la parrilla con aguacate y pico de gallo

ribeye de búfalo a la parrilla

INGREDIENTES:

¼ cucharadita de granos de mostaza
¼ cucharadita granos de pimienta tricolor (negra, rosada y verde)
1 cucharadita de ajo machacado
hierbas italianas al gusto (romero, salvia, orégano, tomillo, albahaca)
sal rosa del Himalaya al gusto
¼ taza de vino tinto
16 oz de Ribeye steak de búfalo o bisonte
aceite de oliva en spray
½ aguacate para decorar

PREPARACIÓN:

1. En un mortero de piedra o molcajete majar todas las especias (granos de mostaza, pimientas, ajo, hierbas y la sal) hasta obtener una pasta, incorporar el vino. Reservar.

2. Colocar la pieza de carne en un plato y untar la pasta de las especias trituradas por todos sus lados.

3. En parrilla o grill con buen calor de brasas rociada con aceite de oliva, cocinar el Ribeye de búfalo, dora de 5 a 7 minutos cada uno de sus lados. Va a depender del término de cocción que desee.

4. Antes de servir dejar reposar de 5 a 8 minutos, cortar lonjas y acompañar con aguacate y pico de gallo.

RENDIMIENTO: 12 oz

DÍA 4

pico de gallo

INGREDIENTES:

3 tomates cortados en cuadritos pequeños
½ taza cebolla blanca o morada
1 ramillete de cilantro al gusto cortados bien pequeño
2 ajíes picantes bien cortados en cuadritos pequeños
½ cucharadita de ajo triturado (2 dientes)
jugo de 1 limón
ralladura de ½ limón
sal rosa del Himalaya al gusto
pimienta al gusto

PREPARACIÓN:

1. En un tazón o bol y con la ayuda de un cucharón mezclar todos los ingredientes.

2. Añadir la ralladura de limón, corregir la sazón y colocar en un recipiente para servir o guardar herméticamente en la nevera.

RENDIMIENTO: 1 taza de 3,5 oz, 7 oz de aguacate Has

mediano en rebanadas

PLAN 1.200 CAL	PLAN 1.500 CAL	PLAN 1.800 CAL
▶ 4 oz de Ribeye de búfalo o bisonte + 2,3 oz de aguacate + 1 taza de pico de gallo	▶ 5 oz de Ribeye de búfalo o bisonte + 3,5 oz de aguacate + 1 taza de pico de gallo	▶ 7 oz de Ribeye de búfalo o bisonte + 4,6 oz de aguacate + 1 taza de pico de gallo

COMIDA 6: SNACK PM 2:
Bolitas proteicas de chocolate y maní

INGREDIENTES:

¼ taza de mantequilla de maní
¼ taza harina de almendras
1 medida de *whey protein* de chocolate
1 cucharadita de cacao en polvo
4 cuadritos de chocolate derretido
maní troceado para decorar
aceite vegetal en spray

(la receta continúa)

DÍA 4

PREPARACIÓN:

1. En un tazón o bol y con la ayuda de un cucharón mezclar todos los ingredientes manualmente. Otra opción podría ser usar un batidor eléctrico.

2. Se divide la mezcla en 8 partes. Engrasar previamente las manos con aceite vegetal, tomar una porción de la mezcla y darle forma de bolitas pequeñas. En caso de que la mezcla esté muy suave, se puede refrigerar antes unos minutos.

3. Una vez que las bolitas estén listas, se deben colocar dentro de un envase con tapa para luego refrigerar.

RENDIMIENTO: 8 bolitas de 0,8 oz c/u

PLAN 1.200 CAL
▶ 1 bolita proteica

PLAN 1.500 CAL
▶ 1 bolita proteica

PLAN 1.800 CAL
▶ 1½ bolita proteica

DÍA 4

Día 5

No se trata de que debes hacerlo, se trata de que QUIERAS HACERLO. Lo quieres porque mereces vivir en un cuerpo ligero, ágil, fuerte y saludable. No se trata de obligaciones ni de complacer a alguien más. Al diablo con lo que otros piensen de ti. Tú eres quien decide qué hacer con tu vida.

COMIDA 1: PRE-WORKOUT:
Claras de huevo + Smoothie detox

Ver receta y porción sugerida en la página 95.

COMIDA 2: DESAYUNO:
Atol de avena con chocolate y almendras

INGREDIENTES:

⅓ taza de avena en hojuelas

1 medida de *whey protein* de chocolate

1 cucharadita de cacao en polvo sin azúcar

1½ taza de agua

2 sobres de estevia

1 cucharada de almendras fileteadas para decorar

PREPARACIÓN:

1. Agregar en una olla pequeña la avena, la medida de *whey protein*, el cacao y el agua y cocinar a fuego medio hasta que espese.

2. Al hervir bajar el fuego, agregar la estevia y mover con un batidor tipo globo o espátula para evitar que se pegue.

3. Acompañar con almendras fileteadas y disfrutar.

RENDIMIENTO: 10,7 oz

PLAN 1.200 CAL	PLAN 1.500 CAL	PLAN 1.800 CAL
▶ 8 oz	▶ 10,7 oz	▶ 14,5 oz

DÍA 5

salmón a la parrilla

INGREDIENTES:

2 churrascos de salmón (12 oz)
zumo de una naranja natural recién exprimida
1 cucharada jengibre fresco rallado
1 diente de ajo rallado
1 cucharadita de paprika
ralladura de 1 naranja
aceite de oliva en spray
sal rosa del Himalaya al gusto
pimienta al gusto
eneldo fresco finamente cortado al gusto

PREPARACIÓN:

1. Tomar los churrascos de salmón sin piel, colocarlos en un recipiente con tapa o bolsa hermética en la nevera para macerar durante 4 horas (como mínimo) con el zumo de naranja, jengibre natural rallado, el ajo, la paprika y la ralladura de naranja. Escurrir bien.

2. Luego en una parrilla, plancha o grill a fuego a alto rociar aceite en de oliva hasta que caliente bien, colocar los churrascos de salmón, sazonando con la sal y la pimienta al gusto y el eneldo fresco.

3. Cocinar el salmón a fuego alto para sellarlo en ambas caras, hasta que quede dorado y tenga el punto de cocción deseado. Una vez que el salmón esté listo, retirar del fuego, dejar reposar y servir acompañado de los espárragos y los chips de batata.

RENDIMIENTO: 16 oz

chips de batata

INGREDIENTES:

1 taza de batata con la piel bien lavada
1 cucharadita de orégano
sal rosa del Himalaya al gusto
pimienta al gusto
aceite de oliva en spray

DÍA 5

PREPARACIÓN:

1. Con la ayuda de una mandolina o de un cuchillo de hoja ancha bien afilado, cortar la batata cruda en finas láminas.

2. Condimentar con la sal baja, pimienta, orégano y el aceite de oliva.

3. En una bandeja antiadherente con orificios (como la que se utiliza para hacer pizza) colocar las láminas y llevar al horno por 30 minutos, vigilando que no se quemen.

4. Cuando doren de un lado, voltearlas para dorar del otro, sacar del horno y servir como acompañamiento.

RENDIMIENTO: 7 oz de chips de batata

espárragos al grill

INGREDIENTES:

20 tallos de espárragos frescos (16 oz)
2 dientes de ajo machacados
zumo de 1 limón
1 pizca de pepperoncino al gusto
sal rosa del Himalaya al gusto
aceite de oliva en spray

PREPARACIÓN:

1. Lavar los espárragos, eliminar la parte inferior más fibrosa de los tallos (unos 2 centímetros).

2. Sazonar los espárragos con el ajo triturado, el zumo de limón, el peperoncino y la sal al gusto.

3. Calentar una plancha o grill a fuego alto, rociar con aceite de oliva y cocinar durante 5 minutos los espárragos hasta que queden cocidos al dente. Servir y disfrutar.

RENDIMIENTO: 16 oz

PLAN 1.200 CAL	PLAN 1.500 CAL	PLAN 1.800 CAL
▶ 4 oz de salmón a la parrilla + 1,7 oz de chips de batata + 3,3 oz de espárragos (7 a 10 unidades)	▶ 5 oz de salmón a la parrilla + 3,4 oz de chips de batata + 5 oz de espárragos (10 a 15 unidades)	▶ 7 oz de salmón a la parrilla + 5 oz de chips de batata + 7 oz de espárragos (15 a 20 unidades)

DÍA 5

COMIDA 4: SNACK PM 1:

Frutos secos sin sal

Puedes seleccionar entre merey, pistacho, maní y almendras sin sal. Si decides comer solo un tipo de fruto seco, selecciona la porción según el plan que te toque:

PLAN 1.200 CAL
Selecciona una opción:

►Almendras o merey: hasta 12 unidades (0,8 oz)
►Pistacho: hasta 25 unidades (0,5 oz)
►Maní sin sal: hasta 20 unidades (0,5 oz)

PLAN 1.500 CAL
Selecciona una opción:

►Almendras o merey: hasta 18 unidades (1,3 oz)
►Pistacho: hasta 40 unidades (0,8 oz)
►Maní sin sal: hasta 30 unidades (0,7 oz)

PLAN 1.800 CAL
Selecciona una opción:

► Almendras o merey: hasta 24 unidades (1,6 oz)
►Pistacho: hasta 50 unidades (1 oz)
►Maní sin sal: hasta 40 unidades (0,9 oz)

Si decides combinarlos, la porción sugerida es:

PLAN 1.200 CAL
►4 almendras o merey + 6 maníes + 9 pistachos

PLAN 1.500 CAL
►6 almendras o merey + 10 maníes + 14 pistachos

PLAN 1.800 CAL
►8 almendras o merey + 13 maníes + 18 pistachos

COMIDA 5: CENA:

Ensalada asiática de pollo + vinagreta asiática

ensalada asiática de pollo

INGREDIENTES:

1 taza de lechuga troceada
1 taza de kale troceado
1 taza de bok choy troceado
1 taza de nabo chino o Daikón cortado en hilos
1 taza de zanahoria en hilos
¼ taza de rábanos cortados en láminas finas
½ taza de cebollas moradas
½ taza de tomates cherry
16 oz de pechuga de pollo grillado
¼ taza de brotes de soja
1 cucharada de semillas de ajonjolí tostado
1 cucharada de merey sin sal troceado
cebollín finamente cortado
2 cucharadas de vinagreta asiática (receta a continuación)

PREPARACIÓN:

1. En un bol colocar en la base todos los vegetales y hojas frescas.

2. En el tope agregar el pollo grillado cortado en finas lonjas.

3. Coronar la ensalada con los brotes, el ajonjolí, el merey, el cebollín y aderezar con la vinagreta.

4. Mezclar bien y disfrutar.

RENDIMIENTO: 28,6 oz de ensalada

vinagreta asiática

INGREDIENTES:

½ taza de vinagre de arroz
1 cucharada de aceite de coco
1 cucharadita de pasta concentrada de malojillo o *lemongrass*
1 cucharadita de pasta de wasabi
1 cucharadita de jugo de limón
1 cucharadita de pasta de jengibre
2 sobres de estevia
sal rosa del Himalaya al gusto

PREPARACIÓN:

1. En una licuadora mezclar todos los ingredientes hasta obtener una consistencia homogénea, y colocar en un recipiente para servir o guardar herméticamente en la nevera.

2. Aderezar la ensalada justo al momento de servirla.

RENDIMIENTO: 6 oz (¾ de taza)

PLAN 1.200 CAL	PLAN 1.500 CAL	PLAN 1.800 CAL
▶ 4,3 oz de ensalada asiática de pollo	▶ 5,6 oz de ensalada asiática de pollo	▶ 8,6 oz de ensalada asiática de pollo

COMIDA 6: SNACK PM 2:
Alcachofa con limón

INGREDIENTES:

1 alcachofa hervida
jugo de dos limones
1 cucharadita de aceite de oliva
sal rosa del Himalaya al gusto
pimienta al gusto

PREPARACIÓN:

1. Hervir la alcachofa en 1 litro de agua durante 20 minutos. Retirar y escurrir.

2. Preparar aderezo de limón, aceite de oliva, sal y pimienta.

3. Humedecer la punta de cada hojita de la alcachofa en el aderezo de limón y disfrutar. Al final, limpiar bien el corazón y comer también.

RENDIMIENTO: 1 alcachofa

PLAN 1.200 CAL	**PLAN 1.500 CAL**	**PLAN 1.800 CAL**
▶ ½ alcachofa	▶ 1 alcachofa	▶ 1½ alcachofa

Día 6

Recorre el camino con alegría, sin ansiedad. No tienes que sufrir de más pensando que estás sacrificando el placer de comer. Piensa en los alimentos como un combustible de alta pureza, para que tu cuerpo pueda trabajar en condiciones óptimas, y así deshacerse en forma natural de la grasa que sobra

COMIDA 1: PRE-WORKOUT:
Claras de huevo + Smoothie detox

Ver receta y porción sugerida en la página 95.

COMIDA 2: DESAYUNO:
Muffins de huevos con tostadas integrales altas en fibra

INGREDIENTES:

1 huevo completo + 3 claras
¼ taza de hojas de espinaca
2 rebanadas de pechuga de pavo baja en sal (1,55 oz)
tomates secos (0,2 oz)
queso mozarella vegetal de almendras (0,4 oz)
tostadas de trigo integral altas en fibra para servir (0,5 oz)
aceite de oliva en spray

PREPARACIÓN:

1. En un tazón, mezclar los huevos, la espinaca, la pechuga de pavo finamente cortada y los tomates secos.

2. Rociar un molde de silicona para muffins con un poco de aceite de oliva y agregar la mezcla de huevos.

3. Cubrir con el queso vegetal y llevar al horno a 325°F durante 20 ó 25 minutos, hasta que dore.

4. Servir y disfrutar.

RENDIMIENTO: 3 muffins de 2,4 oz

PLAN 1.200 CAL	PLAN 1.500 CAL	PLAN 1.800 CAL
▶ 1 muffin + 2 tostadas de trigo integral altas en fibra de 0,5 oz c/u	▶ 2 muffins + 3 tostadas de trigo integral altas en fibra de 0,5 oz c/u	▶ 2½ muffins + 4 tostadas de trigo integral altas en fibra de 0,5 oz c/u

DÍA 6

muslos de pollo al horno

INGREDIENTES:

- 2 unidades de muslos de pollo entero con piel y hueso (16 oz)
- ¼ rama entera de romero
- 1 cucharada de mostaza Dijon
- ralladura y zumo de 1 limón
- 1 tallo ajo porro (la parte blanca) troceado
- 1 cebolla blanca rallada
- aceite de oliva en spray
- ½ cabeza de ajo cortada longitudinalmente
- 1 pimentón verde cortado en juliana
- 1 hinojo finamente cortado
- 1 cebolla finamente cortada
- sal rosa del Himalaya al gusto
- pimienta al gusto

PREPARACIÓN:

1. Colocar los muslos de pollo en una bolsa hermética a marinar con el romero, la mostaza, el zumo de un limón, ajo porro, y cebolla rallada, durante 8 horas.

2. En un envase refractario o bandeja para el horno rociada con aceite de oliva, colocar una cama con la media cabeza de ajo, el ajo porro, el pimentón, el hinojo y la cebolla.

3. Colocar los muslos encima de la cama de vegetales, sazonar con ralladura de limón, la sal y pimienta al gusto. Agregar el jugo de la marinada.

4. Precalentar el horno a 350°F y hornear durante 45 minutos. Si se seca un poco, puedes bañarlo con caldo de pollo o agua. Luego retirar la bandeja, voltear el pollo con cuidado y volver a introducirlo en el horno para terminar la cocción durante 15 minutos más o hasta que doren al punto deseado.

RENDIMIENTO: 13,3 oz de pollo y vegetales horneados

quínoa

INGREDIENTES:

1 taza de quínoa
aceite vegetal en spray
¼ taza de cebollín finamente cortado
¼ taza de ajíes
1 diente de ajo
1 ½ taza de caldo de pollo
sal rosa del Himalaya al gusto
pimienta al gusto

PREPARACIÓN:

1. Lavar la quínoa durante 2-3 minutos o hasta que el agua salga limpia. Escurrir bien.

2. Calentar una cacerola antiadherente de fondo grueso con aceite vegetal y saltear el cebollín, los ajíes y el diente de ajo, hasta que se doren un poco.

3. Agregar la quínoa cruda, lavada y bien escurrida y dorarla a fuego alto durante un minuto, revolviendo con paleta de madera.

4. Agregar el caldo de pollo, la sal baja en sodio y la pimienta, esperar a que hierva y se evapore. Una vez que el nivel de caldo se consuma y alcance el nivel de la quínoa, bajar el fuego y taparlo (como el arroz).

5. Esperar 10 minutos, deja reposar y sirve.

RENDIMIENTO: 12 oz

mezclum verde

Ver receta en la página 109.

PLAN 1.200 CAL	PLAN 1.500 CAL	PLAN 1.800 CAL
▶ 4 oz de muslos de pollo al horno + ½ taza o 2 oz de quínoa cocida + 1 bol de mezclum verde	▶ 5 oz de muslos de pollo al horno + 1 taza o 4 oz de quínoa cocida + 1 bol de mezclum verde	▶ 7 oz de muslos de pollo al horno + 1½ taza o 6,5 oz de quínoa cocida + 1 bol de mezclum verde

DÍA 6

COMIDA 4: SNACK PM 1:

Donuts proteicas de chocolate

INGREDIENTES:

3 claras de huevo batidas a punto de nieve

½ taza de estevia

1 yema de huevo

1 cucharadita de vainilla

1 cucharada de cacao en polvo sin azúcar

1 medida de *whey protein* de chocolate

1 taza de harina de almendras

1 cucharadita de polvo para hornear

2 cucharadas de leche de almendras

2 cucharadas de chispas de chocolate sin azúcar

aceite vegetal en spray

PREPARACIÓN:

1. Con la ayuda de una batidora manual o ayudante de cocina, batir las claras a punto de nieve a alta velocidad durante un par de minutos.

2. Bajar la velocidad y agregar estevia, yema de huevo, vainilla, cacao, *whey protein*, harina de almendras, polvo para hornear, leche de almendras. Batir durante 3 minutos.

3. Agregar las chispas de chocolate sin azúcar y colocar en una bandeja refractaria antiadherente para donuts, previamente engrasada con aceite vegetal.

4. Llevar al horno a 350°F durante 20 a 25 minutos. Dejar que refresque, servir y disfrutar.

RENDIMIENTO: 5 donuts de 2,3 oz c/u

PLAN 1.200 CAL	PLAN 1.500 CAL	PLAN 1.800 CAL
▶ ½ donut	▶ ½ donut	▶ 1 donut

COMIDA 5: CENA:

Papillote de pescado al horno con juliana de vegetales

INGREDIENTES:

3 filetes de pescado dorado o róbalo (16 oz)

sal rosa del Himalaya al gusto

pimienta al gusto

½ cucharada de ajo machacado

½ cucharada de pasta de lemongrass o malojillo

½ cucharada de jengibre rallado

DÍA 6

2 taza de vegetales en hilos o julianas muy finas (calabacín, pimentones, bokchoy, celery, cebollín, ajoporro, etc.).
1 cucharada de aceite de oliva
1 cucharadita de sriracha
ralladura de limón
cilantro o cebollín fresco al gusto

PREPARACIÓN:

1. Precalentar el horno a 400ºF.

2. Sazonar el filete de pescado con la sal, pimienta, ajo, lemongrass y jengibre.

3. Condimentar las julianas de vegetales con un poco de sal, y mezclar muy bien.

4. En un rectángulo de papel de aluminio de 15 cm x 20 cm colocar el pescado, sazonar con la sriracha, el aceite de oliva, y terminar de rellenar con los vegetales, junto a la ralladura de limón procurando mantener 2 cm por debajo del doblez a la mitad del papel.

5. Doblar el papel de aluminio a la mitad, que se unan ambos extremos y los lados. Hacer doble el doblez, asegurando que quede bien sellado por todos los lados del rectángulo.

6. Hornear por 25 minutos. Retirar del horno, dejar reposar unos 5 minutos y con mucho cuidado abrir los dobleces ya que el papillote se llena de vapor mientras ocurre la cocción.

7. Servir el pescado acompañado de los vegetales y el líquido de cocción. Rociar con cilantro y cebollín fresco.

RENDIMIENTO: 23 oz

PLAN 1.200 CAL	PLAN 1.500 CAL	PLAN 1.800 CAL
► 7,5 oz de papillote de pescado al horno	► 8,6 oz de papillote de pescado al horno	► 13 oz de papillote de pescado al horno

DÍA 6

COMIDA 6: SNACK PM 2:
Hamburguesas de pollo y espinaca

INGREDIENTES:

½ taza pollo desmechado
½ taza de espinacas crudas
¼ de pimentón rojo
1 diente de ajo pequeño
hojas de cilantro al gusto
1 cucharada de harina de almendras
1 clara de huevo
aceite de oliva en spray
sal rosa del Himalaya al gusto
pimienta al gusto

PREPARACIÓN:

1. Mezclar todos los ingredientes en un procesador hasta lograr una mezcla homogénea.

2. Lavarse bien las manos, y mientras estén húmedas, preparar las hamburguesas.

3. Cocinar en una sartén anti adherente con aceite de oliva por ambas caras.

4. Servir y disfrutar.

RENDIMIENTO: 2 hamburguesas de 2,35 oz

PLAN 1.200 CAL	PLAN 1.500 CAL	PLAN 1.800 CAL
▶ 1 ½ hamburguesa	▶ 2 hamburguesas	▶ 2½ hamburguesas

DÍA 6

Día 7

Deja a un lado la obsesión por un CUERPO PERFECTO y vive la alegría de lograr un cuerpo ligero, hermoso, armónico, fuerte, pero sobre todo saludable. No es solo mostrar una bonita envoltura, sino que en el interior esté el regalo. La envoltura es lo que todos ven, y el regalo es la salud y la fuerza.

COMIDA 1: PRE-WORKOUT:
Claras de huevo + Smoothie detox

Ver receta y porción sugerida en la página 95.

COMIDA 2: DESAYUNO:
Panquecas proteicas de vainilla y cranberry

INGREDIENTES:

- ⅓ taza de avena en hojuelas
- 1 huevo entero + 2 claras
- ½ medida de *whey protein* de vainilla
- 1 cucharadita de chía + linaza
- 1 cucharadita de estevia
- ½ cucharadita de vainilla
- ½ cucharadita de polvo para hornear
- 1 a 2 cucharadas de leche de almendras o agua
- 1 cucharada de cranberries
- aceite vegetal en spray

PREPARACIÓN:

1. Mezclar en licuadora todos los ingredientes.

2. Calentar una sartén antiadherente a fuego medio con aceite vegetal y agregar una tercera parte de la mezcla.

3. Tapar, esperar que dore un poco y voltear inmediatamente para cocinar por el otro lado.

RENDIMIENTO: 3 panquecas de 2,1 oz

PLAN 1.200 CAL	PLAN 1.500 CAL	PLAN 1.800 CAL
▶ 1½ panqueca	▶ 2 panquecas	▶ 3 panquecas

DÍA 7

COMIDA 3: ALMUERZO:

Ensalada de quínoa con atún rojo y wakame

INGREDIENTES:

¼ taza de jugo de limón

¼ taza de jugo de naranja

1 cucharada de salsa de soya light

1 cucharadita de aceite de sésamo o ajonjolí

1 cucharada de pasta de wasabi

1 cucharada de sriracha

1 cucharada de vinagre de arroz o mirin

1 cucharadita de jengibre rallado

ralladura de 1 limón

16 oz de lomo de atún rojo crudo

½ taza de pimentón rojo finamente cortado

½ taza de pimentón amarillo finamente cortado

½ taza de pepino pelado y sin semillas finamente cortado

¼ taza de apio finamente cortado

¼ taza de cebolla morada finamente cortada

¼ taza de cebollín finamente cortado

1 cucharada de cilantro fresco finamente cortado

1 taza de quínoa cocida (*Ver receta en la página 127*)

½ taza de wakame

1 cucharada de semillas de sésamo o ajonjolí

PREPARACIÓN:

1. En un bol con la ayuda de un batidor de globo preparar el aderezo agregando el jugo de limón, de naranja, la soya, el aceite de sésamo, el wasabi, la sriracha, el vinagre, el jengibre y la ralladura de limón. Reservar en frío.

2. Con la ayuda de un buen cuchillo, tomar el lomo de atún que esté bien frío, para facilitar el corte, y proceder a cortar los cubos de atún.

3. En un bol de acero inoxidable preferiblemente integrar los cubos de atún con el aderezo, reservar en frío durante 10 minutos como mínimo.

4. En otra taza o bol integrar los pimentones, el pepino, el apio, el cebollín, el cilantro y la cebolla con la quínoa, coronar la ensalada con el atún aderezado, el wakame y las semillas de ajonjolí.

RENDIMIENTO: 4 bols de ensalada de 10,8 oz c/u

PLAN 1.200 CAL	PLAN 1.500 CAL	PLAN 1.800 CAL
▶ 10,8 oz o 1 bol de ensalada de quínoa con atún rojo y wakame	▶ 16 oz o 1½ bol de ensalada de quínoa con atún rojo y wakame	▶ 22 oz o 2 bol de ensalada de quínoa con atún rojo y wakame

DÍA 7

COMIDA 4: SNACK PM 1:

Palomitas de maíz

INGREDIENTES:

5 cucharadas de granos de maíz en un recipiente
5 cucharadas de agua
sal rosa del Himalaya al gusto
pimienta al gusto

PREPARACIÓN:

1. Colocar los granos de maíz en un envase redondo de vidrio amplio y apto para microondas.

2. Agregar una cucharada de agua por cada cucharada de granos de maíz.

3. Agregar sal al gusto.

4. Tapar envase con papel film plástico y sellar bien en los bordes. Luego con un cuchillo filoso perforar 4 ó 5 veces el papel por encima

5. Llevar al microondas durante 5 minutos. Retirar el papel film, servir y disfrutar. ¡Cuidado con el envase que sale muy caliente!

RENDIMIENTO: 3 tazas de 1,8 oz c/u

PLAN 1.200 CAL	PLAN 1.500 CAL	PLAN 1.800 CAL
▶ 1 taza – 0,6 oz	▶ 2 tazas – 1,2 oz	▶ 3 tazas – 1,8 oz

COMIDA 5: CENA:

Guiso de pavo molido con ensalada mixta

guiso de pavo molido

Ver receta estrella en la página 135.

ensalada mixta

INGREDIENTES:

2 tazas de mezclum de lechuga romana, lechuga americana, repollo morado, berro, espinacas bebé y endivias
½ taza de tomates manzanos
zumo y ralladura de 1 limón

(la receta continúa)

DÍA 7

¼ taza de brotes de alfalfa
1 cucharada de aceite de oliva
1 cucharada de vinagre de sidra
sal rosa del Himalaya al gusto
pimienta al gusto

PREPARACIÓN:

1. Con la ayuda de un cuchillo pequeño o puntilla cortar los tomates en cuartos y agregarle sal, ralladura y el zumo de limón. Reservar.

2. Al momento de servir, coloque en un bol o taza amplia el mezclum de lechugas, los tomates, los brotes de alfalfa y aderezar al gusto con aceite, vinagre, sal y pimienta.

RENDIMIENTO: 2½ tazas de ensalada de 6 oz c/u

PLAN 1.200 CAL	PLAN 1.500 CAL	PLAN 1.800 CAL
▶ 4,2 oz de pavo guisado + 1 bol de ensalada mixta	▶ 5,6 oz de pavo guisado + 1 bol de ensalada mixta	▶ 7,2 oz de pavo guisado + 1 bol de ensalada mixta

COMIDA 6: SNACK PM 2:

Rollos de pechuga de pavo y espárragos

INGREDIENTES:

2 lonjas de pechuga de pavo (1,55 oz)
2 aceitunas negras Kalamata
2 tomates secos
2 puntas de espárragos cocidos
alfalfa al gusto para rellenar
1 cucharita de mostaza

PREPARACIÓN:

1. Extender las lonjas de pechuga de pavo e incluir aceitunas negras, tomates secos, una punta de espárragos y alfalfa al gusto.

2. Enrollar cuidadosamente y servir con mostaza al gusto.

RENDIMIENTO: 2 enrollados de 1,3 oz c/u

PLAN 1.200 CAL	PLAN 1.500 CAL	PLAN 1.800 CAL
▶ 2½ rollos de pechuga de pavo (3,3 oz)	▶ 3½ rollos de pechuga de pavo (4,6 oz)	▶ 4½ rollos de pechuga de pavo (6 oz)

DÍA 7

guiso de pollo, pavo o atún

INGREDIENTES:

aceite de oliva en spray
especias italianas: orégano, peperoncino, albahaca, salvia, romero
1 taza de cebolla finamente cortada
1 taza de ajo porro finamente cortado
1 taza de ajíes dulces
½ taza de cebollín finamente cortado
1 taza de pimentón rojo finamente cortado
1 taza de apio finamente cortado
4 dientes de ajo triturados
1 tomate grande finamente cortado
sal rosa del Himalaya al gusto
pimienta al gusto
3 tazas de pechuga de pollo cocida, pavo molido o atún bien escurrido
1 cucharada de mostaza
1 cucharada de pasta de tomate
1 cucharada de vinagre balsámico
1 taza de caldo o fondo de pollo o vegetales
cilantro finamente cortado al gusto

PREPARACIÓN:

1. Calentar a fuego medio una sartén antiadherente o cacerola de fondo grueso con aceite de oliva. Agregar las especias italianas y saltear durante un minuto.

2. Sofreír la cebolla, el ajo porro, los ajíes dulces, el cebollín, el pimentón rojo, el apio, el ajo, y el tomate. Agrega la sal rosa de Himalaya y la pimienta al gusto.

3. Incorporar el atún, el pavo o la pechuga de pollo, junto con la mostaza, la pasta de tomate y el vinagre balsámico.

4. Agregar el caldo o fondo de pollo, carne o vegetales. Esperar a que reduzca el caldo, corregir la sazón y agregar el cilantro finamente cortado al gusto.

RENDIMIENTO: Guiso de pavo: 26 oz • Guiso de pollo: 24 oz • Guiso de atún: 19 oz

Día 8

Tú eres tu propia estrella. No pretendas ser perfecta; nadie puede serlo. No quieras imitar a nadie, ni siquiera a mí. Simplemente esfuérzate por dar lo mejor de ti en cualquier tarea que hagas. ¿Salió bien? Felicítate. ¿Salió mal? Vuelve a intentarlo, pero sin frustrarte. Si algo no sale como esperas, ¿qué importa? Vuelve a empezar, ¡todas las veces que haga falta!

COMIDA 1: PRE-WORKOUT:
Claras de huevo + Infusión de té verde y manzana

claras de huevo

Puedes seleccionar entre hervir huevos en agua y consumir *solo las claras* o hacer claras de huevo revueltas con vegetales de tu gusto.

PLAN 1.200 CAL	PLAN 1.500 CAL	PLAN 1.800 CAL
▶ 2 claras de huevos	▶ 3 claras de huevos	▶ 5 claras de huevos

infusión de té verde y manzana

INGREDIENTES:

- 2 manzanas verdes con cáscara
- 1 litro de agua
- 4 palos de canela
- ½ taza de flores de Jamaica
- 2 cucharadas de té matcha u 8 bolsitas de té verde
- limón y estevia al gusto

PREPARACIÓN:

1. Cortar las manzanas en cuartos y retirar la semilla.

2. Colocar en una olla a fuego alto el agua, las manzanas, los palos de canela y esperar a que hierva.

3. Una vez que hierva, apagar y agregar las flores de Jamaica y el té.

4. Dejar refrescar para agregar el limón y la estevia al gusto.

5. Servir y disfrutar.

RENDIMIENTO: 1 litro/33 oz

PLAN 1.200 CAL	PLAN 1.500 CAL	PLAN 1.800 CAL
▶ 8 oz	▶ 12 oz	▶ 16 oz

COMIDA 2: DESAYUNO:

Arepa de quínoa rellena de huevos revueltos con tomate

INGREDIENTES:

1 taza de quínoa cocida
½ taza de harina de avena o maíz integral
1 clara de huevo
1 cucharada de chía, linaza y cáñamo *(hemp)*
⅓ taza agua para amasar
2 cucharadas de cebollín o ajo porro
2 cucharadas de tomates cortados
3 claras y una yema de huevos
sal rosa del Himalaya al gusto
pimienta al gusto
aceite de oliva en spray

PREPARACIÓN:

1. Cocinar la quínoa como se hace el arroz en forma tradicional. Reservar 1 taza de quínoa cocida para esta receta.

2. En un bol o procesador, mezclar la quínoa con la harina de avena o maíz, la clara de huevo, la cucharada de chía, linaza, cáñamo, y el agua para amasar. Mezclar bien hasta lograr una masa de consistencia perfecta para hacer arepas.

3. Preparar las arepas con la mano húmeda, tomando una porción de la masa y haciendo una esfera o bolita con las manos, luego aplastarlas y darle forma circular de esfera aplastada.

4. Calentar un sartén con aceite de oliva y cocinar las arepas hasta que doren por ambas caras.

5. En otra sartén antiadherente con aceite de oliva, agregar el cebollín, los tomates y cocinar durante un minuto. Luego incorporar los huevos, la sal y pimienta al gusto. Mezclar con la ayuda de una espátula hasta que se cocinen completamente.

6. Servir con las arepas y disfrutar.

RENDIMIENTO: 3 arepas de 4,15 oz + 1 porción de huevos de 6,7oz

PLAN 1.200 CAL	PLAN 1.500 CAL	PLAN 1.800 CAL
▶ 1 arepa de quínoa + 6 oz de huevos revueltos	▶ 2 arepas de quínoa + 9 oz de huevos revueltos	▶ 3 arepas de quínoa + 12 oz de huevos revueltos

DÍA 8

Papas rellenas de chili de pollo con mezclum verde

chili de pollo

INGREDIENTES:

aceite de oliva en spray
1 cucharada de chile en polvo, picante
1 cucharadita de sazonador 5 especias
1 cucharadita de chile molido
1 cucharada de paprika en polvo
1 cucharadita de comino en polvo
2½ tazas de pechuga de pollo molido
sal rosa del Himalaya al gusto
pimienta al gusto
½ taza de cebolla cortada en cuadritos pequeños
½ taza de ajo porro finamente cortado en cuadritos
½ taza ajíes dulces cortados en cuadritos
½ taza de cebollín finamente cortados
¼ taza pimentón rojo cortado en cuadritos pequeños
½ taza de apio cortado en cuadritos pequeños
2 dientes de ajo triturados
2 tazas de tomates licuados
1 taza de pulpa de pimentón rojo fresco rallado
½ cucharada de mostaza
¼ taza de pasta de tomate
½ cucharada de vinagre balsámico
4 tazas de agua o caldo natural de pollo, carne o vegetales
cebollín y cilantro fresco finamente cortado al gusto

PREPARACIÓN:

1. Calentar a fuego medio una sartén antiadherente o cacerola de fondo grueso de gran tamaño con aceite de oliva. Sofreír primero las especias en polvo (el chile, 5 especias, el chipotle, la paprika y el comino) sin dejar que se quemen.

2. Añadir a la cacerola el pollo molido para sellarlo, y con la ayuda de una espátula o cuchara de madera, procurar se separe y dore por completo.

3. Sazonar al gusto el pollo sofrito con sal y pimienta. Retirar y reservar.

4. En el mismo caldero rociar nuevamente aceite de oliva y agregar la cebolla, el ajo porro, ajíes dulces, cebollín, pimentón rojo, apio, ajo,

DÍA 8

tomates, la pulpa de pimentón, cocinar a fuego medio durante 10 minutos o hasta que el sofrito se vea cremoso.

5. Agregar el pollo, la mostaza, pasta de tomate y el vinagre balsámico.

6. Bajar el fuego al mínimo y añadir el caldo natural de pollo, carne o vegetales o el agua. Cocinar durante una hora como mínimo teniendo cuidado de que no se pegue. Esperar que reduzca el caldo, corregir la sazón y agregar el cilantro y cebollín finamente cortado al gusto.

RENDIMIENTO: 40 oz

papas horneadas rellenas

INGREDIENTES:

2 papas medianas con cáscara (10,5 oz)
aceite de oliva en spray
sal rosa del Himalaya al gusto
hierbas frescas o secas al gusto (orégano, tomillo, romero, salvia)
cucharada de yogur griego descremado (opcional)

PREPARACIÓN:

1. Lavar muy bien la papa de tamaño mediano. Con un cuchillo marcar superficialmente una cruz o equis en la parte superior.

2. Rociar con aceite de oliva y sazonar con la sal y las hierbas al gusto. Tomar un recuadro de papel de aluminio y envolver la papa de forma individual.

3. Hornear a 350°F durante 35-45 minutos hasta que llegue al punto de cocción deseado, pruebe pinchando con un cuchillo para verificarlo.

4. Retirar la papa del horno, con ayuda de un cuchillo y teniendo cuidado de no quemarse, cortar una cruz en la misma, abrir el papel de aluminio y el interior de la papa, hacer espacio para rellenarla con el Chili de pollo, coronando con cilantro y cebollín fresco. Puede agregar opcionalmente una cucharada de yogur griego descremado. Servir y disfrutar.

RENDIMIENTO: 2 papas (5 onzas c/u)

PLAN 1.200 CAL	PLAN 1.500 CAL	PLAN 1.800 CAL
▶ ½ papa mediana de 6 oz, rellena con 5 oz de chili de pollo + 1 bol de mezclum verde	▶ 1 papa mediana de 6 oz, rellena con 6,3 oz de chili de pollo + 1 bol de mezclum verde	▶ 1½ papa mediana de 6 oz, rellena con 9 oz de chili de pollo + 1 bol de mezclum verde

DÍA 8

mezclum verde

Ver receta en la página 109.

Ver receta en la página 109.

COMIDA 4: SNACK PM 1:
Fit protein cupcake de piña

Ver receta en la página 93.

Ver receta en la página 93.

PLAN 1.200 CAL	PLAN 1.500 CAL	PLAN 1.800 CAL
▶ ½ cupcake	▶ 1 cupcake	▶ 1 cupcake* *Puedes considerar comer 1½ cupcake, máximo

COMIDA 5: CENA:
Portobellos rellenos de guiso de pollo y pico de gallo

Portobellos rellenos

INGREDIENTES:

4 hongos portobellos grandes
aceite de oliva en spray
1 taza de guiso de pollo
1 cucharada de pico de gallo

PREPARACIÓN:

1. Lavar y limpiar con un paño húmedo los portobellos, retirarles el tallo y con la ayuda de una cucharilla raspar la cara interna del mismo.

2. Calentar un grill o plancha a fuego alto, rociar con aceite de oliva y sellar rápidamente los portobellos por ambas caras. Retirar y reservar.

3. Luego de grillados los portobellos, colocarlos con la cara interna hacia arriba para rellenarlos con el guiso de pollo (¼ taza) y coronar con el pico de gallo.

RENDIMIENTO: 1 portobello relleno (3,6 oz)

guiso de pollo

Ver receta en la página 135.

Ver receta en la página 135.

pico de gallo

Ver receta en la página 117.

PLAN 1.200 CAL	PLAN 1.500 CAL	PLAN 1.800 CAL
▶ 2 portobellos de rellenos de 3,6 oz + ½ taza de pico de gallo	▶ Hasta 3 portobellos de rellenos de 3,6 oz + 1 taza de pico de gallo	▶ Hasta 4 portobellos de rellenos de 3,6 oz + 1 taza de pico de gallo

COMIDA 6: SNACK PM 2:
Lechugas rellenas de guiso de pavo

INGREDIENTES:

4 oz de guiso de pavo *(ver receta en la página 135)*
4 hojas de lechuga romana
½ taza de rúgula
tomates cherry cortados en mitades
za'atar al gusto
mostaza al gusto

PREPARACIÓN:

1. Tomar una hoja de lechuga y rellenar de guiso de pavo.
2. Luego cubrir con rúgula, tomates cherry, za'atar y mostaza al gusto
3. Servir y disfrutar.

RENDIMIENTO: 4 lechugas rellenas de 1,45 oz c/u

PLAN 1.200 CAL	PLAN 1.500 CAL	PLAN 1.800 CAL
▶ Hasta 2 lechugas rellenas de pavo	▶ Hasta 4 lechugas rellenas de pavo	▶ Hasta 6 lechugas rellenas de pavo

DÍA 8

Día 9

Piensa en como lucirás en ese jean que no te queda. Busca una prenda de ropa que no te quede, o cómprate un jean con una talla menos. Déjalo en un lugar visible y pruébatelo cada semana, hasta que logres entrar en él. Ese día te sentirás más poderosa que nunca.

COMIDA 1: PRE-WORKOUT:
Claras de huevo + Infusión de té verde y manzana

Ver receta y porción sugerida en la página 136.

COMIDA 2: DESAYUNO:
Buñuelos de yuca rellenos de guiso de atún

INGREDIENTES:

- 1 taza de yuca
- 1 clara de huevo
- ½ taza de harina de maíz o avena
- 1 cucharada de chía, linaza y cáñamo
- 2 a 3 cucharadas de agua para amasar
- sal rosa del Himalaya al gusto
- pimienta al gusto
- aceite de oliva en spray
- ½ taza de guiso de atún *(ver receta en la página 135)*

PREPARACIÓN:

1. Cocinar la yuca en agua hasta que esté muy blanda. Escurrir el agua. Triturar la yuca con tenedor o con la ayuda de un procesador hasta lograr un puré. Reservar una taza de puré de yuca cocida.

2. En un bol o con la ayuda de un procesador, mezclar la yuca con la clara de huevo, la harina de avena o maíz, chía, linaza, cáñamo, sal, pimienta y el agua para amasar. Si la masa queda muy dura se puede agregar más agua.

3. Mezclar bien hasta lograr una masa de consistencia como plastilina para hacer buñuelos.

4. Preparar los buñuelos con la mano húmeda, tomando una porción de la masa y haciendo una esfera o bolita con las manos, luego abrirle un orificio amplio con los dedos, cuidando de no romper las paredes de la esfera y rellenar con un poco de guiso de atún. Cerrar bien el orificio con las manos hasta compactar el buñuelo perfectamente.

5. Calentar un sartén con aceite de oliva y cocinar los buñuelos hasta que doren por todas sus caras. Luego llevar al horno a 350°F durante 25 minutos para terminar la cocción. Si prefiere utilizar el air fryer y no el horno, se pueden terminar de cocinar en él. Servir y disfrutar.

RENDIMIENTO: 6 buñuelos de 1,65 oz c/u + ½ taza de guiso de atún (4,25 oz)

PLAN 1.200 CAL	PLAN 1.500 CAL	PLAN 1.800 CAL
▶ 2 buñuelos	▶ Hasta 3½ buñuelos	▶ Hasta 5 buñuelos

COMIDA 3: ALMUERZO:
Fajitas de lomito de búfalo con arroz integral y brócoli al vapor

fajitas de lomito de búfala

INGREDIENTES:

aceite de oliva en spray
½ cucharadita de paprika en polvo
½ cucharadita de sazonador BBQ
lomito de búfalo o bisonte limpio y cortado en trozos o julianas (16 oz)
½ taza de cebolla cortada en juliana
½ taza de pimentón rojo cortado en juliana
½ taza de pimentón verde cortado en juliana
1 cucharadita de sriracha
¼ taza de agua para desglasar (opcional)
sal rosa del Himalaya al gusto
perejil fresco finamente cortado para decorar

PREPARACIÓN:

1. Calentar una sartén, plancha o grill amplia a fuego alto y rociar con el aceite de oliva.

2. Agregar la paprika y el sazonador BBQ. Inmediatamente incorporar a la sartén la carne de búfala por partes para que pueda sellarse bien. Retirar y reservar.

(la receta continúa)

DÍA 9

3. Luego de sofreír la carne, en la misma sartén, añadir las cebollas y los pimentones, cocinar hasta que se doren o transparenten los vegetales, y reincorporar la carne al sofrito.

4. Culminar sazonando con la sriracha y si lo desea una pizca de sal, añadir el agua para levantar los jugos de la cocción. Agregar el perejil fresco finamente cortado. Servir.

RENDIMIENTO: 23 oz

arroz integral

INGREDIENTES:

1 taza arroz integral crudo
aceite de oliva en spray
½ cebolla finamente cortada en cuadritos
1 diente de ajo machacado
2 ajíes dulces finamente cortados en cuadritos
sal rosa del Himalaya al gusto
2½ tazas de caldo o agua

PREPARACIÓN:

1. En una olla mediana, agregar aceite de oliva y saltear a fuego medio la cebolla, el diente de ajo machacado y los ajíes dulces.

2. Agregar 1 taza de arroz integral previamente lavado y bien escurrido. Saltear durante un minuto.

3. Incorporar las 2 tazas y media de caldo o fondo de aves o agua. Sazonar con la sal al gusto.

4. Dejar que hierva sin tapar, hasta que el caldo se reduzca o evapore. Luego tapar, bajar el fuego al mínimo y cocinar por 10 a 15 minutos más. Servir inmediatamente.

RENDIMIENTO: 14 oz

brócoli al vapor

INGREDIENTES:

2 tazas de brócoli
1 cucharada de aceite de oliva
Sal rosa del Himalaya al gusto
pimienta al gusto

PREPARACIÓN:

1. Cortar el brócoli en flores.

2. Colocar en una olla grande a fuego alto. Agregar 2 dedos de agua, un poco de sal y tapar.

3. Cuando está hirviendo el agua, agregar el brócoli, tapar la olla y dejar 5 minutos.

4. Apagar el fuego y escurrir el brócoli en un colador. Rociar con aceite de olive y pimienta. Servir y disfrutar.

RENDIMIENTO: 2 tazas de brócoli

PLAN 1.200 CAL	PLAN 1.500 CAL	PLAN 1.800 CAL
▶5,5 oz de fajitas de buffalo con brócoli cocido + 2 oz de arroz integral	▶6,5 oz de fajitas de buffalo con brócoli cocido + 4 oz de arroz integral	▶8,5 oz de fajitas de buffalo con brócoli cocido + 6 oz de arroz integral

COMIDA 4: SNACK PM 1:
Tzaziki con palitos de zanahoria

INGREDIENTES:

½ pepino sin piel ni semilla (3,7 oz)

½ taza de yogur griego descremado (4,5 oz)

zumo de 1 limón

1 cucharadita de aceite de oliva

1 diente de ajo pequeño machacado

¼ cucharadita de za'atar

¼ taza de hojas de eneldo o hierbabuena finamente cortadas

sal rosa del Himalaya al gusto

pimienta al gusto

1 zanahoria cortada en palitos para servir

PREPARACIÓN:

1. Rallar el pepino, colocar dentro de un colador y dejar que drene su agua. Desechar el agua.

2. En un bol colocar el pepino rallado, yogur griego, zumo de limón, aceite de oliva, ajo, y za'atar; mezclar con una paleta o cuchara, y agregar sal al gusto.

3. Al momento de servir espolvorear con hierbas y pimienta negra.

4. Untar los palitos de zanahoria en el tzaziki y disfrutar.

RENDIMIENTO: 7,3 oz

PLAN 1.200 CAL	PLAN 1.500 CAL	PLAN 1.800 CAL
▶Hasta 5 oz de tzaziki	▶Hasta 7,5 oz de tzaziki	▶Hasta 10 oz de tzaziki

DÍA 9

tomates rellenos

INGREDIENTES:

6 tomates grandes tipo manzano
1½ taza de espinacas troceadas
1½ taza de chili de pollo
1 taza de queso de almendras rallado (queso vegetal)
aceite de oliva en spray

PREPARACIÓN:

1. Con la ayuda de un cuchillo o puntilla cortar longitudinalmente la parte superior del tomate, y con la ayuda de una cuchara retirar las semillas y la pulpa interna del tomate, dejándolo listo para rellenar.

2. Colocar en la parte interior de cada tomate una cama de espinacas troceadas (¼ taza), luego rellenar con el chili de pollo (¼ taza) y culminar con el queso vegetal rallado.

3. Precalentar el horno en función de Broil. En una bandeja antiadherente o fuente para horno rociar el aceite de oliva, colocar los tomates rellenos y llevar al horno para que se gratinen.

4. Cuando el queso esté dorado, retirar y servir.

RENDIMIENTO: 6 tomates rellenos de 5 oz c/u

chili de pollo

Ver receta en página 138.

RENDIMIENTO: 40 oz de chili de pollo

PLAN 1.200 CAL	PLAN 1.500 CAL	PLAN 1.800 CAL
▶ 1 tomate relleno con chili de pollo, espinaca y queso vegetal	▶ 1½ tomates rellenos con chili de pollo, espinaca y queso vegetal	▶ 2 tomates rellenos con chili de pollo, espinaca y queso vegetal

DÍA 9

COMIDA 6: SNACK PM 2:

Gelatina ligera con moras

INGREDIENTES:

2 tazas de agua

1 caja de gelatina del sabor de tu preferencia, sin azúcar

½ taza de moras frescas enteras

PREPARACIÓN:

1. Calentar 1 taza de agua.

2. Mezclar en un bol la taza de agua caliente con 1 taza de agua fría, agregar el contenido de la caja de gelatina y al final las moras frescas.

3. Llevar a la nevera hasta que cuaje y enfríe. Servir y disfrutar.

RENDIMIENTO: 4 tazas de 8 oz c/u

PLAN 1.200 CAL	PLAN 1.500 CAL	PLAN 1.800 CAL
▶ Hasta 2 tazas	▶ Hasta 4 tazas	▶ Hasta 6 tazas

DÍA 9

Día 10

Los sueños no se cumplen, SE TRABAJAN. Solo la lluvia y la nieve caen del cielo. De resto, debes trabajar con pasión y persistencia para lograr lo que quieres. Y el resultado vendrá de acuerdo al esfuerzo que le pongas. Reflexiona: ¿Cuánto estoy dispuesta a dar?

COMIDA 1: PRE-WORKOUT:
Claras de huevo + Infusión de té verde y manzana

Ver receta y porción sugerida en la página 136.

COMIDA 2: DESAYUNO:
Empanadas de plátano verde rellenas de guiso de pavo

INGREDIENTES:

- 1 taza de plátano verde
- 1 clara de huevo
- ½ taza de harina de maíz o avena
- 1 cucharada de chía, linaza y cáñamo
- sal rosa del Himalaya al gusto
- pimienta al gusto
- ⅓ taza de agua
- ½ taza de guiso de pavo *(ver receta en la página 135)*
- aceite de oliva en spray

PREPARACIÓN:

1. Cocinar el plátano verde en agua hasta que esté muy blanda. Escurrir el agua. Triturar el plátano con tenedor o con la ayuda de un procesador junto con un poco de agua hasta lograr un puré. Reservar una taza de puré de plátano cocido.

2. En un bol o con la ayuda de un procesador, mezclar el plátano con la clara de huevo, la harina de avena o maíz, chía, linaza, cáñamo, sal, pimienta y el agua para amasar. Si la masa queda muy dura se puede agregar más agua.

3. Mezclar bien hasta lograr una masa de consistencia tipo plastilina, para hacer arepas, empanadas y buñuelos.

4. Preparar las empanadas con la mano húmeda, tomando una porción de la masa y haciendo una esfera o bolita con las manos, luego aplastarla sobre una bolsa plástica de supermercado (cortar la bolsa con una tijera para tener dos porciones), previamente engrasas con aceite de oliva.

5. Colocar otra porción de la bolsa plástica encima de la masa y pasar un rodillo hasta lograr una esfera grande totalmente aplastada, alrededor de menos de medio centímetro de grosor.

6. Retirar la bolsa de arriba y colocar la masa junto a la bolsa de abajo sobre un prensador de empanadas (la venden en todas las tiendas de cocina). Agregar en el centro una cucharada de relleno de guiso de pavo y cerrar el prensador, apretando bien.

7. Retirar la empanada con cuidado, agregar un poco de aceite de oliva y llevar al horno a 350ºF durante 25 minutos para terminar la cocción. Si prefiere utilizar el air fryer y no el horno, se pueden terminar de cocinar en él hasta que queden doradas y crujientes. Servir y disfrutar.

RENDIMIENTO: 3 empanadas rellenas de 5,3 oz de guiso

PLAN 1.200 CAL	PLAN 1.500 CAL	PLAN 1.800 CAL
▶ 1 empanada	▶ 1½ empanada	▶ 2 empanadas

COMIDA 3: ALMUERZO:
Dedos de pescado con yuca horneada y pico de gallo

dedos de pescado

INGREDIENTES:

3 filetes de pescado blanco (dorado, curvina, robalo, tilapia) (16 oz)
sal rosa del Himalaya al gusto
pimienta al gusto
1 taza de coco seco rallado grueso
2 tostadas integrales altas en fibra, molidas
¼ taza de semillas de mostaza, cilantro, pimientas, y pepperocino pulverizadas
ralladura de 1 limón
1 huevo entero + 2 claras, batidos
aceite de oliva en spray

PREPARACIÓN:

1. Cortar en dedos o bastones el pescado (tamaño aproximados 1 x 4 cm). Sazonar con sal y pimienta el pescado, reservar en frío.

2. En un bol o tazón amplio mezclar el coco, las tostadas molidas, el *mix* de especias en polvo y la ralladura de limón.

3. Empanizar los dedos de pescado, pasando primero en la mezcla de huevo batido y luego por la de coco rallado, para formar una costra de coco cuidando de cubrir todos los lados del pescado. Colocar en una bandeja y reservar.

4. Precalentar el horno a 350°F. En una bandeja antiadherente o sobre una malla de silicón, rociar con aceite de oliva el fondo y colocar los dedos de pescado. Llevar al horno hasta que doren por ambas caras. Servir y disfrutar.

RENDIMIENTO: 4 porciones de 4 oz

yuca horneada

INGREDIENTES:

7 oz de yuca limpia
1 perejil fresco troceado
aceite de oliva en spray
sal rosa del Himalaya al gusto
pimienta al gusto

PREPARACIÓN:

1. Con la ayuda de un cuchillo bien afilado, cortar la yuca cruda en bastones muy delgados.

2. En una bandeja antiadherente o fuente refractaria para horno colocar la yuca, condimentar con perejil, sal, pimienta y rociar con aceite de oliva.

3. Llevar al horno precalentado previamente en función de Broil, durante 8-10 minutos, vigilando que no se quemen. Cuando doren de un lado, voltearlas para dorar del otro, sacar del horno y servir como acompañante. Si se tiene *air fryer* podrían cocinarse y dorarse en él.

4. Servir y disfrutar.

RENDIMIENTO: 3,8 oz

pico de gallo

Ver receta en la página 117.

PLAN 1.200 CAL	PLAN 1.500 CAL	PLAN 1.800 CAL
▶ 3,5 oz de dedos de pescado crocante + 1,3 oz de bastones de yuca al horno + ½ taza de pico de gallo	▶ 4,2 oz de dedos de pescado crocante + 2,6 oz de bastones de yuca al horno + 1 taza de pico de gallo	▶ 6 oz de dedos de pescado crocante + 4 oz de bastones de yuca al horno + 1 taza de pico de gallo

COMIDA 4: SNACK PM 1:
Blondies de mantequilla de maní

INGREDIENTES:

- ¼ taza mantequilla de maní
- ¼ taza estevia
- 2 cucharadas de sirope sin azúcar
- 2 huevos
- 1 cucharada de extracto de vainilla
- 2 tazas harina almendras
- 2 cucharadas de leche de almendras
- ½ cucharadita de sal
- ½ cucharadita de polvo para hornear

PREPARACIÓN:

1. Con la ayuda de un batidor eléctrico o ayudante de cocina, mezclar la mantequilla de maní, la estevia, el sirope sin azúcar, los huevos y la vainilla. Batir durante 2 minutos.

2. Agregar la harina de almendras, la leche de almendras, la sal y el polvo para hornear. Batir un minuto más.

3. Hornear a 325ºF durante 25 minutos hasta que esté ligeramente dorado. Dejar enfriar, cortar y servir.

RENDIMIENTO: 12 blondies de 1,15 oz

PLAN 1.200 CAL	PLAN 1.500 CAL	PLAN 1.800 CAL
▶ 1 blondie	▶ 1 blondie	▶ 1½ blondie

DÍA 10

Albóndigas de pavo en ragú de tomates sobre fideos de calabacín

fideos de calabacín

INGREDIENTES:

3 calabacines enteros con cáscara

PREPARACIÓN:

Lavar bien el calabacín sin pelarlo y pasarlo por un cortador en espiral hasta convertirlo en fideos. Esto es un pelador especial para fideos de vegetales que se consigue en las tiendas de cocina. En caso de no tenerla podrá hacerlos con un cuchillo muy afilado, procurando julianas muy largas y delgadas.

albóndigas de pavo

INGREDIENTES:

1 taza de cebolla blanca cortada en cubos
¼ taza de cebollín
¼ taza de apio troceado
¼ taza de ajo porro finamente cortado
½ taza de ajíes dulces finamente cortado
1 cucharada de agua
16 oz de pavo molido
sal rosa del Himalaya al gusto
pimienta al gusto
aceite de oliva en spray

PREPARACIÓN:

1. En una licuadora procesar la cebolla, el cebollín, el apio, el ajo porro, los ajíes dulces y el agua, obteniendo una pasta homogénea.

2. En un bol o tazón amplio agregar la mitad de la carne de pavo molido y ¼ de taza del licuado de verduras. Mezclar con las manos. Sazonar con sal y pimienta.

3. Elaborar las albóndigas, tomando porciones pequeñas de pavo molido preparado y darle forma de pequeñas esferas o bolitas con las palmas de las manos húmedas (así se despegan fácilmente de las manos).

4. En una sartén antiadherente amplia rociar aceite de oliva y sellar las albóndigas hasta obtener un color dorado. Retirar y reservar.

DÍA 10

ragú de tomates

INGREDIENTES:

especias italianas al gusto (orégano, salvia, tomillo, romero, peperoncino)

½ taza de pimentón rojo troceados

4 dientes de ajos asados

4 tazas de tomates pelados, sin piel y sin semillas

8 hojas de albahaca fresca

1 cucharada de vinagre balsámico

2 cucharadas de pasta de tomate

1 hoja de laurel

1 sobre de estevia

1 cucharadita de mostaza Dijon

sal rosa del Himalaya al gusto

pimienta al gusto

aceite de oliva en spray

PREPARACIÓN:

1. En la misma sartén de las albóndigas, rociar aceite de oliva y añadir especias italianas.

2. Agregar el pimentón rojo, los dientes de ajos asados, los tomates pelados y la albahaca fresca, cocinar a fuego medio durante 5 minutos y licuar durante 1 minuto.

3. Incorporar la salsa licuada junto a las albóndigas en la misma sartén o caldero. Bajar el fuego al mínimo y dejar cocinar sin tapar durante 30 minutos para que evapore un poco el ragú.

4. Añadir a la salsa o ragú durante la cocción el vinagre balsámico, la pasta de tomate, la hoja de laurel, la estevia y la mostaza. Esperar que reduzca y obtenga la consistencia deseada. Corregir la sazón con sal y pimienta. Apagar y retirar del fuego.

5. En un bol o plato hondo servir el ragú con las albóndigas sobre los fideos de calabacín. Espolvorear albahaca fresca finamente cortada.

RENDIMIENTO: 7,3 oz de fideos de calabacín, 34 albóndigas de 1,13 oz c/u, 53 oz ragú de tomates

PLAN 1.200 CAL	PLAN 1.500 CAL	PLAN 1.800 CAL
▶ 4 oz de pasta de calabacín + 6 albóndigas + ¼ taza de salsa ragú	▶ 6 oz de pasta de calabacín + 8 albóndigas + ⅓ taza de salsa ragú	▶ 8 oz de pasta de calabacín + 8 albóndigas + ½ taza de salsa ragú

DÍA 10

COMIDA 6: SNACK PM 2:
Cacao caliente con leche de almendras

INGREDIENTES:

- 1 taza de leche de almendras sin azúcar
- 1 cucharada de cacao en polvo sin azúcar
- 2 sobres de estevia

PREPARACIÓN:

1. Calentar la leche de almendras en una olla pequeña a fuego medio, junto con el cacao y la estevia hasta que hierva. Apagar.

2. Licuar, servir y disfrutar.

RENDIMIENTO: 8 oz

PLAN 1.200 CAL	PLAN 1.500 CAL	PLAN 1.800 CAL
►8 oz	►Hasta 16 oz	►Hasta 24 oz

DÍA 10

Día 11

Visualízate, imagínate, mírate en tu mente, tan fabulosa como te quieras ver. Recorta un cuerpo que te guste y pégale tu cara, pon esa imagen frente a tu nevera o en tu baño, un sitio que siempre puedas verla, sobre todo cuando sientas ganas de abandonar.

COMIDA 1: PRE-WORKOUT:
Claras de huevo + Infusión de té verde y manzana

Ver receta y porción sugerida en la página 136.

COMIDA 2: DESAYUNO:
Croquetas de atún y batata

INGREDIENTES:

1 clara de huevo
½ pimentón rojo
2 dientes de ajo machacado
cilantro al gusto
1 taza de atún bien escurrido
1 taza de puré de batata
½ taza harina almendras
aceite de oliva en spray
sal rosa del Himalaya al gusto
pimienta al gusto

PREPARACIÓN:

1. Mezclar en un procesador la clara de huevo, el pimentón rojo, los dientes de ajo machacado, el cilantro, el atún bien escurrido, el puré de batata y la harina de almendras, hasta lograr una consistencia homogénea. Agregar sal rosa del Himalaya y pimienta al gusto.

2. Refrigerar en la nevera durante 4 horas para que la mezcla tome mayor consistencia.

(la receta continúa)

3. Preparar las croquetas con las manos humedecidas en agua y dorar en una sartén antiadherente con aceite de oliva. Luego llevarlas al horno a 325°F durante 20 minutos. Se pueden colocar en el *air fryer* hasta que doren. Servir y disfrutar.

RENDIMIENTO: 20 croquetas de 1 oz c/u

PLAN 1.200 CAL	PLAN 1.500 CAL	PLAN 1.800 CAL
► Hasta 6 croquetas	► Hasta 9 croquetas	► Hasta 12 croquetas

COMIDA 3: ALMUERZO:
Pollo al curry con arroz integral y ensalada mixta

pollo al curry

INGREDIENTES:

2 pechugas de pollo cortadas en dados de 2 cm (16 oz)
½ taza de yogur griego descremado
2 dientes de ajo machacados
1 cucharada de curry en polvo Garam Masala
2 cucharaditas de jengibre natural rallado
½ cucharadita de hojuelas de peperoncino
aceite de oliva en spray
½ taza cebolla blanca finamente cortada
½ taza de ajíes dulces finamente cortados
1 ají picante finamente cortado
¼ taza tallos de cebollín finamente cortados
½ taza de apio finamente cortado
1 calabacín finamente cortados
1 taza de coliflor troceado
¼ taza de pepinillos finamente cortados
2 taza de caldo o fondo de pollo o agua
cilantro fresco troceado al gusto
sal rosa del Himalaya al gusto
pimiento al gusto

PREPARACIÓN:

1. En un recipiente o bolsa hermética marinar el pollo con ¼ taza de yogur, ajo triturado, curry, jengibre y peperoncino durante 12 horas. Conservar refrigerado.

2. En un caldero de fondo grueso agregar aceite de oliva y colocar el pollo para sellarlo hasta que dore. Retirar y reservar en un recipiente aparte.

3. En el mismo caldero rociar aceite de oliva y añadir y sofreír la cebolla, ajíes, tallos de cebollín y apio cortados en cuadritos pequeños.

4. Incorporar el pollo y el caldo de pollo o agua, bajar el fuego a mediana intensidad. Cuando el caldo se haya reducido a la mitad y la consistencia se torne cremosa, se corrige la sazón, para luego agregar el yogur, y el resto de los vegetales (calabacín, coliflor y pepinillo).

5. Agrega cilantro fresco picadito y servir en cama de arroz integral.

RENDIMIENTO: 21 oz

arroz integral

INGREDIENTES:

aceite de oliva en spray
½ cebolla cortada en cuadritos pequeños
1 diente de ajo machacado
2 ajíes dulces cortados en cuadritos pequeños
1 taza arroz integral
sal rosa del Himalaya
2½ tazas de caldo o agua

PREPARACIÓN:

1. En una olla mediana, agregar aceite de oliva y saltear a fuego medio la cebolla cortada, el diente de ajo y los ajíes dulces.

2. Agregar una taza de arroz integral previamente lavado y bien escurrido. Saltear durante un minuto.

3. Incorporar las dos tazas y media de caldo o fondo de aves o agua. Sazonar con la sal al gusto.

4. Dejar que hierva sin tapar, hasta que el caldo se reduzca o evapore. Luego tapar, bajar el fuego al mínimo y cocinar por 10 a 15 minutos más. Servir inmediatamente.

RENDIMIENTO: 13,3 oz

DÍA 11

ensalada mixta

Ver receta en la página 134.

PLAN 1.200 CAL
▶ 5 oz de pollo al curry +
2,1 oz de arroz integral +
1 bol de ensalada mixta

PLAN 1.500 CAL
▶ 6 oz de pollo al curry +
4,3 oz de arroz integral +
1 bol de ensalada mixta

PLAN 1.800 CAL
▶ 8,6 oz de pollo al
curry + 6,5 oz de arroz
integral + 1 bol de
ensalada mixta

COMIDA 4: SNACK PM 1:
Sandwich de lechuga relleno de pavo y tomate

INGREDIENTES:

4 hojas de lechuga repollada
3 lonjas de pechuga de pavo sin grasa baja en sodio
4 rebanadas de tomate manzano
1 taza de alfalfa
mostaza al gusto

PREPARACIÓN:

1. Sobre las dos hojas de lechuga, colocar las 3 lonjas de pavo, las rebanadas de tomate, la alfalfa y la mostaza al gusto.

2. Tapar con dos hojas de lechugas más y servir como un sándwich.

RENDIMIENTO: 1 sandwich de 4,5 oz

PLAN 1.200 CAL
▶ ½ sandwich

PLAN 1.500 CAL
▶ 1 sandwich

PLAN 1.800 CAL
▶ 1½ sandwich

COMIDA 5: CENA:
Calamares rellenos con espárragos al grill

calamares rellenos

INGREDIENTES:

16 oz de calamares limpios y enteros
16 oz camarones limpios y desvenados troceados
aceite de oliva en spray
1 cucharada de paprika
1 cucharada de chile en polvo
½ taza de cebolla cortada en cuadritos pequeños
½ taza de ajo porro cortado en cuadritos pequeños

½ taza de apio cortado en cuadritos pequeños
½ pimentón rojo cortado en cuadritos pequeños
1 cucharada de ajo machacado
ralladura y zumo de 1 limón
sal rosa del Himalaya al gusto
1 cucharada de perejil fresco finamente cortado

PREPARACIÓN DEL RELLENO:

1. Tomar los calamares enteros y separar las patitas o tentáculos del cuerpo, retirar del cuerpo las aletas laterales, reservar por separados. Trocear las patitas y las aletas.

2. Calentar una sartén a fuego, rociar con aceite de oliva y agregar la paprika y el chile en polvo, luego sofreír los camarones y lo que troceamos del calamar. Retirar y reservar.

3. En la misma sartén sofreír ahora la cebolla, el ajo porro, el apio, el pimentón y el ajo. Cocinar durante 5 minutos, sazonar con sal, ralladura y el zumo de limón e incorporar los camarones, los calamares y el perejil al sofrito. Retirar y dejar enfriar el relleno.

RELLENO DE LOS CALAMARES:

1. Sazonar los tubos o cuerpos de calamar con la sal y ralladura de limón.

2. Rellenar el calamar con la ayuda de una cucharilla o manga, sin excederse en el relleno. Cerrar la boca del calamar con un palillo.

3. Precalentar el horno a 350ºF.

4. En una bandeja refractaria para horno rociar aceite de oliva, colocar los calamares, y llevarlos para su cocción durante 10 minutos aproximadamente.

5. Retirar del horno, quitarles el palillo con mucho cuidado y servir acompañados de los espárragos.

RENDIMIENTO: 16 calamares rellenos de 2,5 oz c/u

espárragos al grill

Ver receta en la página 121.

PLAN 1.200 CAL	PLAN 1.500 CAL	PLAN 1.800 CAL
▶ 4 calamares rellenos + 3,3 oz a 10 oz de espárragos al grill	▶ 5 calamares rellenos + 3,3 oz a 10 oz de espárragos al grill	▶ 7 calamares rellenos + 3,3 oz a 10 oz de espárragos al grill

DÍA 11

COMIDA 6: SNACK PM 2:
Panquecas proteicas de vainilla

INGREDIENTES:

2 claras de huevo
2 sobres de estevia
1 medida de *whey protein* de vainilla
½ cucharadita canela en polvo
aceite de oliva en spray

PREPARACIÓN:

1. Con la ayuda de un batidor manual o ayudante de cocina a alta velocidad, batir dos claras a punto de nieve.

2. Calentar una sartén antiadherente con aceite de oliva y agregar la mitad de las claras batidas. Tapar, esperar que dore un poco y voltear inmediatamente para cocinar por el otro lado.

3. Bajar la velocidad para agregar lentamente la estevia, la canela y whey protein de vainilla

RENDIMIENTO: 2 panquecas de 1,5 oz

PLAN 1.200 CAL	PLAN 1.500 CAL	PLAN 1.800 CAL
▶ 1 panqueca	▶ 1 panqueca	▶ 2 panquecas

DÍA 11

Día 12

Cuando sientas que vas a rendirte, recuerda a quienes se burlaron, te criticaron o no creyeron en ti. Revive esa emoción al detalle y conviértela en furia y fuerza para cargar más, hacer una serie más o aumentar tu cardio.

Get your revenge! ¡Toma tu venganza!

COMIDA 1: PRE-WORKOUT:
Claras de huevo + Infusión de té verde y manzana

Ver receta y porción sugerida en la página 136.

COMIDA 2: DESAYUNO:
Tortilla española de huevos y papas criollas

INGREDIENTES:

1 cucharada de aceite de oliva en spray
2 papas criollas medianas cortados en cuadrados pequeños (2,65 oz)
2 cucharadas de cebolla morada finamente cortadas
3 claras y 1 yema
sal rosa del Himalaya al gusto
pimienta al gusto

PREPARACIÓN:

1. Calentar una sartén antiadherente a fuego medio con aceite de oliva y saltear las papas cortadas con cáscara, hasta que doren y retirar.

2. Agregar la cebolla morada y saltear durante 2 minutos.

3. Incorporar los huevos y la sal y pimienta al gusto, mezclar hasta que el huevo este cocido. Servir y disfrutar.

RENDIMIENTO: 1 tortilla de 5,6 oz

PLAN 1.200 CAL	PLAN 1.500 CAL	PLAN 1.800 CAL
▶1 tortilla (5,6 oz)	▶1½ tortilla (8.4 oz)	▶2 tortillas (11 oz)

DÍA 12

lomo de cerdo grillado con arroz integral y brócoli

INGREDIENTES:

½ lomo de cerdo entero (8 oz)
½ cucharadita de paprika en polvo
½ cucharadita de sazonador BBQ
1 cucharadita de sriracha
¼ taza de vino tinto
aceite de oliva en spray
sal rosa del Himalaya al gusto
pimienta al gusto

PREPARACIÓN:

1. En una bolsa hermética colocar el lomo de cerdo a marinar junto a la paprika, el sazonador BBQ, la sriracha y el vino. Conservar refrigerado durante 4 horas como mínimo.

2. Calentar una sartén, plancha o grill amplia a fuego alto, rociar con el aceite de oliva.

3. Inmediatamente incorporar a la sartén el lomo de cerdo entero, teniendo cuidado de voltear el lomo cuando vaya dorando cada lado, a fin de obtener un buen sellado de la carne.

4. Sazonar al gusto con sal y pimienta.

5. Retirar y llevar un horno a 350ºF para terminar la cocción durante unos 15 a 20 minutos aproximadamente. Dejar reposar el lomo antes de rebanar. Servir y disfrutar.

RENDIMIENTO: 14 oz

arroz integral
Ver receta en la página 144.

brócoli al vapor
Ver receta en la página 144.

PLAN 1.200 CAL	PLAN 1.500 CAL	PLAN 1.800 CAL
▶ 4 oz de lomo de cerdo grillado con brócoli cocido + 2,1 oz de arroz integral	▶ 5 oz de lomo de cerdo grillado con brócoli cocido + 4,3 oz de arroz integral	▶ 7 oz de lomo de cerdo grillado con brócoli cocido + 6,5 oz de arroz integral

COMIDA 4: SNACK PM 1:
Galletas proteicas de avena y frutos secos

INGREDIENTES:

3 claras de huevo

1 taza avena cruda

1 cucharada de chía

1 cucharada de linaza

¼ taza dátiles troceados

¼ taza arándanos deshidratados y troceados

1 cucharadita canela

1 cucharada de aceite de coco

2 cucharadas de coco rallado sin azúcar

½ cucharada de vainilla

1 medida *whey protein* de vainilla

1 cucharadita de baking soda

aceite vegetal en spray

PREPARACIÓN:

1. Con la ayuda de una batidora eléctrica o ayudante de cocina, batir durante 2 minutos 3 claras de huevo a punto de nieve.

2. Agregar manualmente la avena, chía, linaza, los dátiles troceados, los arándanos, la canela, el aceite de coco, el coco rallado sin azúcar, la vainilla, el *whey protein* de vainilla y la cucharadita de baking soda.

3. Mezclar bien con la ayuda de una espátula hasta lograr una mezcla homogénea.

4. En una bandeja refractaria para galletas, agregar un poco de aceite vegetal y colocar una cucharada de la mezcla, aplastada con la espátula hasta formar una galleta.

5. Hornear a 325ºF durante 20 minutos o hasta que dore. Retirar y dejar refrescar.

RENDIMIENTO: 12 galletas de 1 oz

PLAN 1.200 CAL	PLAN 1.500 CAL	PLAN 1.800 CAL
▶ 1 galleta	▶ Hasta 2 galletas	▶ Hasta 2½ galletas

DÍA 12

COMIDA 5: CENA:
Ceviche de pescado blanco

INGREDIENTES:

16 oz de filetes de pescado blanco fresco (curvina, dorado o róbalo)
ralladura de 1 limón
1 cebolla morada
10 ajíes dulces
1 ají rocoto (picante) desvenado y sin semillas
cilantro finamente cortado al gusto
½ taza de jugo de limón
sal rosa del Himalaya al gusto
pimiento al gusto

PREPARACIÓN:

1. Cortar los filetes de pescado blanco en dados pequeños de 2 cm. Reservar en frío.

2. Cortar la cebolla morada, los ajíes dulces, el ají rocoto en juliana bien delgada. Puedes agregar hielo para mantener los vegetales frescos y crocantes.

3. Mezclar el pescado con los vegetales en un recipiente de vidrio y agregar el jugo de limón, cilantro, la ralladura, sal y pimienta al gusto.

4. Rectificar la sazón. Mantener refrigerado tapado con papel film por 5 minutos hasta que el pescado este blanco. Servir en una copa de cristal helado y disfrutar.

RENDIMIENTO: 20 oz

PLAN 1.200 CAL	PLAN 1.500 CAL	PLAN 1.800 CAL
►8,5 oz de ceviche	►9,7 oz de ceviche	►12,6 oz de ceviche

COMIDA 6: SNACK PM 2:

Guiso de pavo con rúgula y zanahoria

INGREDIENTES:

3,7 oz de guiso de pavo *(ver receta en la página 135)*
1 taza de rúgula
½ taza de zanahoria rallada
jugo de 1 limón
sal rosa del Himalaya al gusto
pimienta al gusto
aceite de oliva al gusto

PREPARACIÓN:

Mezclar todos los ingredientes y aderezar con limón, aceite de oliva, sal y pimienta al gusto.

RENDIMIENTO: 1 taza de 6,8 oz

PLAN 1.200 CAL	PLAN 1.500 CAL	PLAN 1.800 CAL
▶ 1 taza	▶ 1½ taza	▶ Hasta 2 tazas

DÍA 12

Día 13

¿Por qué estoy haciendo esto? Haz que tu respuesta sea alegre, divertida, excitante... Si sientes la emoción del destino, el viaje será mucho más fácil. Recuerda siempre tu lista de los motivos que te llevaron a querer cambiar algún aspecto de tu cuerpo o de tu vida.

COMIDA 1: PRE-WORKOUT:
Claras de huevo + Infusión de té verde y manzana

Ver receta y porción sugerida en la página 136.

COMIDA 2: DESAYUNO:
Arepa de yuca rellena de pollo y aguacate

arepa de yuca

INGREDIENTES:

1 taza de yuca
1 clara de huevo
½ taza de avena molida
sal rosa del Himalaya al gusto
pimienta al gusto
aceite de oliva en spray
2 a 3 cucharadas de agua
1 cucharada de chía, linaza y cáñamo

PREPARACIÓN:

1. Cocinar la yuca en agua hasta que esté muy blanda. Escurrir el agua. Triturar la yuca con tenedor o con la ayuda de un procesador hasta lograr un puré. Reservar una taza de puré de yuca cocida.

2. En un bol o con la ayuda de un procesador, mezclar la yuca con la clara de huevos, la harina de avena o maíz, chía, linaza, cáñamo, sal, pimienta y el agua para amasar. Si la masa queda muy dura se puede agregar más agua.

3. Mezclar bien hasta lograr una masa de consistencia perfecta para hacer arepas y buñuelos.

4. Preparar las arepas con la mano húmeda, tomando una porción de la masa y haciendo una esfera o bolita con las manos. Aplastar ligeramente hasta formar una arepa.

5. Calentar un sartén o budare con aceite de oliva y cocinar las arepas hasta que doren por todas sus caras. Luego llevar al horno a 350°F durante 25 minutos para terminar la cocción. Si prefiere utilizar el air fryer y no el horno, se pueden terminar de cocinar en él.

RENDIMIENTO: 6 arepas de 4,58 oz c/u

relleno de pollo y aguacate

INGREDIENTES:

1 taza de pollo cocido y desmechado
1 pulpa de aguacate Hass (4,55 oz)
1 cucharada de cebolla morada finamente picada
un manojo de cilantro
sal rosa del Himalaya al gusto
pimienta al gusto

PREPARACIÓN:

Con la ayuda de un tenedor, mezclar manualmente todos los ingredientes hasta formar una pasta para rellenar la arepa.

RENDIMIENTO: 10,5 oz

PLAN 1.200 CAL	PLAN 1.500 CAL	PLAN 1.800 CAL
▶▶ 1 arepa + 3,5 oz de pollo y aguacate	▶ 1½ arepa + 5 oz de pollo y aguacate	▶ 2 arepas + 7 oz de pollo y aguacate

DÍA 13

pechuga de pollo

INGREDIENTES:

1 cucharada de sazonador BBQ
1 cucharadita paprika
1 cucharadita de chile en polvo
sal rosa del Himalaya
2 filetes de pechuga de pollo entera con piel y hueso (16 oz)
1 diente de ajo machacado
zumo y ralladura de 1 limón

PREPARACIÓN:

1. En una pequeña taza integrar el sazonador BBQ, la paprika, el chile y la sal.

2. Tomar las piezas de pollo y colocarlas en una bolsa hermética, aderezar con las especias, el ajo, la ralladura y el zumo de limón, y la sal. Refrigerar durante 3 horas.

3. Calentar la parrilla o grill a fuego alto para colocar la pieza de pollo a asar, teniendo cuidado de dorarla por todas sus caras. Cuando llegue al punto de cocción deseado retirar del fuego y dejar reposar antes de servir acompañado de los bastones de batata horneada y una brocheta de vegetales grillados.

RENDIMIENTO: 15 oz de pechuga cocida

bastones de batata horneada

INGREDIENTES:

2 batatas lavadas con piel (7 oz)
1 perejil fresco troceado
aceite de oliva en spray
sal rosa del Himalaya y pimienta al gusto

PREPARACIÓN:

1. Cortar la batata cruda en bastones y colocarla en una bandeja antiadherente u horadada.

2. Condimentar con el perejil, la sal, la pimienta y rociar el aceite de oliva.

DÍA 13

3. Llevar al horno precalentado a 350ºF durante 30 minutos, vigilando que no se quemen.

4. Cuando doren de un lado, voltearlas para dorar del otro, sacar del horno y servir. Otra opción es hacerlas en el *air fryer*.

RENDIMIENTO: 24 oz

brocheta de vegetales al grill

INGREDIENTES:

palillos o pinchos de madera
1 cebolla blanca cortada en cuartos
1 pimentón rojo, verde y amarillo cortado en cubos
1 taza de champiñones enteros
1 taza de calabacín cortado en cubos
1 taza de tomates cherry
½ cucharada de paprika
sal rosa del Himalaya al gusto
pimienta al gusto
aceite de oliva en spray

PREPARACIÓN:

1. Humedecer los palillos de las brochetas si son de madera para evitar que se quemen.

2. Armar las brochetas intercalando los vegetales al gusto, sazonar con paprika, sal y pimienta.

3. Calentar un grill, parrilla o plancha y rociar las brochetas con aceite de oliva, llevar al fuego para que se cocinen teniendo cuidado de voltearlas por todas sus caras.

RENDIMIENTO: 8 brochetas de 3 oz c/u

PLAN 1.200 CAL	PLAN 1.500 CAL	PLAN 1.800 CAL
▶ 4 oz de pechuga de pollo + 2,1 oz de bastones de batata horneada + 1 brocheta de vegetales al grill	▶ 5 oz de pechuga de pollo + 4,3 oz de bastones de batata horneada + Hasta 2 brochetas de vegetales al grill	▶ 7 oz de pechuga de pollo + 6,5 oz de bastones de batata horneada + Hasta 3 brochetas de vegetales al grill

DÍA 13

COMIDA 4: SNACK PM 1:

Batido proteico de fresa

INGREDIENTES:

1 taza de leche de almendras
½ taza de fresas congeladas
1 cucharadita de chía
1 cucharadita de linaza molida
2 sobres de estevia
ralladura de medio limón
1 hoja de hierbabuena para decorar

PREPARACIÓN:

1. Mezclar en licuadora todos los ingredientes, durante 1 minuto.
2. Servir y disfrutar.

RENDIMIENTO: 16 oz

PLAN 1.200 CAL	PLAN 1.500 CAL	PLAN 1.800 CAL
► 12 oz	► Hasta 16 oz	► Hasta 20 oz

COMIDA 5: CENA:

Roll de atún con aguacate, pepino y wakame + salsa ponzu

roll de atún con aguacate, pepino y wakame

INGREDIENTES:

1 pepino japonés grande
2 hojas de alga Nori
4 oz de lomo de atún rojo cortado en bastones de 1 cm de grosor
¼ taza de wakame
1 aguacate Hass cortado en láminas finas

PREPARACIÓN:

1. Con la ayuda de un cuchillo de hoja larga y fina bien afilado, rebanar el pepino de forma longitudinal (a lo largo, no en rebanadas) en finas láminas. Reservar.

2. Tomar la esterilla y envolver en papel film. Colocar sobre la esterilla las láminas de pepino formando una capa, sobre ella se coloca una hoja

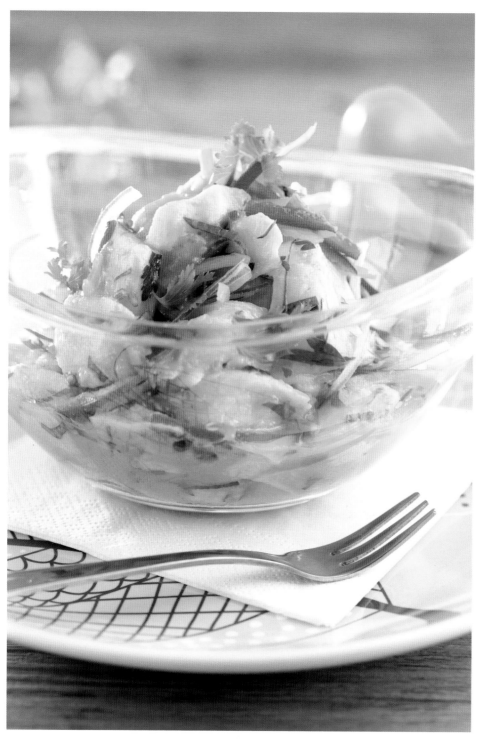

Ceviche de pescado blanco

Todos las fotografías son cortesía de Angel Rodriguez, salvo que se indique lo contrario.

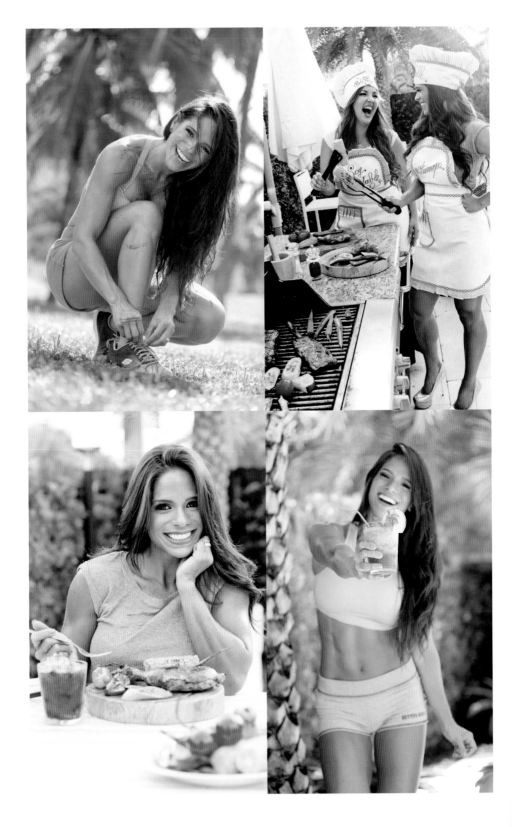

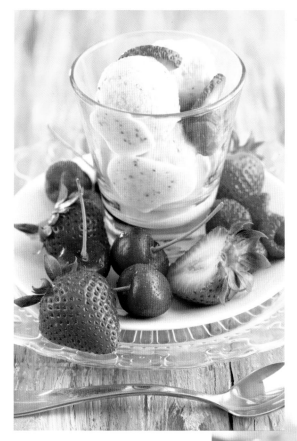

Helado de proteína

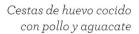

Cestas de huevo cocido
con pollo y aguacate

Sirloin de lomito de res al grill

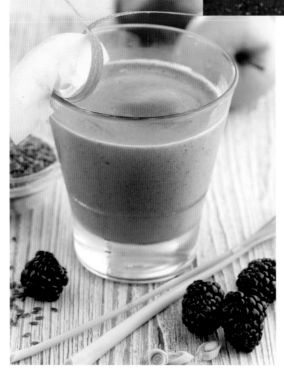

Smoothie antioxidante

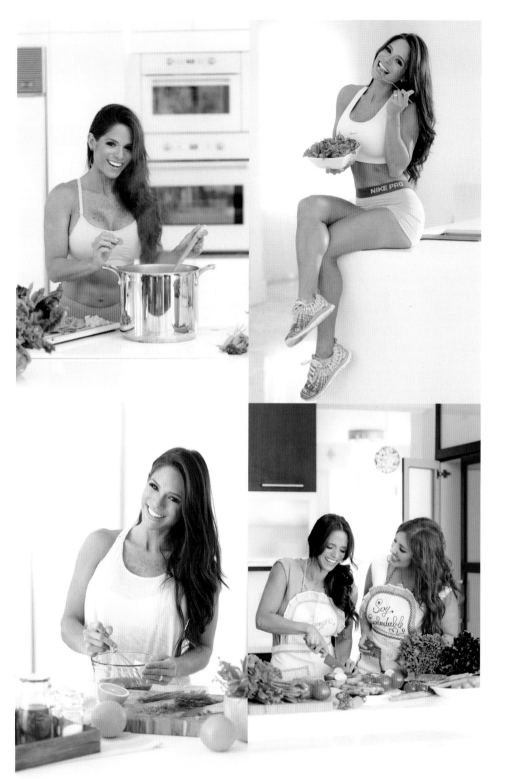

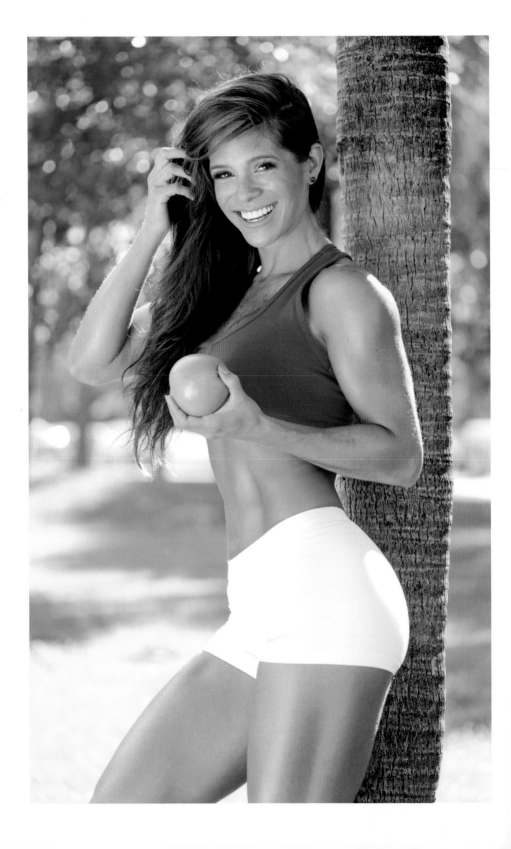

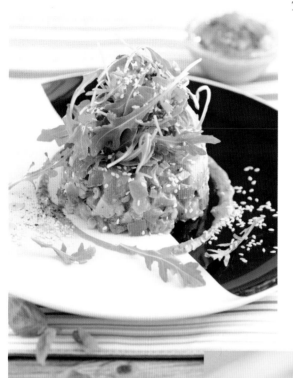

Tartar de atún y aguacate

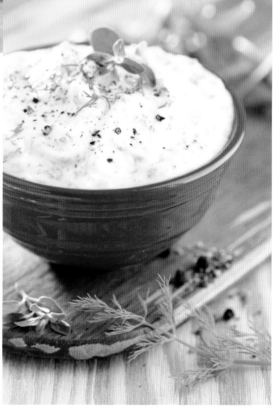

Tzaziki

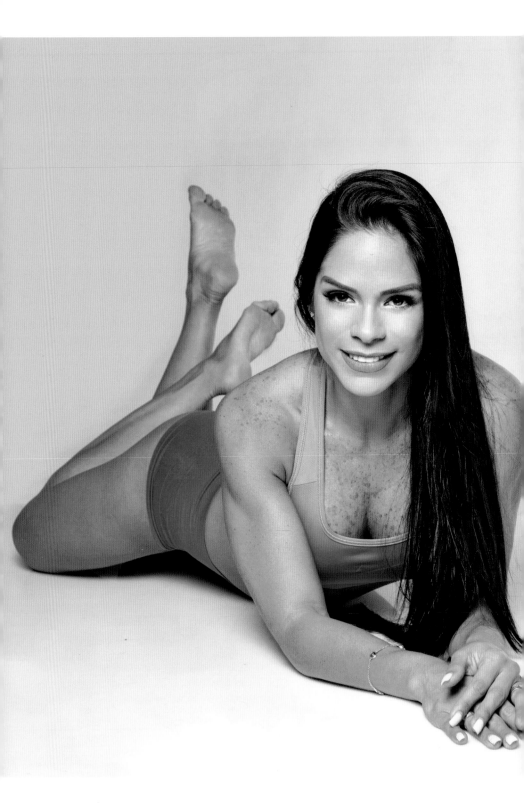

Fotografía es cortesía Ruben Dario.

de alga Nori para darle mayor firmeza al roll.

3. Rellenar el roll con los bastones del lomo atún rojo, el wakame y el aguacate, todo bien dispuesto en el tercio superior del roll.

4. Con la ayuda de la esterilla de bambú enrollar el roll y asegurar que quede bien sellado. Cerrar el roll y oprimir con firmeza hasta que compacte. Retirar la esterilla de bambú y proceder a cortar el roll.

5. Para cortar el roll, utilizar un cuchillo bien afilado, humedeciendo la hoja del mismo entre corte y corte para evitar que se desarme el roll.

RENDIMIENTO: 2 rolls

salsa ponzu

INGREDIENTES:

½ taza de zumo de limón
¼ taza de zumo de naranja
¾ taza de salsa de soya light
1 cucharada de vinagre de arroz
1 cucharada de licor de arroz (Mirin)

PREPARACIÓN:

En un bol o tazón amplio con la ayuda de un batidor de globo mezclar todos los líquidos hasta obtener una salsa homogénea.

RENDIMIENTO: 1½ taza de 6 oz

PLAN 1.200 CAL	PLAN 1.500 CAL	PLAN 1.800 CAL
▶ 2 rolls de 4,6 oz c/u	▶ 2½ rolls de 4,6 oz c/u	▶ 3 rolls de 4,6 oz c/u

COMIDA 6: SNACK PM 2:
Fit protein cupcake de pistacho

Ver receta en la página 93.

PLAN 1.200 CAL	PLAN 1.500 CAL	PLAN 1.800 CAL
▶ ½ cupcake	▶ 1 cupcake	▶ 1 cupcake* *Puedes considerar comer 1½ cupcake máximo.

DÍA 13

Día 14

¿Quieres energía adicional? Sal a tomar un baño de sol, o camina al aire libre, anda al parque y ve a los chicos jugando al fútbol o en la playa, cuando veas toda la belleza de la vida en movimiento, sentirás que tu llama vuelve a crecer. Busca la energía, es tu gasolina.

COMIDA 1: PRE-WORKOUT:
Claras de huevo + Infusión de té verde y manzana

Ver receta y porción sugerida en la página 136.

COMIDA 2: DESAYUNO:
Canoas de batata rellenas de pavo y queso vegetal

INGREDIENTES:

2 batatas pequeñas (8,5 oz)
1 taza de guiso de pavo *(ver receta en la página 135)*
2 cucharadas de queso vegetal
cilantro fresco para decorar

PREPARACIÓN:

1. Lavar bien las batatas con su cáscara y hornearlas a 350°F hasta que ablanden.

2. Cortarlas por la mitad en forma longitudinal, abrir y agregar ½ taza de guiso de pavo.

3. Cubrir con una cucharada de queso vegetal rallado.

4. Llevar al horno en función Broil durante 5 minutos o hasta que gratine.

RENDIMIENTO: 2 batatas de 4 oz, rellenas de 3 oz de pavo c/u

PLAN 1.200 CAL	PLAN 1.500 CAL	PLAN 1.800 CAL
▶ 1 batata rellena	▶ 1 batata rellena	▶ 2 batatas rellenas

DÍA 14

brochetas de lomito en varas de romero fresco

INGREDIENTES:

varas o ramas de romero fresco ó palillos de brochetas de madera
16 oz lomito de res limpio y cortado en cubos
1 cebolla morada cortada en cuartos
1 pimentón rojo, verde y amarillo cortado en cubos
10 champiñones enteros
10 tomates cherries
1 cucharada de sazonador BBQ
1 cucharada de paprika en polvo
1 cucharada de ajo machacado
sal rosa del Himalaya al gusto
pimienta al gusto
aceite de oliva en spray

PREPARACIÓN:

1. Tomar las varas de romero y retirarle las hojas dejándoles sólo la parte superior a manera de banderilla, con la ayuda de un cuchillo afilado limpiar el tallo y cortar la punta del mismo para poder pinchar y armar las brochetas. Si no se tienen las varas de romero, humedecer los palillos de brochetas antes de iniciar el armado de las mismas.

2. Iniciar las brochetas con un trozo de carne, luego un trozo de cebolla, de pimentón rojo, lomito, pimentón verde, cebolla, champiñón, lomito, y así sucesivamente hasta completar el aspecto deseado, culminar con el tomate cherry para cerrar la brocheta.

3. Sazonar las brochetas con la el sazonador BBQ, la paprika en polvo, ajo machacado, la sal, pimienta y el aceite de oliva.

4. Calentar un grill, parrilla o plancha fuego alto, rociar aceite de oliva. Colocar las brochetas en el grill para su cocción durante 5 minutos por cada lado o hasta lograr el punto de cocción deseado. Retirar y servir acompañado de un papitas criollas horneada.

RENDIMIENTO: 6 brochetas

DÍA 14

papitas criollas horneadas

INGREDIENTES:

100 g papitas criollas
1 cucharada ajo machacado
perejil fresco troceado
aceite de oliva en spray
sal rosa del Himalaya al gusto
pimienta al gusto

PREPARACIÓN:

1. Lavar y secar bien las papitas, puede dejarle la cáscara, cortarla longitudinalmente en cuatro porciones y agregar aceite de oliva.

2. Condimentar con el ajo machacado, perejil, sal y pimienta al gusto. Hornear en un envase refractario a 350°F durante 25 a 30 minutos hasta que estén doradas.

RENDIMIENTO: 3,5 papitas horneadas

ensalada coleslaw

INGREDIENTES:

½ piña entera sin cáscara
1 cucharada de paprika
½ cucharada de sazonador 5 especias
½ taza de yogur griego descremado
1 cucharada de vinagre de sidra
1 cucharada de zumo de limón
½ cucharadita de mostaza
2 sobres de estevia
sal rosa del Himalaya y pimienta fresca recién molida
ralladura de limón
2 tazas de repollo blanco finamente cortado
1 taza de repollo morado finamente cortado
½ taza de zanahoria rallada en hilos
ciboullette finamente cortado

PREPARACIÓN:

1. Sazonar la piña limpia con la paprika y el sazonador 5 especias por todas las caras de la misma. Puede cortarse en discos para facilitar el grillado y sazonado.

2. En una parrilla o grill colocar la piña a asar, teniendo cuidado de no quemarla. Cuando esté bien cocida, retirar, cortar en cubos pequeños y reservar.

3. En un bol o tazón de acero inoxidable amplio con la ayuda de un batidor de globo preparar el aderezo mezclando el yogur, con el vinagre, el zumo de limón, la mostaza y el endulzante.

4. Incorporar al aderezo la piña previamente grillada y cortada en cubos, sazonar con la sal y la pimienta al gusto. Perfumar con la ralladura de limón y reservar

5. En una bandeja o fuente para ensaladas mezclar los repollos, la zanahoria y el aderezo muy bien, servir coronando con el ciboullette fresco.

RENDIMIENTO: 4 tazas de 8 oz c/u

PLAN 1.200 CAL	PLAN 1.500 CAL	PLAN 1.800 CAL
▶ 1½ brocheta de lomito + 2,6 oz de papitas criollas horneadas + 1 taza de ensalada coleslaw	▶ 2 brochetas de lomito + 5,3 oz de papitas criollas horneadas + 1 taza de ensalada coleslaw	▶ Hasta 3 brochetas de lomito + 8 oz de papitas criollas horneadas + 1 taza de ensalada coleslaw

COMIDA 4: SNACK PM 1:
Yogur griego con proteína y frutos rojos

INGREDIENTES:

1 taza de yogur griego
½ medida de *whey protein* de vainilla
½ cucharadita de extracto de vainilla
zumo de ½ limón
1 sobre de estevia
ralladura de ½ limón
½ taza de frutos rojos troceados (fresas, moras, arándanos y frambuesas)

PREPARACIÓN:

1. Mezclar todos los ingredientes manualmente con la ayuda de un tenedor o batidor de globo.

2. Servir y disfrutar.

RENDIMIENTO: 9 oz de yogur + 3 oz frutos rojos

PLAN 1.200 CAL	PLAN 1.500 CAL	PLAN 1.800 CAL
▶ ½ taza de yogur griego + 1,5 oz de frutos rojos	▶ ½ taza de yogur griego + 1,5 oz de frutos rojos	▶ ¾ tazas de yogur griego + 2 oz de frutos rojos

DÍA 14

ragú de pavo

INGREDIENTES:

1 taza de cebolla blanca

¼ taza de cebollín

¼ taza de apio

¼ taza de ajo porro

½ taza de ajíes dulces

1 cucharada de agua

16 oz de pavo molido

sal rosa del Himalaya al gusto

pimienta al gusto

aceite de oliva en spray

especias italianas al gusto (orégano, salvia, tomillo, romero)

½ taza de pimentón rojo troceados

4 dientes de ajos asados

4 tazas de tomates pelados, sin piel y sin semillas

8 hojas de albahaca fresca

2 cucharadas de pasta de tomate

1 cucharada de vinagre balsámico

1 hoja de laurel

1 cucharadita de mostaza Dijon

1 sobre de estevia

PREPARACIÓN:

1. En una licuadora procesar la cebolla, el cebollín, el apio, el ajo porro, los ajíes dulces y el agua, obteniendo una pasta homogénea.

2. En una sartén rociar el aceite de oliva y añadir especias italianas (orégano, salvia, tomillo, romero) y el pavo molido.

3. Sellar y dorar con la ayuda de una espátula de madera el resto de la carne de pavo molida hasta que quede suelta y cocida. Sazonar con sal y pimienta.

4. Agregar al pavo el resto de las verduras licuadas y sofreír a fuego medio.

5. Licuar también el pimentón, el ajo, los tomates y la albahaca durante un minuto hasta obtener una salsa homogénea. Incorporar la salsa licuada al pavo molido en la sartén o caldero. Bajar el fuego al mínimo y dejar cocinar sin tapar durante 40 minutos.

6. Añadir a la salsa el vinagre balsámico, la pasta de tomate, el endulzante, hoja de laurel, y la mostaza. Esperar que reduzca casi todo el líquido y obtenga la consistencia deseada.

7. Corregir la sazón con sal y pimienta. Apagar y retirar del fuego. Reservar.

canelones de calabacín

INGREDIENTES:

4 calabacines grandes
1 taza de queso vegetal rallado (queso de almendras)
aceite de oliva en spray
6 hojas grandes de albahaca para decorar

PREPARACIÓN:

1. Con la ayuda de una mandolina o un cuchillo de hoja ancha bien afilado, cortar el calabacín en láminas longitudinalmente.

2. Calentar un grill o plancha a fuego alto, rociar aceite de oliva y sellar rápidamente las láminas de calabacín por ambas caras.

3. En una bandeja refractaria de vidrio o de metal antiadherente rociar aceite de oliva y armar los canelones enrollando la lámina de calabacín con una cucharada del ragú de pavo molido (deben estar fríos para facilitar el armado). Colocar los canelones uno al lado del otro en filas, hasta llenar por completo la bandeja. Finalmente, agrega el queso de almendras rallado sobre los canelones.

4. Calentar el horno a 350°F en función Broil, y llevar la bandeja de canelones para que se hornee durante unos 8-10 minutos, retirar del horno cuando tenga un aspecto dorado. Decorar con hojas de albahaca.

RENDIMIENTO: 30 canelones de 1,6 oz aprox., c/u

PLAN 1.200 CAL	PLAN 1.500 CAL	PLAN 1.800 CAL
▶ 4 canelones de 1,6 oz c/u	▶ 5 canelones de 1,6 oz c/u	▶ Hasta 7 canelones de 1,6 oz c/u

DÍA 14

COMIDA 6: SNACK PM 2:

Frutos rojos o kiwi con crema batida fat free

INGREDIENTES:

1 taza de frutos rojos (frambuesa, mora y arándanos)

4 cucharadas de crema para batir, sin azúcar

PLAN 1.200 CAL	PLAN 1.500 CAL	PLAN 1.800 CAL
▶ 1 taza de frutos rojos o kiwi + 4 cucharadas de crema para batir	▶ Hasta 1½ taza de frutos rojos o kiwi + 4 cucharadas de crema para batir	▶ Hasta 2 tazas de frutos rojos o kiwi + 4 cucharadas de crema para batir

DÍA 14

RECETA ESTRELLA DE LA SEMANA

yogur griego con proteina de vainilla

INGREDIENTES:

1 taza de yogur griego
½ medida de *whey protein* de vainilla
1 sobre de estevia
½ cucharadita de vainilla
ralladura de 1 limón (opcional)

PREPARACIÓN:

1. En un bol mediano, mezclar con la ayuda de un batidor tipo globo, el yogur griego, el *whey protein*, la estevia y la vainilla.

2. Agregar ralladura de limón antes de servir.

RENDIMIENTO: 1 taza

Prepáralo en 10 sabores differentes:

Alimentos agregados por cada yogur:

1. Chocolate: Cambiando el *whey protein* de vainilla por chocolate y agregando una cucharadita de cacao en polvo sin azúcar.

2. Limón: Agregando ralladura de ½ limón + zumo de un limón.

3. Canela: Agregando una cucharadita de canela y almendras fileteadas.

4. Marmoleado: Dividiendo la mezcla en dos partes iguales y agregando a la mitad cacao en polvo y chispas de chocolate sin azúcar para decorar.

5. Nueces y pasas: Agregando 1 cucharada de uvas pasas, un puño de nueces troceadas y canela.

6. Frutos rojos: Agregando ½ taza de frutos rojos variados (fresa, arándanos, frambuesa, moras).

7. **Granola:** Agregando ⅓ taza de granola con menos de 5 g de azúcar.
8. **Acai berry:** Agregando una cucharada grande de polvo de acai berry.
9. **Piña colada:** Agregando trozos de piña fresca + una cucharada de coco rallado sin azúcar + unas gotas de esencia de coco.
10. **Mango:** Agregando medio mango maduro cortado en cuadritos.

Día 15

No permitas que nada ni nadie sabotee tu esfuerzo. Piensa en lo bien que te sentirás cuando te deshagas de la grasa y los centímetros que te sobran. No te engañes a ti misma. No pierdas tu tiempo, tu esfuerzo ni tu dinero. Adelante, que si yo pude lograrlo, ¿por qué tu no podrías?

COMIDA 1: PRE-WORKOUT:
Claras de huevo + Smoothie antioxidante

claras de huevo

Puedes seleccionar entre hervir huevos en agua y consumir *solo las claras* o hacer claras de huevo revueltas con vegetales de tu gusto.

PLAN 1.200 CAL	PLAN 1.500 CAL	PLAN 1.800 CAL
►2 claras de huevos	►3 claras de huevos	►5 claras de huevos

smoothie antioxidante

INGREDIENTES:

1 taza de agua o leche de almendras sin azúcar
1 medida de *whey protein* de vainilla o chocolate
½ taza de frutos del bosque (fresas, moras, frambuesas, arándanos)
1 cucharada de polvo de acai berry (opcional)
2 sobres de estevia

PREPARACIÓN:

1. Mezclar en una licuadora todos los ingredientes y batir durante un minuto.

2. Servir y disfrutar.

RENDIMIENTO: 1 taza

PLAN 1.200 CAL	PLAN 1.500 CAL	PLAN 1.800 CAL
►8 oz	►12 oz	►16 oz

COMIDA 2: DESAYUNO:

Waffles proteicas de nueces y uvas pasas

INGREDIENTES:

⅓ taza de avena

2 claras de huevo

¼ taza de nueces

1 cucharada de uvas pasas

1 medida de *whey protein* de vainilla

1/3 taza de leche de almendras

½ cucharadita de canela

1 sobre de estevia

aceite vegetal en spray

sirope sin azúcar

PREPARACIÓN:

1. Mezclar en licuadora la avena, las claras de huevo, las nueves, las uvas pasas, el *whey protein*, la leche de almendras y la canela, durante 1 minuto.

2. Calentar la waflera y rociar el aceite vegetal. Agregar una porción de la mezcla, cerrar la waflera y esperar hasta que dore o cambie la luz roja a verde.

3. Servir con sirope sin azúcar y disfrutar.

RENDIMIENTO: 2 waffles de 2,1 oz

PLAN 1.200 CAL	PLAN 1.500 CAL	PLAN 1.800 CAL
▶1 waffle	▶1½ waffle	▶2 waffles

Lomo de cerdo al horno con ensalada Waldorf

lomo de cerdo al horno

INGREDIENTES:

1 lomo de cerdo entero y limpio (16 oz)
2 cucharadas de mix hierbas y especias al gusto (romero, tomillo, orégano, ajo, salvia, curry, estragón, pimienta, comino, jengibre, albahaca, peperoncino, semillas de hinojo, sésamo, cilantro o mostaza)
ralladura de naranja
1 taza de jugo de 1 naranja
¼ taza de vino tinto
aceite vegetal en spray

PREPARACIÓN:

1. Colocar el lomo de cerdo a marinar en una bolsa hermética con el jugo de naranja, la ralladura de naranja durante 8 horas en el refrigerador.

2. Luego escurrir bien el cerdo y colocarlo encima de una tabla cubierta con las mismas especias previamente trituradas en un mortero o molidas gruesas. Dar vuelta hasta que todas las partes estén cubiertas.

3. Calentar una plancha o sartén antiadherente a fuego alto con aceite vegetal y cuando esté bien caliente colocar el lomo de cerdo para sellarlo en todas sus caras.

4. Finalizar la cocción en el horno a 350ºF, colocando el lomo de cerdo en una bandeja refractaria cubierta por 20 minutos con el vino tinto.

5. Destapar y cocinar por 25 minutos más o hasta que dore. Rebanar y servir inmediatamente.

RENDIMIENTO: 14 oz

ensalada waldorf

INGREDIENTES:

PARA LA ENSALADA:

2 tazas de lechuga repollada finamente cortada
1 manzana verde cortada en juliana o bastones finos
1 taza de apio o celery cortado en juliana o bastones finos

DÍA 15

½ taza de nueces troceadas

¼ taza de uvas pasas

PARA LA VINAGRETA:

½ taza de yogur griego descremado

¼ taza de vinagre de sidra o manzana

2 cucharadas de aceite de oliva

1 cucharada de mostaza Dijon

2 sobres de estevia

sal rosa del Himalaya al gusto

pimiento al gusto

PREPARACIÓN:

1. En un bol con la ayuda de un batidor de globo preparar el aderezo mezclando bien el yogur, el vinagre, la mostaza, el aceite de oliva y el endulzante. Sazonar con sal y pimienta al gusto. Reservar refrigerada.

2. En una bandeja o fuente para ensaladas agregar los ingredientes de la ensalada (la manzana, el apio, la lechuga, las nueces y uvas pasas), añadir el aderezo e integrar bien. Servir y disfrutar.

RENDIMIENTO: 3 tazas

PLAN 1.200 CAL	PLAN 1.500 CAL	PLAN 1.800 CAL
▶ 4 oz de lomo de cerdo al horno + 1 taza de ensalada Waldorf	▶ 5 oz de lomo de cerdo al horno + 1 taza de ensalada Waldorf	▶ 7 oz de lomo de cerdo al horno + 1 taza de ensalada Waldorf

COMIDA 4: SNACK PM 1:

Fit protein cupcake de chocolate fudge

Ver receta en la página 93.

PLAN 1.200 CAL	PLAN 1.500 CAL	PLAN 1.800 CAL
▶ ½ cupcake	▶ 1 cupcake	▶ 1 cupcake* *Puedes considerar comer 1½ cupcake máximo.

COMIDA 5: CENA:

Sopa estilo ramen de pollo y fideos de vegetales

INGREDIENTES:

1 filete de muslo de pollo troceado en dados (4 oz)

½ cucharadita de jengibre rallado

ralladura de 1 limón

2 cucharadas de salsa de soya *light*

DÍA 15

aceite de coco en spray

¼ taza de pimentón cortado en juliana fina

¼ taza de cebolla cortada en juliana fina

¼ taza de ajíes dulces cortados en juliana fina

1 ají picante cortado en juliana fina (jalapeño, rocoto, habanero)

¼ taza de zanahoria bebe cortada en juliana fina

¼ taza de calabacín bebe cortado en juliana

¼ taza de champiñones cortados en cuartos

1 tallo de espárrago troceado.

¼ taza de brócoli troceado

1½ taza de caldo de pollo

sal rosa del Himalaya y pimienta

1 cucharada de sriracha

1 huevo entero

½ taza de brotes de frijol

2,5 onzas de fideos de arroz integral

1 cucharadita de ciboullete o cebollín finamente cortado.

1 cucharadita de cilantro fresco troceado

PREPARACIÓN:

1. En un bol colocar y sazonar el pollo con el jengibre, la ralladura de limón y la salsa de soya. Reservar.

2. En una sartén antiadherente amplia o wok a fuego alto rociar el aceite de coco, agregar el pollo y sellar hasta que quede dorado. Reservar.

3. En la misma sartén bajar la llama a fuego medio, añadir progresivamente las julianas de vegetales y sofreír durante 1 minuto, para que queden crocantes.

4. Aumentar la intensidad del fuego y agregar el pollo que se había reservado. Inmediatamente añadir el caldo y bajar la intensidad del fuego al mínimo. Rectificar la sazón con sal, pimienta y la sriracha.

5. Incorporar el huevo, los brotes de frijol y los fideos de arroz, esperamos su cocción durante un par de minutos, apagar el fuego. Servir en un tazón o bol grande y añadir el cilantro con el ciboullete fresco.

RENDIMIENTO: 1 bol de ramén de 13,3 oz

PLAN 1.200 CAL	PLAN 1.500 CAL	PLAN 1.800 CAL
▶ 10 oz de ramen de pollo y fideos vegetales	▶ 13,3 oz de ramen de pollo y fideos vegetales	▶ 16,6 oz de ramen de pollo y fideos vegetales

DÍA 15

COMIDA 6: SNACK PM 2:

Lomo de cerdo al horno

Ver receta en la página 182.

PLAN 1.200 CAL	PLAN 1.500 CAL	PLAN 1.800 CAL
▶2,5 oz	▶3,5 oz	▶4,5 oz

Día 16

Evita a los pesimistas y criticones, son vampiros que se roban tu energía. Sácalos de tu vida, no los escuches porque no tienen nada valioso que decir. Ahora estamos tú y yo en el camino de la fuerza y la belleza. Este es tu lugar.

COMIDA 1: PRE-WORKOUT:
Claras de huevo + Smoothie antioxidante

Ver receta y porción sugerida en la página 181.

COMIDA 2: DESAYUNO:
Muffins de salmón ahumado, acompañados de chips de batata y remolacha

muffins de salmón ahumado

INGREDIENTES:

- 1 huevo completo + 3 claras
- 2 lonjas de salmón ahumado troceado (40 g)
- 1 ramita de eneldo fresco
- ½ cucharadita de ajo machacado
- 1 cucharada de queso mozzarella vegetal

PREPARACIÓN:

1. Mezclar con un tenedor los huevos, el salmón, el eneldo, el ajo y el queso mozarella.

2. Agregar en un molde de silicona para muffins o cupcakes.

3. Hornear durante 20 minutos hasta que esté dorado. Servir y disfrutar.

RENDIMIENTO: 3 muffins de 2,4 oz

DÍA 16

chips de batata y remolacha

INGREDIENTES:

1 batata grande
1 remolacha grande
sal rosa del Himalaya y pimienta al gusto
1 cucharadita de orégano molido
aceite de oliva en spray

PREPARACIÓN:

1. Retirar la cáscara a la batata y remolacha con un pelador de papas o cuchillo bien afilado.

2. Con la ayuda de una mandolina o de un cuchillo de hoja ancha, cortar en finas láminas.

3. Condimentar con sal, pimienta y orégano.

4. En una bandeja antiadherente horadada (con orificios como la que se utiliza para hacer pizza) colocar las láminas de batata y remolacha, rociándolas con aceite de oliva.

5. Llevar al horno por 30 minutos a baja temperatura (280°F aproximadamente), vigilando que no se quemen. Al dorar de un lado, voltear para dorar del otro. Retirar del horno, servir y disfrutar.

RENDIMIENTO: 1,6 oz de chips de batata y 1,3 oz de chips de remolacha

PLAN 1.200 CAL	PLAN 1.500 CAL	PLAN 1.800 CAL
▶2 muffins + 0,8 oz de chips de batata y 0,6 oz de chips de remolacha	▶2½ muffins + 1,6 oz de chips de batata y 1,3 oz de chips de remolacha	▶3 muffins + 2,5 oz de chips de batata y 2 oz de chips de remolacha

COMIDA 3: ALMUERZO:
Lomito a la pimienta con chips de yuca y ensalada mixta

lomito a la pimienta

INGREDIENTES:

16 oz lomito entero limpio
1 cucharada de pimienta negra, rosada, blanca y verde recién molida
sal rosa del Himalaya al gusto
aceite de oliva en spray
mezcla de especias y hierbas secas (orégano, salvia, tomillo, romero, peperonccino, pimientas en granos, laurel, guayabita o pimienta de Jamaica) trituradas en mortero

1. Sazonar la carne con sal y rociar con aceite de oliva para que se adhiera la costra. Rodar y cubrir toda la pieza de carne en la mezcla de pimiento y especias y hierbas secas trituradas.

2. En una sartén, grill o plancha a fuego alto colocar la pieza de lomo de carne para su cocción, teniendo cuidado de sellarla por todas sus caras o lados.

3. Llevar al horno a 350°F para terminar la cocción. Cuando tenga el punto deseado retirar y dejar reposar durante 5 a 10 minutos antes de filetear el lomo para servir y disfrutar.

RENDIMIENTO: 13,3 oz

chips de yuca horneados

INGREDIENTES:

7 oz de yuca finamente rebanada
1 cucharadita de orégano
aceite de oliva en spray
sal rosa del Himalaya al gusto
pimienta al gusto

PREPARACIÓN:

1. Con la ayuda de una mandolina o de un cuchillo de hoja ancha bien afilado, cortar la yuca cruda en finas láminas.

2. Condimentar con sal, pimienta, y orégano.

3. En una bandeja antiadherente con orificios u horadada (como la que se utiliza para hacer pizza) colocar las láminas, rociar con aceite de oliva, y llevar al horno por 30 minutos, vigilando que no se quemen.

4. Cuando doren de un lado, voltearlas para dorar del otro, sacar del horno y servir como acompañante

RENDIMIENTO: 1,3 oz

ensalada mixta

Ver receta de ensalada mixta en la página 134.

PLAN 1.200 CAL	PLAN 1.500 CAL	PLAN 1.800 CAL
▶ 4 oz de lomito a la pimienta + 1,3 oz de chips de yuca + 1 taza de ensalada mixta	▶ 5 oz de lomito a la pimienta + 2,6 oz de chips de yuca + 1 taza de ensalada mixta	▶ 7 oz de lomito a la pimienta + 3,9 oz de chips de yuca + 2 tazas de ensalada mixta

DÍA 16

COMIDA 4: SNACK PM 1:

Ensalada de pollo, pepino y tomate con limón

INGREDIENTES:

4 onzas de pechuga de pollo

1 taza de espinacas o lechugas mixtas

½ pepino con cáscara cortado en cuadritos

1 tomate mediano cortado en cuadritos

1 cucharadita de aceite de oliva

1 diente de ajo machacado

zumo de 2 limones

sal rosa del Himalaya al gusto

orégano al gusto

pimienta al gusto

PREPARACIÓN:

1. Cocinar la pechuga de pollo al grill, previamente condimentada con ajo, sal, orégano y pimienta, hasta que quede dorada. Cortar en cubos.

2. Mezclar todos los vegetales en un bol para ensaladas. Agregar encima el pollo.

3. Aderezar con aceite de oliva, limón, sal y pimienta. Servir y disfrutar.

RENDIMIENTO: 11,5 oz

PLAN 1.200 CAL	PLAN 1.500 CAL	PLAN 1.800 CAL
▶ ½ porción de 5,8 oz	▶ ¾ porción de 9,5 oz	▶ 1 porción de 11,5 oz

COMIDA 5: CENA:

Hamburguesa de portobello con carne de pavo

hamburguesa de portobello con carne de pavo

INGREDIENTES:

4 hongos portobellos grandes

aceite de oliva en spray

2 hamburguesas de pavo molido (ver receta más abajo)

¼ taza de lechuga romana

1 tomate rebanado

1 pepinillo rebanado

¼ taza de cebollas moradas cortadas en juliana fina

¼ brotes de alfalfa

1 cucharada de mostaza Dijon

PREPARACIÓN:

1. Lavar y limpiar con un paño húmedo los portobellos, retirarles el tallo y con la ayuda de una cucharilla raspar la cara interna.

2. Calentar un grill o plancha a fuego alto, rociar con aceite de oliva y sellar rápidamente los portobellos por ambas caras. Retirar y reservar.

3. Colocar los portobellos con la cara interna hacia arriba, agregar la hamburguesa de pavo y encima la lechuga, el tomate, el pepinillo, la cebolla, los brotes de alfalfa, y mostaza, coronar la hamburguesa con otro portobello grillado. Servir y disfrutar.

hamburguesa de pavo

INGREDIENTES:

¼ taza de ají dulce o pimentón rojo limpio y desvenado

2 claras de huevo

¼ taza de cebolla morada troceada

7,5 oz de carne molida de pavo sin grasa

sal rosa del Himalaya y pimienta

1 taza de hojas de espinaca

2 cucharadas de almendras molidas

aceite de oliva en spray

PREPARACIÓN:

1. En un procesador agregar los ajíes, las claras de huevo, y cebolla hasta obtener una consistencia homogénea. Reservar en un envase.

2. En el mismo procesador triturar el pavo molido, sazonar con sal y la pimienta. Luego mezclar con los vegetales ya procesados y seguidamente, incorporar las almendras. Mezclar bien.

3. Agregar sal y pimienta al gusto y pesar las porciones de 3,5 oz para cada una.

(la receta continúa)

DÍA 16

4. Dar la forma convencional de hamburguesa y cocinar en una sartén antiadherente rociada con aceite de oliva hasta que doren. Servir y disfrutar.

RENDIMIENTO: 6 oz cada hamburguesa de portobellos

PLAN 1.200 CAL	PLAN 1.500 CAL	PLAN 1.800 CAL
▶ 1 hamburguesa de portobello (6 oz)	▶ 1½ hamburguesa de portobello (9 oz)	▶ 2 hamburguesas de portobello (12 oz)

COMIDA 6: SNACK PM 2:
Batido de manzana y canela con *whey protein*

INGREDIENTES:

- 1 taza de leche de almendras sin azúcar
- ½ manzana roja o verde sin cáscara
- 1 cucharadita de canela en polvo
- 1 medida de *whey protein* de vainilla

PREPARACIÓN:

Mezclar todos los ingredientes. Servir y disfrutar.

RENDIMIENTO: 9 oz

PLAN 1.200 CAL	PLAN 1.500 CAL	PLAN 1.800 CAL
▶ 5 oz	▶ 7 oz	▶ 9 oz

Día 17

Seguir cuando crees que no das más, es lo que te hace diferente a los demás. Si fuera tan fácil cambiar lo que no nos gusta de nuestro cuerpo y nuestra vida, todos lo harían. Pero tú sí lo vas a lograr, porque decidiste no abandonar el camino, pase lo que pase.

COMIDA 1: PRE-WORKOUT:
Claras de huevo + Smoothie antioxidante

Ver receta y porción sugerida en la página 181.

COMIDA 2: DESAYUNO:
Panquecas proteicas de zanahoria

INGREDIENTES:

⅓ taza de avena en hojuelas
1 huevo entero + 2 claras
½ medida de *whey protein* de vainilla
¼ taza de zanahoria rallada
1 cucharadita de canela
¼ cucharadita de clavos de olor
¼ cucharadita de nuez moscada
1 cucharadita de estevia
½ cucharadita de polvo para hornear
1 ó 2 cucharadas de leche de almendras o agua
aceite de oliva en spray

PREPARACIÓN:

1. Mezclar en licuadora todos los ingredients excepto el aceite de oliva.

2. Calentar una sartén antiadherente a fuego medio con aceite de oliva y agregar un poco de la mezcla.

(la receta continúa)

3. Tapar, esperar que dore un poco y voltear inmediatamente para cocinar por el otro lado. Servir y disfrutar.

RENDIMIENTO: 5 panquecas de 1,3 oz c/u

PLAN 1.200 CAL	PLAN 1.500 CAL	PLAN 1.800 CAL
▸ 1 panqueca	▸ 1½ panqueca	▸ 2 panquecas

COMIDA 3: ALMUERZO:
Pollo horneado con Puré de calabaza y Mezclum verde

pollo horneado

INGREDIENTES:

1 pollo entero con hueso y sin piel
5 ramas de tomillo fresco
1 cucharadita de orégano fresco
1 cucharada de mostaza antigua Dijon
¼ taza de vino tinto
ralladura y zumo de 1 naranja
1 cebolla blanca rallada
½ cabeza de ajo cortada longitudinalmente
1 tallo ajo porro troceado
1 pimentón rojo cortado en juliana
1 cebolla morada cortada en juliana
1 tallo de apio troceado
sal rosa del Himalaya al gusto
pimienta al gusto
aceite de oliva en spray
½ taza de caldo de pollo o agua

PREPARACIÓN:

1. Tomar el pollo entero sin piel, colocarlo en una bolsa hermética a marinar con el tomillo y el orégano, la mostaza, el vino, el zumo de naranja, cebolla rallada, durante 4 horas.

2. En un envase refractario o bandeja para el horno, armar una cama con la media cabeza de ajo, el ajo porro, el pimentón, la cebolla y el apio.

3. Colocar el pollo encima de la cama de vegetales, rociar con aceite de oliva y sazonar con la ralladura de naranja, la sal y pimienta al gusto. Agregar el jugo de la marinada y añadir más tomillo y orégano fresco.

DÍA 17

4. Precalentar el horno a 350ºF y hornear durante 60 minutos. Si se seca un poco, bañar con caldo de pollo o agua. Luego retirar la bandeja, voltear el pollo con cuidado y volver a introducirlo en el horno para terminar la cocción durante 15 minutos más o hasta que doren al punto deseado. Servir y disfrutar.

RENDIMIENTO: 60 oz de pollo y vegetales horneados

puré de calabaza o auyama horneada

INGREDIENTES:

15 oz de calabaza o auyama
aceite en de oliva en spray
1 cucharada de paprika
1 cucharadita de sazonador cinco especias
4 dientes de ajo asados
¼ taza de leche de almendras
sal rosa del Himalaya al gusto
pimienta al gusto

PREPARACIÓN:

1. Cortar la auyama, limpiarla bien, y cortarlas en trozos o cuñas.

2. En una bandeja antiadherente para horno colocar los trozos de auyama, rociar con aceite de oliva y sazonar con la paprika y las 5 especias.

3. Hornear a 350ºF durante 35 minutos o hasta que estén cocidas y blandas. Retirar.

4. Agregar en el procesador la auyama cocida, el ajo, la leche de almendras, sal y pimienta. Servir y disfrutar.

RENDIMIENTO: 14,6 oz

mezclum verde

Ver receta en la página 109.

PLAN 1.200 CAL	PLAN 1.500 CAL	PLAN 1.800 CAL
▶4,5 oz de pollo al horno + 2,5 oz de puré de auyama + 1 bol de mezclum verde	▶5,3 oz de pollo al horno + 5 oz de puré de auyama + 1 bol de mezclum verde	▶6,5 oz de pollo al horno + 7,5 oz de puré de auyama + 1 bol de mezclum verde

COMIDA 4: SNACK PM 1:
Yogur griego con proteína, almendras y canela

INGREDIENTES:

1 taza de yogur griego 9 oz
½ medida de *whey protein* de vainilla
1 cucharadita de canela
1 sobre de estevia
¼ taza de almendras fileteadas o troceadas

PREPARACIÓN:

1. Mezclar manualmente el yogur, el *whey protein*, la canela y la estevia.

2. Agregar las almendras fileteadas, servir y disfrutar.

RENDIMIENTO: 9 oz

PLAN 1.200 CAL	PLAN 1.500 CAL	PLAN 1.800 CAL
▶3 oz	▶4 oz	▶5 oz

COMIDA 5: CENA:
Brocheta de langostinos y vegetales al curry

brocheta de langostinos

INGREDIENTES:

palillos para pinchos o brochetas de madera
16 oz de langostinos limpios y desvenados
1 cebolla morada cortada en cuartos
1 pimentón rojo, verde y amarillo cortado en cubos
10 tomates cherry
1 cucharada de curry en polvo
1 cucharada de pasta de malojillo o lemongrass
1 cucharada de pasta de jengibre
ralladura de 1 limón
sal rosa del Himalaya y pimienta
aceite de oliva en spray

PREPARACIÓN:

1. Humedecer los palillos de brochetas antes de iniciar el armado de las mismas.

2. Iniciar las brochetas con un langostino, luego un trozo de cebolla, de pimentón rojo, otro langostino, pimentón verde, cebolla, langostino, y así sucesivamente hasta completar el aspecto deseado, culminar con un tomate cherry para cerrar la brocheta.

3. Sazonar las brochetas con el curry en polvo, la pasta de lemongrass y jengibre, la ralladura de limón, la sal, pimienta y el aceite de oliva.

4. Calentar un grill, parrilla o plancha fuego alto, rociar aceite de oliva. Colocar las brochetas en el grill para su cocción durante dos o tres minutos por cada lado. Retirar, servir y disfrutar.

RENDIMIENTO: 7 brochetas de 3,6 oz c/u

brocheta de vegetales al grill

Ver receta en la página 169.

PLAN 1.200 CAL	PLAN 1.500 CAL	PLAN 1.800 CAL
▶ 1½ brocheta de langostinos + 1 brocheta de vegetales al grill	▶ 2 brochetas de langostinos + Hasta 2 brochetas de vegetales al grill	▶ 3 brochetas de langostinos + Hasta 3 brochetas de vegetales al grill

COMIDA 6: SNACK PM 2:

Ensalada de huevos cocidos con aguacate y limón

Ensalada de huevos cocidos con aguacate y limón

INGREDIENTES:

2 huevos cocidos troceados
¼ taza aguacate troceados
2 cucharadas de queso vegetal rallado
1 taza de rúgula o espinaca
zumo de un limón
sal rosa del Himalaya al gusto
pimienta al gusto

PREPARACIÓN:

1. Cocinar 2 huevos enteros en agua, pelar y cortar en cubos.

2. Mezclar el huevo, con el aguacate y el queso vegetal.

(la receta continúa)

DÍA 17

3. Servir sobre cama de arúgula o espinaca y agregar limón, sal y pimienta al gusto. Servir y disfrutar.

RENDIMIENTO: 8 oz

PLAN 1.200 CAL
► ½ taza – 4 oz

PLAN 1.500 CAL
► ½ taza – 4 oz

PLAN 1.800 CAL
► ¾ taza – 6 oz

Día 18

Nada es gratis. Nadie te va a regalar nada. Ninguna chica te traerá a su novio para que seas feliz. Si quieres amor, admiración y deseo, trabaja para ganártelo. No pidas en otros lo que no tienes en ti. ¿Quieres un chico fuerte y atractivo a tu lado? Conviértete en lo que quieres ser, porque tú eres la medida.

COMIDA 1:

Pre-workout: Claras de huevo + Smoothie antioxidante

Ver receta y porción sugerida en la página 181.

COMIDA 2:

Desayuno

omelette de claras de huevo con vegetales

INGREDIENTES:

1 huevo entero + 3 claras
¼ taza de champiñones troceados
½ taza de hojas de espinacas troceadas
1 cucharada de pimentón rojo finamente cortado
1 cucharada de cebolla morada o cebollín
1 cucharadita de tomates secos troceados sin aceite
1 cucharada de queso de almendras
aceite de oliva en spray
sal rosa del Himalaya al gusto
pimienta al gusto

PREPARACIÓN:

1. Mezclar con un tenedor en un bol los huevos, los champiñones, espinaca, el pimentón, la cebolla y los tomates secos.

(la receta continúa)

DÍA 18

2. Calentar una sartén antiadherente a fuego medio con aceite de oliva y agregar la mezcla de huevos y vegetales. Tapar y esperar que cocine levemente.

3. Agregar el queso de almendras y cerrar la omelette. Agregar sal y pimienta la gusto, servir y disfrutar.

RENDIMIENTO: 1 omelette

hashbrown de batata

INGREDIENTES:

½ taza de batata rallada
1 clara de huevo
1 cucharada de harina de almendras
sal rosa del Himalaya al gusto
pimienta al gusto
aceite de oliva en spray

PREPARACIÓN:

1. Mezclar manualmente las batatas con la clara de huevos, la harina de almendras, sal y pimienta.

2. Calentar una sartén anti adherente a fuego medio con aceite de oliva y agregar la mezcla de huevos y vegetales. Tapar y esperar que cocine y dore por una cara. Voltear. Servir y disfrutar.

RENDIMIENTO: 3,8 oz

PLAN 1.200 CAL	PLAN 1.500 CAL	PLAN 1.800 CAL
▶ 1 omelette + ½ porción de hashbrown de batata	▶ 1½ omelette + 1 porción de hashbrown de batata	▶ 2 omelettes + 1 porción de hashbrown de batata

COMIDA 3: ALMUERZO:

Ensalada de salmón al grill, rúgula y granada

INGREDIENTES:

2 filetes de salmón *wild caught* (16 oz)
¼ taza de zumo de naranja
ralladura de 1 naranja
1 cucharadita de paprika en polvo
1 cucharada de eneldo fresco finamente cortado
aceite de oliva en spray
1 taza de hinojo finamente cortado

½ taza de rábano rebanado en láminas finas
½ taza de cebolla morada cortada en juliana fina
½ taza de pulpa de Granada fresca
½ taza de manzana verde cortada en juliana fina
ralladura y zumo de 1 limón
1 cucharada de vinagre de sidra
hojuelas de pepperonccino al gusto
1 taza de hojas de arúgula troceadas

PREPARACIÓN:

1. Tomar el filete de salmón sin piel y cortarlo en postas o churrascos de 3 ó 4 cm de ancho.

2. En una bolsa hermética colocar el salmón junto al zumo de naranja, la ralladura de naranja, la paprika y el eneldo a marinar, reservar refrigerado durante 1 hora como mínimo.

3. Calentar una sartén, plancha o grill a fuego alto, rociamos con aceite de oliva y sellamos los churrascos de salmón hasta dorar por todas sus caras. Retirar y reservar.

4. En un bol o taza amplia agregar el hinojo, el rábano, la cebolla morada, la granada, la manzana y aderezar con el limón, la ralladura, el vinagre y el pepperonccino al gusto.

5. Para servir colocar en una fuente o bandeja amplia el hinojo, el rábano, la cebolla, la granada y la manzana aderezadas, luego los churrascos de salmón grillados y coronamos con la rúgula y el resto del aderezo.

RENDIMIENTO: 3 porciones de 8,6 oz c/u

PLAN 1.200 CAL	PLAN 1.500 CAL	PLAN 1.800 CAL
▶ 6,6 oz de ensalada de salmón al grill	▶ 8,6 oz de ensalada de salmón al grill	▶ 11 oz de ensalada de salmón al grill

DÍA 18

COMIDA 4: SNACK PM 1:
Manzana verde o pera con mantequilla de maní

INGREDIENTES:

1 manzana verde o pera
1 cucharada de mantequilla de maní casera

PREPARACIÓN:

Lavar y cortar la manzana verde en cuartos, dejando la cáscara. Servir con mantequilla de maní.

RENDIMIENTO: 8 oz de manzana + 0,6 oz de mantequilla de maní

PLAN 1.200 CAL
▶ ½ manzana o pera + 1 cucharada de mantequilla de maní casera

PLAN 1.500 CAL
▶ 1 manzana o pera + 1 cucharada de mantequilla de maní casera

PLAN 1.800 CAL
▶ 1 manzana o pera + 1 cucharada de mantequilla de maní casera

COMIDA 5: CENA:
Sopa de frutos del mar

INGREDIENTES:

PARA EL SOFRITO:
aceite de oliva en spray
¼ taza de cebolla cortada en cuadritos
4 dientes de ajo machacado
½ cucharadita de jengibre rallado
1 pizca de peperonccino al gusto
¼ taza de cebollin finamente cortado
¼ taza de apio finamente cortado
¼ taza de ají dulces o pimentón rojo cortado en cuadritos
¼ taza de pimentón verde cortado en cuadritos
½ bulbo de hinojo cortado en cuadritos
1 cucharada de tomate en cuadritos
¼ taza de puré de tomate
sal rosa del Himalaya al gusto
pimienta al gusto

PARA LA SOPA:
5 tazas de caldo de camarones, langostino, langosta, pulpo o pescado
30 oz. de mariscos (camarones, vieiras, calamares, mejillones, pulpo, almejas, etc.)
1 cucharada de paprika

ralladura de 1 limón grande

¼ taza de cilantro con tallos finamente cortados

PREPARACIÓN:

1. En una olla de fondo grueso, colocar el aceite de oliva, la cebolla, el ajo, el jengibre y el peperoncino. Sofreir a fuego medio durante 2 minutos.

2. Agregar el cebollín, apio, ají dulce, pimentón verde, hinojo y tomate de a poco, mezclando. Seguidamente sal y pimienta recién molida. Cocinar por unos 10 minutos.

3. Añadir al sofrito el puré de tomate, y cocinar por 3 minutos. Retirar y reservar.

4. Sazonar los mariscos con la sal, pimienta, paprika y ralladura de limón.

5. En la misma olla nuevamente añadir aceite de oliva y dorar los mariscos unos minutos, cuidando que queden crocantes y jugosos.

6. Añadir el sofrito, y el caldo, dejar que se cocinen por 5 minutos a fuego medio. Apagar y antes de servir añadir el cilantro.

RENDIMIENTO: 40 oz

PLAN 1.200 CAL	PLAN 1.500 CAL	PLAN 1.800 CAL
▶14 oz o 1¾ tazas de sopa	▶16 oz 2 tazas de sopa	½20 oz o 2½ tazas de sopa

COMIDA 6: SNACK PM 2:

Fit protein cupcake de banana y nueces

Ver receta en la página 93.

PLAN 1.200 CAL	PLAN 1.500 CAL	PLAN 1.800 CAL
▶½ cupcake	▶1 cupcake	▶1 cupcake* *Puedes considerar comer 1 ½ cupcake máximo

DÍA 18

Día 19

Dale, nunca pares. No hay nada mejor que ver a los tontos que te criticaban o rechazaban cuando no estabas tan hermosa suplicándote que salgas con ellos, ofreciéndote grandes oportunidades o tratando de hacerse los graciosos frente a ti. Pásales por encima y disfruta.

COMIDA 1: PRE-WORKOUT:
Claras de huevo + Smoothie antioxidante

Ver receta y porción sugerida en la página 181.

COMIDA 2: DESAYUNO:
Waffles proteicas de canela

INGREDIENTES:

⅓ taza de avena

2 claras de huevos

1 cucharadita de canela

1 medida de *whey protein* de vainilla

⅓ taza de leche de almendras

1 sobre de estevia

aceite de oliva en spray

sirope sin azúcar

PREPARACIÓN:

1. Mezclar en licuadora la avena, las claras de huevo, la medida de whey protein, la leche de almendras y la canela durante un minuto.

2. Calentar la waflera y rociar el aceite de oliva. Agregar una porción de la mezcla, cerrar la waflera y esperar hasta que dore o cambie la luz roja a verde.

3. Servir con sirope sin azúcar y disfrutar.

RENDIMIENTO: 2 waffles de 2,3 oz

PLAN 1.200 CAL
▶ 1½ waffle

PLAN 1.500 CAL
▶ 2 waffles

PLAN 1.800 CAL
▶ 2½ waffles

COMIDA 3: ALMUERZO:

Ensalada griega con pollo y queso feta sin grasa

INGREDIENTES

PARA LA ENSALADA:

6 rábanos cortados en láminas finas

½ tazas de cebolla morada en julianas finas

1 diente de ajo machacado

ralladura de 1 limón

sal rosa del Himalaya al gusto

1 cucharadita de za'atar

1 cucharada de vinagre de sidra

10 oz pechuga de pollo grillado cortado en láminas

1 cucharadita de paprika

aceite de oliva en spray

1 manojo de yerbabuena

2 tazas de lechuga romana troceada

1 taza de tomates cherry rojos, amarillos y naranjas cortados en mitades

1 pepino mediano, pelado, sin semillas y cortado en cubos

¼ taza de aceitunas negras

¼ taza de queso feta sin grasa

1 cucharada de aceite de oliva extra virgen

1 cucharada sopera de eneldo fresco picado

PARA LA VINAGRETA:

⅓ taza de vinagre de sidra

1 cucharada de aceite de oliva extra virgen

1 cucharada sopera de eneldo fresco picado

sal rosa del Himalaya al gusto

pimienta al gusto

PREPARACIÓN:

1. En una taza pequeña colocar los rábanos y cebolla morada finamente cortados en julianas, con un diente de ajo, ralladura de limón, sal, za'atar, una cucharada de vinagre y pimienta. Dejar reposar por 20 a 30 minutos.

(la receta continúa)

DÍA 19

2. Aparte, en otro envase, mezclar el vinagre, el aceite de oliva, el eneldo, la sal y la pimienta para preparar la vinagreta y reservar.

3. Condimentar el pollo crudo cortado en dados con sal, pimienta, eneldo y paprika. Calentar a fuego alto una sartén antiadherente o grill con aceite de oliva y agregar el pollo. Cuando esté dorado, retirar y reservar.

4. En una fuente para ensaladas, incorporar las hojas de lechuga, el perejil, y la yerbabuena troceadas y previamente lavadas. Luego agregar la mezcla de rábanos y cebolla morada, el pollo, los tomates cherries troceados, el pepino, las aceitunas y el queso feta fat free desmenuzado; mezclar todo muy bien.

5. Por último, agregar la vinagreta para servir y disfrutar.

RENDIMIENTO: 3 bols de 11,3 oz c/u

PLAN 1.200 CAL	PLAN 1.500 CAL	PLAN 1.800 CAL
▶11,3 oz o 1 bol de ensalada	▶17 oz o 1½ bol de ensalada	▶22,6 oz o 2 bols de ensalada

COMIDA 4: SNACK PM 1:
Huevos revueltos con pavo y champiñones

INGREDIENTES:

1 huevo completo + 2 claras
2 lonjas de pechuga de pavo sin grasas baja en sodio
½ taza de champiñones troceados
1 cucharada de tomates secos bien troceados
1 pizca de orégano
aceite de oliva en spray
sal rosa del Himalaya al gusto
pimienta al gusto

PREPARACIÓN:

1. Mezclar manualmente los huevos, el pavo, los champiñones y tomates secos.

2. Calentar una sartén antiadherente con aceite de oliva y cuando esté caliente agregar la mezcla de los huevos.

3. Mezclar constantemente mientras se cocinan, con la ayuda de una espátula de madera, agregar sal, oregano, y pimienta al gusto. Servir y disfrutar.

RENDIMIENTO: 9 oz

PLAN 1.200 CAL	PLAN 1.500 CAL	PLAN 1.800 CAL
▶ ½ porción - 4,5 oz	▶ ¾ porción - 6,8 oz	▶ 1 porción - 9 oz

COMIDA 5: CENA:
Lechugas rellenas de guiso de atún y pico de gallo

INGREDIENTES:

10 hojas de lechuga romana o repollada grandes, limpias
24 oz de guiso de atún (*ver receta en página 135*)
6 cucharadas de pico de gallo (*ver receta en página 117*)
ralladura de 2 limones
cilantro al gusto

PREPARACIÓN:

1. Armar las lechugas usándolas como totillas, agregar el guiso de atún previamente preparado, colocar una cucharada de pico de gallo y coronar con cilantro fresco y ralladura de limón.

2. Servir y disfrutar.

RENDIMIENTO: 10 lechugas rellenas de 2,8 oz c/u

PLAN 1.200 CAL	PLAN 1.500 CAL	PLAN 1.800 CAL
▶ Hasta 3 lechugas rellenas de 2,8 oz c/u	▶ Hasta 4 lechugas rellenas de 2,8 oz c/u	▶ Hasta 6 lechugas rellenas de 2,8 oz c/u

DÍA 19

COMIDA 6: SNACK PM 2:
Batido con yogur griego y arándanos

INGREDIENTES:

½ taza de yogur griego descremado

½ taza de arándanos frescos

½ taza de agua

½ banano

zumo de 1 limón

ralladura de ½ limón

estevia al gusto

PREPARACIÓN:

Mezclar todos los ingredientes en la licuadora y batir durante un minuto. Servir y disfrutar.

RENDIMIENTO: 8,3 oz

PLAN 1.200 CAL
►6 oz

PLAN 1.500 CAL
►7 oz

PLAN 1.800 CAL
►8 oz

Día 20

No hay mañana. No hay después. Hazlo hoy. Siempre es Hoy, un día a la vez conquistarás tu meta. Porque si te enfocas en el final, sentirás mucha ansiedad. Tu meta es terminar cada día con al menos el 90 por ciento de los objetivos cumplidos.

COMIDA 1: PRE-WORKOUT:
Claras de huevo + Smoothie antioxidante

Ver receta y porción sugerida en la página 181.

COMIDA 2: DESAYUNO:
Pizza de huevo y vegetales con cubos de batata horneada

pizza de huevo y vegetales

INGREDIENTES:

- 1 huevo completo y 2 claras
- 2 cucharadas de harina de almendras
- 1 taza de coliflor o brócoli crudo finamente troceado
- 1 cucharadita de orégano
- 2 cucharadas de ragú de tomates (*ver receta en página 153*)
- 2 rebanadas de pechuga de pavo finamente cortadas
- ½ taza de champiñones
- 2 cucharadas de queso mozzarella vegetal
- aceite de oliva en spray

PREPARACIÓN:

1. Mezclar en un procesador los huevos, la harina de almendras, el coliflor o brócoli, y el orégano, hasta lograr una mezcla homogénea.

2. Calentar una sartén antiadherente a fuego medio con aceite de oliva y agregar la mezcla de huevos, tapar y esperar hasta que cocine, verificando que esté dorada en la parte inferior.

(la receta continúa)

DÍA 20

3. Agregar ragú de tomates, pechuga de pavo, champiñones y de último el queso vegetal. Volver a tapar hasta que el queso derrita. Este paso podría hacerse en el horno. Servir y disfrutar.

RENDIMIENTO: 6,05 oz

cubos de batata horneada

INGREDIENTES:

1 kg de batata, boniato o camote
sal rosa del Himalaya al gusto
pimienta al gusto
2 cucharadas de aceite de oliva en spray
seleccionar entre canela, comino, tomillo u orégano para dar sabor

PREPARACIÓN:

1. Lavar y secar bien las batatas con la cáscara, cortarlas longitudinalmente y luego transversalmente en varias porciones para lograr cubos.

2. Agregar aceite de oliva y sazonar con el condimento de tu preferencia, sal y pimienta al gusto.

3. Hornear en un envase refractario a 350°F de 25 a 30 minutos hasta que estén doradas.

RENDIMIENTO: 20 oz

PLAN 1.200 CAL	PLAN 1.500 CAL	PLAN 1.800 CAL
▶ ⅓ de la pizza (2 oz) + 1,25 oz de cubos de batata	▶ ⅓ de la pizza (2 oz) + 2,5 oz de cubos de batata	▶ ⅔ de la pizza (4 oz) + 2,5 oz de cubos de batata

COMIDA 3: ALMUERZO:
Lomito de res a la parrilla con vegetales grillados y guasacaca

lomito de res a la parrilla

INGREDIENTES:

1 cucharada de sazonador BBQ
1 cucharadita paprika
1 cucharadita de chile en polvo
sal rosa del Himalaya al gusto
16 oz de lomito de res limpio y entero
aceite de oliva en spray

PREPARACIÓN:

1. En una pequeña taza integrar el sazonador BBQ, la paprika, el chile y la sal.

2. Tomar la pieza de carne entera y rociar con aceite de oliva, aderezar con las especias y la sal por todas las partes del lomo.

3. Calentar la parrilla o grill a fuego alto para colocar la pieza de carne a asar, teniendo cuidado de dorarla por todas sus caras. Cuando llegue al punto de cocción deseado retirar del fuego y dejar reposar antes de servir.

RENDIMIENTO: 13,3 oz

vegetales grillados

INGREDIENTES:

1 calabacín
1 berenjena
1 pimentón rojo
1 pimentón amarillo
1 corazón de alcachofa
1 hongo portobello
aceite de oliva en spray
hierbas italianas (romero, salvia, orégano, tomillo, albahaca)
sal rosa del Himalaya al gusto
pimienta al gusto

PREPARACIÓN:

1. Cortar el calabacín y la berenjena en láminas de 3 ó 4 mm de espesor, los pimentones en cuartos, el corazón de alcachofa y el hongo portobellos en mitades.

2. Calentar una plancha o grill a fuego alto con aceite de oliva, sazonar los vegetales con las hierbas (orégano, tomillo, romero, salvia, albahaca, aceite de oliva, sal rosa del Himalaya y pimienta).

3. Colocarlos al grill o plancha por 2 minutos de cada lado y retirar.

RENDIMIENTO: 28,3 oz de vegetales grillados

DÍA 20

guasacaca

INGREDIENTES:

2 aguacates bien maduros
1 cebolla morada cortada en cuadritos pequeños
1 ramillete de cilantro al gusto cortado bien pequeño
1 tomate sin semillas cortado en cubos pequeños
½ pimentón cortado en cuadritos pequeños
2 ajíes picantes bien cortados en cuadritos pequeños
1 diente de ajo triturado
zumo de 1 limón
1 cucharada de vinagre de sidra
sal rosa del Himalaya al gusto
pimienta al gusto
ralladura de limón (opcional)
cilantro fresco al gusto (opcional)

PREPARACIÓN:

1. En un tazón o bol y con la ayuda de un tenedor triturar el aguacate.

2. Mezclar con el resto de los ingredientes, añadir la ralladura de limón y el cilantro fresco (opcional), corregir la sazón y colocar en un recipiente para servir.

RENDIMIENTO: 19,6 oz

PLAN 1.200 CAL	PLAN 1.500 CAL	PLAN 1.800 CAL
▶4 oz de lomito de res + 9 oz de vegetales grillados + 2,3 oz de guasacaca	▶5 oz de lomito de res + 9 oz de vegetales grillados + 3,5 oz de guasacaca	▶7 oz de lomito de res + 9 oz de vegetales grillados + 4,6 oz de guasacaca

COMIDA 4: SNACK PM 1:

Fit protein cupcake de nueces y uvas pasas

Ver receta en la página 93.

PLAN 1.200 CAL	PLAN 1.500 CAL	PLAN 1.800 CAL
▶½ cupcake	▶1 cupcake	▶1 cupcake* *Puedes considerar comer 1 ½ cupcake máximo

DÍA 20

COMIDA 5: CENA:
Sopa de pescado y vegetales

INGREDIENTES:

aceite vegetal en spray

16 oz de filete de pescado blanco (curvina, robalo, tilapia) cortado en cubos

cucharadita de paprika

1 cucharadita de ajo machacado

ralladura de 1 limón

½ taza de cebolla cortada en juliana

½ taza de hinojo cortado en juliana

½ taza de ajo porro cortado en juliana

½ taza de zanahoria cortada en juliana

½ taza de vainitas troceadas.

4 tazas de caldo de pescado o vegetales

aceite de oliva en spray

1 cucharada de Sriracha

sal rosa del Himalaya al gusto

cilantro al gusto

cebollín fresco al gusto

PREPARACIÓN:

1. Sazonar el pescado en cubos con la paprika, el ajo y la ralladura de limón.

2. Calentar una olla o caldero de fondo grueso a fuego alto, rociar con aceite vegetal y sellar el pescado en cubos previamente sazonado, cuando el pescado esté dorado pero jugoso, agregar un poco de agua para levantar el jugo de cocción, retirar el pescado y reservar.

3. En la misma olla rociar nuevamente el aceite vegetal para sofreír progresivamente la cebolla, el ajo porro, el hinojo, la zanahoria y las vainitas durante unos minutos, hasta que suavicen los vegetales.

4. Agregar el caldo y el pescado previamente cocido, y luego añadir la sriracha, el cilantro, el cebollín.

5. Corregir la sazón, servir y disfrutar.

RENDIMIENTO: 40 oz

PLAN 1.200 CAL	PLAN 1.500 CAL	PLAN 1.800 CAL
▶ 10 oz o 1¼ taza de sopa de pescado	▶ 12 oz o 1½ taza de sopa de pescado	▶ 16 oz o 2 tazas de sopa de pescado

DÍA 20

COMIDA 6: SNACK PM 2:

Guiso de atún

Ver receta Guiso de atún en la página 135.

PLAN 1.200 CAL	PLAN 1.500 CAL	PLAN 1.800 CAL
▶4 oz	▶Hasta 6 oz	▶Hasta 8 oz

DÍA 20

Día 21

Ya estás en el día 21, si no has fallado, estás en el punto de no retorno. Felicitaciones, lo lograste, sigue adelante, los resultados están mucho más cerca y tu espíritu ya es mucho más fuerte. De aquí en adelante, no habrá fuerza que pueda detenerte.

COMIDA 1: PRE-WORKOUT:

Claras de huevo + Smoothie antioxidante

Ver receta y porción sugerida en la página 181.

COMIDA 2: DESAYUNO:

Panquecas proteicas de chocolate

INGREDIENTES:

⅓ taza de avena en hojuelas
1 huevo entero + 2 claras
½ medida de *whey protein* de chocolate
1 cucharadita de cacao en polvo sin azúcar
1 cucharadita de chía + linaza
1 cucharadita de estevia
½ cucharadita de vainilla
½ cucharadita de polvo para hornear
2 cucharadas de leche de almendras o agua
aceite vegetal en spray

PREPARACIÓN:

1. Mezclar en licuadora todos los ingredients.

2. Calentar una sartén antiadherente a fuego medio con aceite vegetal y agregar una tercera parte de la mezcla.

3. Tapar, esperar que dore un poco y voltear inmediatamente para cocinar por el otro lado.

RENDIMIENTO: 3 panquecas de 2,1 oz

PLAN 1.200 CAL	PLAN 1.500 CAL	PLAN 1.800 CAL
▶ 1 panqueca	▶ 2 panquecas	▶ 3 panquecas

Pescado al limón con puré de batata y coleslaw

pescado al limón

INGREDIENTES:

16 oz filet de pescado blanco (róbalo, pargo, mero, bagre, barracuda, tilapia, curvina, sierra, lenguado, mondeque, anchoa)
1 diente ajo rallado
ralladura de 1 limón
sal rosa del Himalaya al gusto
pimienta al gusto
aceite de oliva en spray
zumo de 1 limón

PREPARACIÓN:

1. En un bol o tazón sazonar los filetes de pescados cortados en churrascos de 3 pulgadas aproximadamente, con el ajo rallado, la ralladura de limón, sal y pimienta.

2. Calentar una sartén antiadherente, plancha o grill a fuego alto, rociar aceite de oliva y colocar los filetes de pescados para su cocción, voltear con mucho cuidado cuando esté dorado para sellar de ambos lados.

3. Agregarle el zumo de un limón para levantar la salsa y servir inmediatamente.

RENDIMIENTO: 12,6 oz

puré de batatas

INGREDIENTES:

15 oz batatas
4 dientes de ajo asados
¼ taza de leche de almendras
1 pizca de nuez moscada
sal rosa del Himalaya y pimienta fresca recién molida

PREPARACIÓN:

1. Limpiar y lavar bien las batatas, cortarlas en trocitos pequeños y cocinarlas al vapor o en el microondas hasta que ablanden.

2. Agregar las batatas cocidas, el ajo, la leche de almendras, nuez moscada, sal y pimienta al procesador o utilizar un pisa puré para obtener el puré. Servir de inmediato.

RENDIMIENTO: 14,6 oz puré

ensalada coleslaw

Ver receta en la página 174.

PLAN 1.200 CAL	PLAN 1.500 CAL	PLAN 1.800 CAL
▶ 5,8 oz de pescado al limón + 2 oz de puré de batata + 1 taza de ensalada coleslaw	▶ 7 oz de pescado al limón + 4 oz de puré de batata + 1 taza de ensalada coleslaw	▶ 10 oz de pescado al limón + 6 oz de puré de batata + 1 taza de ensalada coleslaw

COMIDA 4: SNACK PM 1:

Frutos secos sin sal

Puedes seleccionar entre merey, pistacho, maní y almendras sin sal. Si decides comer solo un tipo de fruto seco, te mostramos las porciones sugeridas por cada tipo:

PLAN 1.200 CAL	PLAN 1.500 CAL	PLAN 1.800 CAL
Selecciona una opción:	Selecciona una opción:	Selecciona una opción:
▶ 0,8 oz de almendras o merey (hasta 12 unidades) ▶ 0,5 oz de pistachos (hasta 25 unidades) ▶ 0,5 oz de maní sin sal (hasta 20 unidades)	▶ 1,3 oz de almendras o merey (hasta 18 unidades) ▶ 0,8 oz de pistachos (hasta 40 unidades) ▶ 0,7 oz de maní sin sal (hasta 30 unidades)	▶ 1,6 oz de almendras o merey (hasta 18 unidades) ▶ 1 oz de pistachos (hasta 50 unidades) ▶ 0,9 oz de maní sin sal (hasta 40 unidades)

Si decides combinarlos, te mostramos la porción sugerida:

PLAN 1.200 CAL	PLAN 1.500 CAL	PLAN 1.800 CAL
▶ 4 almendras o merey + 6 maníes + 9 pistachos	▶ 6 almendras o merey + 10 maníes + 14 pistachos	▶ 8 almendras o merey + 13 maníes + 18 pistachos

COMIDA 5: CENA:

COMIDA LIBRE

DÍA 21

COMIDA 6: SNACK PM 2:
Gelatina ligera de piña

INGREDIENTES:

1 caja de gelatina sabor a piña o naranja sugar free

1 taza de agua caliente

1 taza de leche de almendras sin azúcar (fría)

1 rueda de piña cortada en cuadritos pequeño

PREPARACIÓN:

1. Calentar una taza de agua.

2. Mezclar en un bol la taza de agua caliente con la leche de almendras, agregar el contenido de la caja de gelatina sabor a piña y al final la piña troceada

3. Llevar a la nevera hasta que cuaje y enfríe. Servir y disfrutar.

RENDIMIENTO: 4 tazas de 8 oz c/u.

PLAN 1.200 CAL	PLAN 1.500 CAL	PLAN 1.800 CAL
►Hasta 2 tazas	►Hasta 4 tazas	►Hasta 6 tazas

RECETA ESTRELLA DE LA SEMANA

hamburguesa de bisonte y calabaza

INGREDIENTES

- 4 oz de carne de bisonte molida, pavo o pollo molido
- 2 cucharadas de harina de almendras
- ajo en polvo, sal rosa del Himalaya y pimienta al gusto
- 4 oz de puré de calabazas o batatas horneadas
- 3 cucharadas avena molida
- 1 clara de huevo
- 1 cucharadita de chía
- 1 cucharadita de linaza
- rúgula, alfalfa o espinaca al gusto
- 2 rodajas de tomate
- mostaza al gusto
- aceite de oliva en spray

PREPARACIÓN:

1. Mezclar en un bowl la carne molida de bisonte con la harina de almendras, el ajo en polvo, la sal y pimienta al gusto.

2. Para preparar la hamburguesa, tomar media taza de la mezcla de carne y formar unas esferas aplastadas del tamaño de la palma de la mano, sin incluir los dedos.

3. Calentar a fuego medio una sartén antiadherente con aceite de oliva y cocinar la hamburguesa hasta que doren. Luego voltear y repetir procedimiento. Reservar.

4. Aparte, mezclar en un bowl con la ayuda de una espátula o en un procesador, el puré de calabazas con avena molida y la clara de huevo. Agregar la chía, linaza, sal y pimienta al gusto.

5. Para preparar las tapas de calabaza, tomar la mitad de la mezcla y con las manos formar unas esferas aplastadas del tamaño de las hamburguesas de carne. Luego hacer lo mismo con la otra mitad.

6. Calentar a fuego medio una sartén antiadherente con aceite de oliva, colocar las tapas de calabaza y cocinar hasta que dore. Luego voltear y repetir procedimiento. Apartar y dejar refrescar.

(la receta continúa)

7. Servir en un plato plano la hamburguesa, colocando una tapa de calabaza, luego la carne y sobre ésta la arúgula, el tomate y la mostaza. Cubrir al final con otra tapa de calabaza y disfrutar!

RENDIMIENTO: 1 hamburguesa de 10 oz

Puedes variar esta receta de muchas maneras. Sustituyendo la carne de bisonte por pollo, pavo o pescado molido preparada como hamburguesas. Y el puré de calabaza por puré de batata, yuca o plátano verde.

Día 22

Día 22. No hay postre que sepa mejor que mirarte en el espejo y encontrar un cuerpo fit y saludable. Mírate al espejo y disfruta de los cambios que van llegando, siente la felicidad de andar en un pantalón que no te apriete. Sobre todo, siéntete orgullosa de la fuerza que posees hoy.

COMIDA 1: PRE-WORKOUT:
Claras de huevo + Infusión de cáscara de piña

claras de huevo

Puedes seleccionar entre hervir huevos en agua y consumir *solo las claras* o hacer claras de huevo revueltas con vegetales de tu gusto

PLAN 1.200 CAL	PLAN 1.500 CAL	PLAN 1.800 CAL
▶ 2 claras de huevos	▶ 3 claras de huevos	▶ 5 claras de huevos

infusión de cáscara de piña

INGREDIENTES:

33,8 oz de agua
La cáscara de una piña
4 ruedas de piña troceadas
4 palos de canela
10 clavos de olor enteros
limón y estevia al gusto

PREPARACIÓN:

1. Colocar agua en una olla a fuego alto para hervir.

2. Agregar la cáscara de una piña fresca, 4 ruedas de piña troceada, 4 palos de canela y 10 clavos de olor.

3. Dejar que hierva y se reduzca el líquido por lo menos a la mitad.

4. Colar para eliminar la cáscara de piña, la canela y los clavos de olor.

5. Servir caliente o fría con limón y estevia al gusto.

RENDIMIENTO: 33,8 oz

PLAN 1.200 CAL	PLAN 1.500 CAL	PLAN 1.800 CAL
▶ 8 oz	▶ 12 oz	▶ 16 oz

COMIDA 2: DESAYUNO:

Huevos horneados dentro de un pimentón rojo

INGREDIENTES:

1 pimentón rojo
2 huevos enteros y dos claras
2 cucharaditas de queso de almendras
perejil o cilantro al gusto finamente picado
sal rosa del Himalaya al gusto
pimienta al gusto

PREPARACIÓN:

1. Tomar un pimentón rojo y cortarlo por la mitad, longitudinalmente. Retirar bien las semillas.

2. Incluir en cada mitad de pimentón, el contenido de un huevo completo y una clara.

3. Agregar encima dos cucharaditas de queso de almendras rallado y llevar al horno a 350°F durante 25 minutos.

4. Retirar del horno, agregar perejil o cilantro fresco, sal, y pimienta, servir y disfrutar.

RENDIMIENTO: 12 oz

PLAN 1.200 CAL	PLAN 1.500 CAL	PLAN 1.800 CAL
▶¾ de la porción / 9 oz	▶1 porción / 12 oz	▶1½ porción / 18 oz

COMIDA 3: ALMUERZO:

Pollo thai salteado al wok con vegetales

INGREDIENTES:

para la marinada:
1 cucharada de pasta de curry
½ cucharada de pasta de malojillo
1 cucharada jengibre rallado
½ cucharada de sriracha
¼ cucharadita de condimento 5 especias
½ taza de agua
1 cucharada de vinagre de arroz
1 cucharada de pasta de tamarindo natural y sin semillas
2 sobres de stevia

16 oz de pechuga de pollo cortada en cubos
½ taza de cebolla cortada en cubos grandes
½ taza de pimentón rojo y amarillo cortado en cubos grandes
½ taza de champiñones cortados en cuartos
½ taza de brócoli troceado
½ taza de brotes de frijol o lenteja
2 cucharadas de cebollín cortado finamente
1 cucharada de maní troceado sin sal
aceite de oliva en spray

PREPARACIÓN:

1. Para preparar la marinada colocar todos los ingredientes en la licuadora y procesar hasta que se queden homogéneos. Retirar y reservar.

2. Colocar la pechuga de pollo cortada en cubos en una bolsa hermética con la marinada, y mantener refrigerada durante 4 a 8 horas.

3. En una sartén o wok bien caliente rociar el aceite de oliva, agregar inmediatamente los cubos de pollo marinado. Cocinar hasta que dore. Retirar del wok o sartén y reservar.

4. En la misma sartén a fuego alto, agregar nuevamente aceite de oliva, y saltear los vegetales en el siguiente orden: cebolla, pimentones, champiñones y el brócoli, finalmente añadir los brotes y el cebollín. Los vegetales se deben mantener crocantes.

5. Incorporar el pollo y la marinada. Retirar del fuego. Al momento de servir espolvorear el maní y cebollín.

RENDIMIENTO: 26,3 oz

PLAN 1.200 CAL	PLAN 1.500 CAL	PLAN 1.800 CAL
▶ 5,6 oz de pollo thai con vegetales	▶ 6,5 oz de pollo thai con vegetales	▶ 10 oz de pollo thai con vegetales

DÍA 22

COMIDA 4: SNACK PM 1:

Hummus de alcachofa y espinaca con zanahoria

INGREDIENTES:

1 taza de garbanzos naturales cocidos

sal rosa del Himalaya al gusto

zumo de 2 ó 3 limones medianos

¼ de taza de crema de ajonjolí o tahini

2 dientes de ajo grandes machacados

2 corazones de alcachofa, cocidos

½ taza de espinacas crudas

1 cucharada de aceite de oliva

1 zanahoria grande cortada en bastones

PREPARACIÓN:

1. Cocina los garbanzos en agua con un poco de sal del Himalaya hasta que ablanden y escurre bien.

2. Agrega los garbanzos en un procesador, junto con el limón, la crema de ajonjolí, aceite de oliva, la sal al gusto y los ajos machacados.

3. Incorporar los corazones de alcachofas, las espinacas crudas y procesa hasta lograr una mezcla homogénea.

4. Acompañar con bastones de zanahoria.

RENDIMIENTO: 1½ taza de crema de garbanzos

PLAN 1.200 CAL	PLAN 1.500 CAL	PLAN 1.800 CAL
▶ 3 oz de hummus + 4 bastones de zanahoria	▶ Hasta 5 oz de hummus + 6 bastones de zanahoria	▶ Hasta 7 oz de hummus + 6 bastones de zanahoria

COMIDA 5: CENA:

Ensalada asiática de pollo

Ver receta en la página 122.

PLAN 1.200 CAL	PLAN 1.500 CAL	PLAN 1.800 CAL
▶ 12 oz de ensalada asiática de pollo	▶ 17,5 oz de ensalada asiática de pollo	▶ 22,5 oz de ensalada asiática de pollo

COMIDA 6: SNACK PM 2:
Panquecas proteicas de fresas

Ver receta en la página 115.

PLAN 1.2000 CAL	PLAN 1.500 CAL	PLAN 1.800 CAL
▶ 1½ panqueca	▶ 2 panquecas	▶ 2½ panquecas

Día 23

El mejor resultado de cambiar tu estilo de vida es que ganarás más alegría, autoestima, fuerza, entusiasmo y energía. Y eso es hasta más importante que la transformación de tu cuerpo. Serás alguien con una luz tan grande, que encandilarás a todo aquel que intente mirarte. No pasarás desapercibida jamás.

COMIDA 1: PRE-WORKOUT:
Claras de huevo + Infusión de cáscara de piña

Ver receta y porción sugerida en la página 221.

COMIDA 2: DESAYUNO:
Hamburguesa de bisonte y calabaza

Ver receta base en la página 219.

PLAN 1.200 CAL	PLAN 1.500 CAL	PLAN 1.800 CAL
▶ ½ hamburguesa / 5 oz	▶ ¾ hamburguesa / 7,5 oz	▶ 1 hamburguesa / 10 oz

COMIDA 3: ALMUERZO:
Pescado en salsa de ajonjolí y fattoush con tostadas integrales

pescado en salsa de ajonjolí

INGREDIENTES:

16 oz de filetes de pescado blanco (róbalo, curvina, pargo, mero, tilapia, dorado, barracuda)
sal rosa del Himalaya al gusto
pimienta al gusto
2 ½ cucharada crema de ajonjolí o tahini
2 cucharadas de zumo y ralladura de 1 limón
2 dientes de ajo machacado
2 cucharadas de agua
1 cebolla blanca grande cortada en juliana fina
½ taza de perejil finamente troceado
aceite de oliva en spray

1. Sazonar el pescado con sal y pimienta.

2. En la licuadora preparar la salsa de ajonjolí mezclando la crema de ajonjolí, el zumo de limón, el ajo y el agua en el vaso de la licuadora hasta conseguir una crema homogénea. Reservar.

3. En una sartén bien caliente agregar aceite de oliva, sellar y dorar el pescado por ambos lados. Reservar.

4. En la misma sartén donde se cocinó el pescado, rociar nuevamente aceite de oliva, saltear la cebolla hasta que dore lo suficiente, sin dejar que se queme.

5. Pre-calentar el horno a 375°F y colocar en un molde refractario el pescado con la cebolla dorados.

6. Agregar la crema de ajonjolí sobre el pescado y la cebolla. Hornear a 375°F. durante 15 a 20 minutos. Al salir del horno, listo para servir, espolvorear el perejil cortado.

RENDIMIENTO: 18 oz

fattoush

INGREDIENTES:

2 tazas de lechugas romanas troceadas
1 pepino sin semilla cortados en cubos
1 tomate sin semilla cortado en cubos
¼ taza de cebollín finamente cortado
¼ taza de hojas de menta fresca troceadas
1 taza de perejil fresco picado
2 tostadas integrales troceadas

PARA EL ADEREZO:
1 cucharada de aceite de oliva
1 cucharadita de sumac
1 cucharadita de za'atar
½ cucharadita de comino
¼ taza de zumo de limón
ralladura de 1 limón
sal rosa del Himalaya al gusto
pimienta al gusto

(la receta continúa)

DÍA 23

1. En un bol o tazón amplio con la ayuda de un batidor de globo preparamos el aderezo mezclando muy bien todos los ingredientes. Reservar.

2. En una fuente o bandeja para ensaladas mezclar las lechugas, el pepino, los tomates, el cebollín, la menta y el perejil, para luego aderezar con la vinagreta previamente elaborada.

3. Al final agregar opcionalmente las tostadas integrales troceadas. Servir y disfrutar.

RENDIMIENTO: ensalada: 5 tazas de 8 onzas cada una

y aderezo: ½ taza de 4 onzas

PLAN 1.200 CAL	PLAN 1.500 CAL	PLAN 1.800 CAL
▶ 6 oz de pescado en salsa de ajonjolí	▶ 7,6 oz de pescado en salsa de ajonjolí	▶ 10,6 oz de pescado en salsa de ajonjolí
1 tostada integral	2 tostadas integrales	3 tostadas integrales
1 taza de fattoush	1½ taza de fattoush	2 tazas de fattoush

COMIDA 4: SNACK PM 1:
Fit protein cupcake de manzana y canela

Ver receta base en la página 93.

PLAN 1.200 CAL	PLAN 1.500 CAL	PLAN 1.800 CAL
▶ ½ cupcake	▶ 1 cupcake	▶ 1 cupcake*
		* Puedes considerar comer 1 ½ cupcake máximo

COMIDA 5: CENA:
Wraps de lechuga rellenos con chili de pollo y pico de gallo

wraps de lechuga rellenos con chili de pollo

INGREDIENTES:

10 hojas de lechuga romana o repollada grandes, limpias
24 oz de chili de pollo molido (*ver receta de la página 138*)
cilantro fresco al gusto
ralladura de 1 limón

PREPARACIÓN:

1. Armar las lechugas o las repolladas usándolas como tortillas, agregar el chili de pollo molido previamente preparado.

2. Colocar como topping una cucharada de pico de gallo y coronar con cilantro fresco y ralladura de limón.

RENDIMIENTO: 10 wraps de 2,8 oz c/u

chili de pollo molido

Ver receta de la página 138.

pico de gallo

Ver receta de pico de gallo en la página 117.

PLAN 1.200 CAL	PLAN 1.500 CAL	PLAN 1.800 CAL
▶ Hasta 3 lechugas rellenas de 2,8 oz c/u	▶ Hasta 4 lechugas rellenas de 2,8 oz c/u	▶ Hasta 6 lechugas rellenas de 2,8 oz c/u

COMIDA 6: SNACK PM 2:
Enrollados de salmón ahumado y manzana verde

INGREDIENTES:

2 lonjas de salmón ahumado (1,5 oz)
½ manzana vede con cáscara cortada en bastones finos
½ taza de arúgula
ralladura de un limón
zumo de ½ limón
1 cucharadita de jengibre fresco rallado
1 cucharada de salsa de soya ligera
pimienta al gusto

(la receta continúa)

DÍA 23

PREPARACIÓN:

1. Preparar un aderezo con ralladura y zumo de limón, jengibre, salsa de soya y pimienta.

2. Tomar una lonja de salmón y colocar en el uno de los extremos algunos bastones de manzana verde y arúgula.

3. Enrollar cuidadosamente, servir con el aderezo y disfrutar.

RENDIMIENTO: 2 enrollados

PLAN 1.200 CAL	PLAN 1.500 CAL	PLAN 1.800 CAL
► 1 enrollado	► 1½ enrollado	► 2 enrollados

Día 24

¿Te ves mucho mejor? ¿Sientes la fuerza en tus músculos? Si me dices que Sí te felicito porque lo estás haciendo. Conquista tu mente y tu cuerpo, el tesoro de la confianza en ti misma traerá grandes cosas a tu vida. Si quieres que tu mundo cambie, comienza por ti misma. Serás un imán para las cosas buenas.

COMIDA 1: PRE-WORKOUT:
Claras de huevo + Infusión de cáscara de piña

Ver receta y porción sugerida en la página 221.

COMIDA 2: DESAYUNO:
Omelette de espinaca y queso vegetal con tostada integral de fibra

INGREDIENTES:

1 huevo entero y 2 claras
1 cucharada de ajo porro finamente cortado
½ taza de hojas de espinaca
2 cucharadas de queso de almendras para rellenar
sal rosa del Himalaya al gusto
pimienta al gusto
aceite de oliva en spray
2 tostadas integrales altas en fibra y sin azúcar

PREPARACIÓN:

1. Mezclar manualmente los huevos con el ajo porro y la espinaca.

2. Calentar a fuego medio una sartén anti adherente con aceite de oliva y agregar la mezcla de huevos. Dejar que se cocine durante 1 minuto.

(la receta continúa)

3. Agregar en el centro el queso de almendras, cerrar la omelette y tapar la sartén hasta que se cocine completamente. Añadir sal y pimienta al gusto. Servir con tostadas y disfrutar.

RENDIMIENTO: 1 omelette de 5,6 oz

PLAN 1.200 CAL
▶ 1 omelette + 2 tostadas de trigo integral altas en fibra

PLAN 1.500 CAL
▶ 1½ omelette + 3 tostadas de trigo integral altas en fibra

PLAN 1.800 CAL
▶ 2 omelettes + 4 tostadas de trigo integral altas en fibra

COMIDA 3: ALMUERZO:
Sirloin de lomito de res al grill con ensalada mixta

sirloin de lomito de res al grill

INGREDIENTES:

¼ cucharadita de granos de mostaza
¼ cucharadita granos de pimienta tricolor (negra, rosada y verde)
1 cucharadita de ajo machacado
¼ taza de vino tinto
hierbas italianas (romero, salvia, orégano, tomillo, albahaca)
sal rosa del Himalaya al gusto
16 oz de lomo de res *(sirloin steak)*
aceite de oliva en spray

PREPARACIÓN:

1. En un mortero de piedra o molcajete majar todas las especias (granos de mostaza, pimientas, ajo, hierbas y la sal) hasta obtener una pasta, incorporar el vino. Reservar.

2. Colocar la pieza de carne en un plato y untar la pasta de las especias trituradas por todos sus lados.

3. En una sartén, plancha o grill a fuego alto rociar aceite de oliva, dorar el lomito de 5 a 7 minutos cada uno de sus lados, hasta lograr el término de cocción que se desee.

4. Antes de servir dejar reposar de 5 a 8 minutos, cortar lonjas y servir.

RENDIMIENTO: 15 oz

ensalada mixta con aguacate

INGREDIENTES:

1 taza de mezclum de hojas verdes (lechuga romana, lechuga americana, repollo morado, arúgula, berro, espinacas bebé y endivias)
1 tomate cortado en cuadritos
¼ de cebolla morada cortada en juliana
½ aguacate pequeño cortado en cuadritos (3,5 oz)
cilantro al gusto
zumo de 1 limón
1 cucharadita de aceite de oliva
sal rosa del Himalaya al gusto
pimienta al gusto

PREPARACIÓN:

1. Mezclar todos los ingredientes.
2. Servir.

RENDIMIENTO: 2 ½ tazas de ensalada de 6 oz c/u

PLAN 1.200 CAL	PLAN 1.500 CAL	PLAN 1.800 CAL
▶▶4 oz de sirloin de lomito de res al grill + 1 bol de ensalada mixta	▶5 oz de sirloin de lomito de res al grill + 1 bol de ensalada mixta	▶7 oz de sirloin de lomito de res al grill + 1 bol de ensalada mixta

COMIDA 4: SNACK PM 1:
Palomitas de maíz con cúrcuma y pimienta

INGREDIENTES:

5 cucharadas de granos de maíz en un recipiente
5 cucharadas de agua
1 cucharadita de cúrcuma en polvo
sal rosa del Himalaya al gusto
pimienta al gusto

PREPARACIÓN:

1. Colocar los granos de maíz en un envase redondo de vidrio amplio y apto para microondas.

(la receta continúa)

2. Agregar una cucharada de agua por cada cucharada de granos de maíz.

3. Agregar cúrcuma, sal y pimienta al gusto.

4. Tapar envase con papel film plástico y sellar bien en los bordes. Luego con un cuchillo filoso perforar 4 ó 5 veces el papel por encima.

5. Llevar al microondas durante 5 minutos. Retirar el papel film, servir y ¡disfrutar! ¡Cuidado con el envase que sale muy caliente!

RENDIMIENTO: 3 tazas de 1,8 oz c/u

PLAN 1.200 CAL	PLAN 1.500 CAL	PLAN 1.800 CAL
▶1 taza – 0,6 oz	▶2 tazas – 1,2 oz	▶3 tazas – 1,8 oz

COMIDA 5: CENA:
Pescado al vapor con jengibre y espárragos al grill

pescado al vapor con jengibre

Para este plato se necesita una vaporera (bambú, eléctrica o de aluminio). Si no posees vaporera, puedes hacer este plato a la plancha a fuego lento o al horno a 325°F.

INGREDIENTES:

16 oz filete de pescado de su preferencia
¼ taza de jengibre fresco cortado en juliana muy fina
¼ taza de cebollín finamente cortado
¼ taza de ajo porro en cortado en juliana muy fina
¼ taza de zanahoria cortada en juliana muy fina
1 cucharadita de salsa de soya light baja en sodio
½ cucharadita de aceite de sésamo

PREPARACIÓN:

1. Tomar una olla o caldero profundo y agregar agua hasta la mitad de la misma, calentar hasta que el agua rompa hervor y colocar una vaporera en la parte superior de la olla.

2. Colocar el pescado en la parte interna de la vaporera y cubrir con el jengibre, el cebollín, el ajo porro y la zanahoria. Sazonar con la salsa de soya y el aceite de sésamo.

3. Cocinar tapado durante 10-12 minutos, hasta que el pescado esté cocido. Servir y disfrutar.

RENDIMIENTO: 15 oz pescado y vegetales al vapor

espárragos al grill

Ver receta en la página 121.

PLAN 1.200 CAL
▶ 5,8 oz de pescado al vapor + 4 oz de espárragos

PLAN 1.500 CAL
▶ 7 oz de pescado al vapor + 6 oz de espárragos

PLAN 1.800 CAL
▶ 10 oz de pescado al vapor + 10 oz de espárragos

COMIDA 6: SNACK PM 2:

Fit protein cupcakes de zanahoria

Ver receta base en la página 93.

PLAN 1.200 CAL
▶ ½ cupcake

PLAN 1.500 CAL
▶ 1 cupcake

PLAN 1.800 CAL
▶ 1 cupcake*
* Puedes considerar comer 1½ cupcake máximo.

DÍA 24

Día 25

Cada triunfo debe ser celebrado. Anímate, déjate querer por ti misma. Cada vez que entras al gym y haces la rutina completa estás ganando fuerza y belleza. Es un paso a la vez que te acerca a tu meta. Cada día es importante. Cada día cuenta.

COMIDA 1: PRE-WORKOUT:
Claras de huevo + Infusión de cáscara de piña

Ver receta y porción sugerida en la página 221.

COMIDA 2: DESAYUNO:
Waffles proteicas choco chip

INGREDIENTES:

⅓ taza de avena
2 claras de huevo
1 medida de *whey protein* de chocolate
½ cucharadita de vainilla
1 sobre de estevia
⅓ taza de leche de almendras
2 cucharadas de chispas de chocolate si azúcar
aceite vegetal de spray
sirope sin azúcar

PREPARACIÓN:

1. Mezclar en licuadora la avena, las claras de huevo, la medida de *whey protein*, la leche de almendras, la vainilla y la estevia, durante un minuto. Al final agregar las chispas de chocolate.

2. Calentar la waflera y rociar el aceite vegetal. Agregar una porción de la mezcla, cerrar la waflera y esperar hasta que dore o cambie la luz roja a verde.

3. Servir con sirope sin azúcar y disfrutar.

RENDIMIENTO: 2 waffles de 2,3 oz

PLAN 1.200 CAL	PLAN 1.500 CAL	PLAN 1.800 CAL
▶ 1½ waffle	▶ 2 waffles	▶ 2½ waffles

pizza de coliflor con queso vegetal, tomates y rúgula

INGREDIENTES:

- 1 coliflor entera grande
- 1 huevo
- 16 oz de queso vegetal de almendras rallado
- sal rosa del Himalaya al gusto
- pimienta al gusto
- hierbas italianas al gusto (orégano, romero, tomillo, salvia, laurel), opcional
- 1 taza de ragú de tomates (ver receta en página 153)
- ½ taza de tomates cherry cortados
- ¼ taza de pimentón verde cortado en juliana fina
- 1 taza de champiñones limpios y fileteados
- ½ taza de rúgula fresca
- 1 cucharada de aceite de oliva para servir

PREPARACIÓN:

1. Limpiar la coliflor, separar las flores del tallo y colocarla en un procesador de alta potencia pulsando varias veces hasta pulverizar.

2. Colocar la coliflor procesada en un bol y tapar con papel film. Llevar al microondas y cocinar durante 8 minutos.

3. Retirar la coliflor del microondas e incorporar el huevo, la mitad del queso vegetal, sazonar con sal, pimienta y las hierbas italianas si lo deseas.

4. En una bandeja antiadherente sobre un papel film colocar la mezcla de coliflor y aplanar con la ayuda de una espátula para dar forma de disco o círculo delgado, simulando la masa de la pizza.

5. Hornear la masa durante 10 a 15 minutos a 325°F. Retirar del horno.

6. Armar la pizza como se realizan tradicionalmente, agregando el ragú de tomates, el queso restante y los tomates cherry, pimentones, champiñones.

7. Llevar al horno nuevamente hasta que el queso funda y los bordes de la masa doren. Sacar la pizza del horno y coronar con la arúgula, aceite de oliva y pimienta. Servir y disfrutar.

(la receta continúa)

DÍA 25

ragú de tomates

Ver receta en la página 153.

RENDIMIENTO: 840 g pizza

PLAN 1.200 CAL
► 11,6 oz de pizza

PLAN 1.500 CAL
► 14,2 oz de pizza

PLAN 1.800 CAL
► 18 oz de pizza

COMIDA 4: SNACK PM 1:
Helado de proteína y moras

INGREDIENTES:

1 taza de moras congeladas (o cualquier fruto rojo)
1 medida de *whey protein* de vainilla
½ taza de leche de almendras
ralladura de ½ limón
2 sobres de estevia

PREPARACIÓN:

1. Mezclar en procesador las moras, *whey protein*, la leche de almendras, la ralladura de limón y los sobres de estevia.

2. Procesar hasta lograr una mezcla homogénea y congelar hasta lograr la consistencia de helado

RENDIMIENTO: 1½ taza

PLAN 1.200 CAL
► ¾ taza – 5,8 oz

PLAN 1.500 CAL
► 1 taza – 8 oz

PLAN 1.800 CAL
► 1½ taza – 11,7 oz

COMIDA 5: CENA:
Pollo con vegetales salteados al wok

INGREDIENTES

PARA LA MARINADA:
1 cucharada jengibre rallado
½ cucharada de sriracha
½ taza de zumo de naranja
ralladura de naranja

PARA EL SALTEADO:
16 oz de pechuga de pollo cortado en cubo

sal rosa del Himalaya al gusto

aceite en de oliva en spray

½ taza de cebolla cortada en cubos grandes

½ taza de pimentón amarillo cortado en cubos grandes

½ taza de pimentón rojo cortado en cubos grandes

1 taza de champiñones cortados en cuartos

½ taza de flores de brócoli

½ taza de calabacín cortado en medias lunas

½ taza de chauchas o vainitas aplastadas

½ taza de brotes de frijol de soya

¼ taza de cebollín finamente cortado (más para decorar)

1 cucharada de semillas de ajonjolí tostado

PREPARACIÓN

1. Para preparar la marinada colocar todos los ingredientes en un bol y mezclar hasta que se homogenicen. Retirar y reservar.

2. Colocar la pechuga de pollo en una bolsa hermética con la marinada, y mantener refrigerada durante 4 horas como mínimo. Escurrir.

3. En una sartén o wok bien caliente rociar el aceite de oliva, agregar inmediatamente los cubos de pollo marinado. Cocinar hasta que doren. Retirar del wok o sartén y reservar.

4. En la misma sartén a fuego alto, agregar nuevamente aceite de oliva, y saltear los vegetales en el siguiente orden: cebolla, pimentones, champiñones, brócoli, calabacín y chauchas, finalmente añadir los brotes y el cebollín y sal y pimienta. Se deben mantener los vegetales crocantes.

5. Antes de transcurrir el tiempo ideal de cocción, agregar el pollo y la marinada. Retirar del fuego. Servir con el ajonjolí y cebollín.

RENDIMIENTO: 29,6 oz

PLAN 1.200 CAL	PLAN 1.500 CAL	PLAN 1.800 CAL
► 6 oz de pollo con vegetales salteados al wok	► 7 oz de pollo con vegetales salteados al wok	► 10 oz de pollo con vegetales salteados al wok

DÍA 25

COMIDA 6: SNACK PM 2:

Rollitos de calabacín con pechuga de pavo

INGREDIENTES:

4 lonjas de pechuga de pavo baja en sodio
alfalfa al gusto
mostaza al gusto
¼ taza de tomates cherry troceados
½ calabacín
aceite de oliva en spray

PREPARACIÓN:

1. Con la ayuda de una mandolina o un cuchillo de hoja ancha bien afilado, cortar el calabacín en láminas longitudinalmente.

2. Calentar un grill o plancha a fuego alto, rociar aceite de oliva y sellar rápidamente las láminas de calabacín por ambas caras.

3. Armar los rollitos rellenando la lámina de calabacín con lonja de pavo, alfalfa, mostaza, tomates cherry y enrollar cuidadosamente. Servir y disfrutar.

RENDIMIENTO: 4 rollitos de 2,2 oz c/u

PLAN 1.200 CAL	PLAN 1.500 CAL	PLAN 1.800 CAL
▶ 2 rollitos	▶ 3 rollitos	▶ 4 rollitos

Día 26

Hazlo otra vez, hazlo mejor. Ya conoces el movimiento. No pierdas frente a la nevera lo que tanto has ganado en el gimnasio. No hay premio mayor que verte bien y sentirte bien contigo misma. Nada ni nadie puede sabotear tu esfuerzo. Tú eres más fuerte que las circunstancias que te rodean.

COMIDA 1: PRE-WORKOUT:
Claras de huevo + Infusión de cáscara de piña

Ver receta y porción sugerida en la página 221.

COMIDA 2: DESAYUNO:
Revuelto de huevo, pavo y tomates secos con chips de yuca

INGREDIENTES:

- 1 cucharadita de aceite de oliva o aceite de oliva en spray
- 1 cucharada de cebollín troceado
- 4 claras de huevo
- 2 lonjas de pechuga de pavo sin grasas baja en sodio
- 1 cucharadita de tomates secos troceados
- sal rosa del Himalaya al gusto
- pimienta al gusto
- 1 trozo de yuca cocida

PREPARACIÓN:

1. Calentar una sartén antiadherente a fuego medio con aceite de oliva o una cucharita de aceite de oliva y saltear el cebollín durante un minuto.

2. Mezclar los huevos con la pechuga de pavo y los tomates secos, y agregar a la sartén.

(la receta continúa)

3. Mezclar constantemente hasta que se cocine. Agregar pimienta, servir y disfrutar.

4. Para los chips de yuca, rebanar un trozo de yuca con la ayuda de una mandolina y colocar en una bandeja horadada (con huequitos, como las que se usan para hacer pizza). Condimentar con sal, pimienta y aceite. Llevar al horno a 325°F durante 25 min o hasta que doren, cuidando bien que no se quemen. Servir y disfrutar.

RENDIMIENTO: 1 omelette de 10,4 oz + 0,9 oz de chips de yuca

PLAN 1.200 CAL	PLAN 1.500 CAL	PLAN 1.800 CAL
▶ ½ omelette + 0,9 oz de chips de yuca	▶ ¾ omelette + 0,9 oz de chips de yuca	▶ 1 omelette + 0,9 oz de chips de yuca

COMIDA 3: ALMUERZO:
Pollo grillado con crema de limón y ajonjolí y vegetales salteados

pollo grillado con crema de limón y ajonjolí

INGREDIENTES:

2 filetes de pechuga de pollo sin piel (16 oz)
sal rosa del Himalaya al gusto
pimienta al gusto
½ cucharada crema de ajonjolí Tahini
1 cucharada de zumo y ralladura de limón
½ cucharadita de comino molido
2 dientes de ajo machacado
½ taza de agua
aceite de oliva en spray
1 cebolla blanca grande cortada en juliana fina
1 taza de ajo porro cortado en juliana muy fina
½ taza de perejil troceado

PREPARACIÓN:

1. Sazonar el pollo con sal y pimienta.

2. En la licuadora preparar la salsa de ajonjolí, colocando la crema de ajonjolí, el zumo de limón, el comino, el ajo y el agua y procesando hasta conseguir una crema homogénea. Reservar.

DÍA 26

3. En una sartén bien caliente agregar aceite de oliva o en una parrilla, sellar y dorar el pollo por ambos lados. Reservar.

4. Pre-calentar el horno a 375°F. En la misma sartén donde se cocinó el pollo, saltear la cebolla y el ajo porro hasta que dore lo suficiente, sin dejar que se queme.

5. Colocar en un molde refractario el pollo dorado con la cebolla y el ajo porro

6. Agregar la crema de ajonjolí y hornear a 375°F. durante 15 minutos. Al salir del horno, servir, y espolvorear el perejil cortado y la ralladura de limón.

RENDIMIENTO: 20 oz

vegetales salteados al wok

INGREDIENTES:

aceite de oliva en spray
1 taza de calabacín cortado en medias lunas
1 taza de cebolla morada cortada en juliana
1 taza de pimentón rojo cortado en cubos
1 taza de pimentón amarillo cortado en cubos
1 taza de vainitas o chauchas troceadas
1 taza de champiñones troceado
sal rosa del Himalaya al gusto
pimienta al gusto
cebollín fresco finamente cortado

PREPARACIÓN:

1. Calentar wok a fuego alto con aceite de oliva. Sazonar los vegetales con sal rosa del Himalaya y pimienta.

2. Saltear los vegetales a fuego alto durante un minuto o menos cada grupo, agregándolos progresivamente. Servir coronado con el cebollín fresco.

RENDIMIENTO: 36,6 oz

PLAN 1.200 CAL	PLAN 1.500 CAL	PLAN 1.800 CAL
▶ 5 oz de pollo con crema de limón y ajonjolí + 1 taza de vegetales salteados al wok	▶ 6 oz de pollo con crema de limón y ajonjolí + 1 taza de vegetales salteados al wok	▶ 8,4 oz de pollo con crema de limón y ajonjolí + 1 taza de vegetales salteados al wok

DÍA 26

COMIDA 4: SNACK PM 1:

Enrollados de berenjenas grilladas rellenos de pavo, rúgula y tomate

INGREDIENTES:

- 2 lonjas de berenjenas grilladas
- sal rosa del Himalaya al gusto
- pimienta al gusto
- 2 lonjas de pechuga de pavo
- ½ taza de rúgula
- 1 cucharadita de tomates secos troceados

PREPARACIÓN:

1. Tomar una berenjena y cortarla longitudinalmente con la ayuda de un cuchillo filoso, para obtener 2 rebanadas finas. Agregar sal y pimienta.

2. Colocar las berenjenas al grill en una sartén antiadherente a fuego medio, previamente rociada con aceite de oliva.

3. Extender una rebanada en un plato y agregar pechuga de pavo, rúgula, tomates secos troceados y enrollar cuidadosamente. Servir y disfrutar.

RENDIMIENTO: 2 tostadas de 1,9 oz c/u

PLAN 1.200 CAL
▶ 1 berenjena

PLAN 1.500 CAL
▶ 1 tostada

PLAN 1.800 CAL
▶ 2 tostadas

COMIDA 5: CENA:

Guiso de pavo molido acompañado de mezclum verde

guiso de pavo molido

Ver receta en la página 135.

mezclum verde

Ver receta en la página 109.

PLAN 1.200 CAL
► 5,3 oz de guiso de pavo molido + 1 bol de mezclum verde

PLAN 1.500 CAL
► 6,3 oz de guiso de pavo molido + 1 bol de mezclum verde

PLAN 1.800 CAL
► 9 oz de guiso de pavo molido + 1 bol de mezclum verde

COMIDA 6: SNACK PM 2:

Fit protein cupcake de chocolate chips

Ver receta en la página 93.

PLAN 1.200 CAL
► ½ cupcake

PLAN 1.500 CAL
► 1 cupcake

PLAN 1.800 CAL
► 1 cupcake*
* Puedes considerar comer 1½ cupcake máximo

Día 27

Sigues brillando. Ya estás en tu camino. Has encontrado tu fuerza y te probaste a ti misma que tu motivación y tu mente son mucho más firmes que esas mancuernas. Sigue avanzando, cada repetición te hace más hermosa, por fuera y por dentro. Es un juego de armonía, fuerza y balance entre lo que comes, cuánto descansas y cómo entrenas. Resultado: una mujer fuerte, decidida e invencible.

COMIDA 1: PRE-WORKOUT:

Claras de huevo + Infusión de cáscara de piña

Ver receta y porción sugerida en la página 221.

COMIDA 2: DESAYUNO:

Tostadas integrales con lonjas de salmón ahumado y aguacate

INGREDIENTES:

2 tostadas integrales de fibra
4 lonjas de salmón ahumado
¼ de aguacate has finamente rebanado
1 cucharada de mayonesa de ajonjolí (1 cucharada de yogur griego + 1 cucharadita de crema de ajonjolí + limón + sal)
2 cucharaditas de cebollín fresco picado

PREPARACIÓN:

Tomar una tostada integral y agregar una lonja de salmón ahumado, una rebanada de aguacate, 1 cucharadita de mayonesa de ajonjolí y cebollín fresco para servir.

RENDIMIENTO: 2 tostadas de 4 oz

PLAN 1.200 CAL	PLAN 1.500 CAL	PLAN 1.800 CAL
▶1½ tostada	▶2 tostadas	▶2½ tostadas

COMIDA 3: ALMUERZO:
Guiso de pavo molido acompañado de ensalada mixta con aguacate

guiso de pavo molido
Ver receta en la página 135.

ensalada mixta con aguacate
Ver receta en la página 233.

PLAN 1.200 CAL	PLAN 1.500 CAL	PLAN 1.800 CAL
▶ 4,7 oz de pavo molido + 1 bol de ensalada mixta con aguacate	▶ 4,7 oz de pavo molido + 1 bol de ensalada mixta con aguacate	▶ 8 oz de pavo molido + 1 bol de ensalada mixta con aguacate

COMIDA 4: SNACK PM 1:
Fit protein cupcake de coco

Ver receta en la página 93.

PLAN 1.200 CAL	PLAN 1.500 CAL	PLAN 1.800 CAL
▶ ½ cupcake	▶ 1 cupcake	▶ 1 cupcake* * Puedes considerar comer 1½ cupcake máximo

COMIDA 5: CENA:
Fideos de calabacín con camarones salteados

INGREDIENTES:

- 3 calabacines grandes
- 1 cucharada de aceite de oliva
- 16 oz de camarones limpios y desvenados
- 1 cucharada de ajo machacado
- 1 cucharadita de paprika en polvo
- ralladura de limón
- 1 pizca de peperoncino al gusto
- ½ taza de tomates cherry cortados en mitades
- sal rosa del Himalaya al gusto
- 1 cucharada de perejil fresco finamente cortado

PREPARACIÓN:

1. Los fideos de calabacín se hacen con la ayuda de la máquina o pelador especial para fideos de vegetales. En caso de no tenerla podrá hacerlos con un cuchillo muy afilado, procurando julianas muy largas y delgadas.

2. Calentar una sartén antiadherente amplia a fuego alto y agregar el aceite de oliva.

3. Sazonar los camarones con el ajo, paprika, ralladura de limón y peperoncino; y sofreír hasta que doren por ambas caras.

4. Incorporar los tomates cherry troceados a la sartén, cocinar durante un par de minutos y corregir la sazón con la sal y culminamos con el perejil.

5. Añadir los fideos de calabacín crudos a la sartén, apagar el fuego y servir inmediatamente con perejil.

RENDIMIENTO: 24 oz

PLAN 1.200 CAL	PLAN 1.500 CAL	PLAN 1.800 CAL
▶ 4,8 oz de fideos de calabacín con camarones	▶ 5,7 oz de fideos de calabacín con camarones	▶ 8 oz de fideos de calabacín con camarones

DÍA 27

COMIDA 6: SNACK PM 2:

Guiso de pollo molido con chips de berenjena

INGREDIENTES:

1 berenjena
4 onzas de guiso de pollo *(ver receta en la página 135)*
aceite de oliva en spray
sal rosa del Himalaya al gusto
pimienta al gusto

PREPARACIÓN:

1. Tomar una berenjena y con la ayuda de un cuchillo filoso, cortarla transversalmente en rebanadas finas. Agregar sal y pimienta al gusto.

2. Colocar las rebanadas de berenjena en una bandeja para hornear, previamente engrasada con aceite de oliva y llevar al horno a 325°F hasta que dore. También pueden hacerse en el *air fryer*. Servir y disfrutar.

RENDIMIENTO: 4 oz de guiso de pollo + 8 chips de berenjena

PLAN 1.200 CAL	PLAN 1.500 CAL	PLAN 1.800 CAL
►4 oz de guiso de pollo + 10 chips de berenjenas	►5 oz de guiso de pollo + 10 chips de berenjenas	►6 oz de guiso de pollo + 10 chips de berenjenas

DÍA 27

Día 28

¿Lo lograste? ¿Qué se siente? Escríbeme un mensaje en mi Instagram. Cuéntamelo. ¿Sientes el Poder, la Alegría y la Confianza? Es una explosión en tu mente, es la energía que te hace sentir invencible. Tu nueva vida ha comenzado, felicidades reina, esta victoria es la primera de muchas que vendrán.

¡Rock and roll baby, you did it!

COMIDA 1: PRE-WORKOUT:

Claras de huevo + Infusión de cáscara de piña

Ver receta y porción sugerida en la página 221.

COMIDA 2: DESAYUNO:

Huevos cocidos con aguacate, sobre galletas de arroz integral

INGREDIENTES:

3 huevos (usa solo una yema)
½ aguacate Hass pequeño
1 cucharada de tomates secos troceados
1 cucharada de cebollín
sal rosa de Himalaya y peperoncino al gusto
2 galletas integrales de arroz

PREPARACIÓN:

1. Cocinar los huevos en agua durante 15 minutos y retirar la cáscara. Desechar las yemas y dejar una sola.

2. Triturar los huevos cocidos con tenedor y agegar el aguacate, los tomates secos, al y peperoncino al gusto.

3. Servir sobre galletas de arroz integral y cubrir con un poco de cebollín.

RENDIMIENTO: 14 oz huevos cocidos con aguacate

PLAN 1.200 CAL	PLAN 1.500 CAL	PLAN 1.800 CAL
▶ ½ porción de huevos cocidos con aguacate + 1 galletas de arroz	▶ ¾ porción de huevos cocidos con aguacate + 2 galletas de arroz	▶ 1 porción de huevos cocidos con aguacate + 3 galletas de arroz

DÍA 28

pollo a la parrilla con mostaza agridulce

INGREDIENTES:

- 16 oz de pollo entero con piel y hueso, la parte de su preferencia
- 1 cucharada de sazonador BBQ
- 1 cucharadita jengibre rallado
- 1 cucharada de mostaza Dijon
- 1 sobre de estevia.
- 1 diente de ajo machacado
- 1 cucharadita de sriracha
- zumo y ralladura de una naranja
- sal rosa del Himalaya al gusto
- 1 cucharada de mostaza agridulce (ver receta más abajo)

PREPARACIÓN:

1. Tomar la pieza de pollo y colocar en una bolsa hermética, aderezar con el sazonador BBQ, el jengibre, la mostaza, el endulzante, el ajo, la ralladura y el zumo de la naranja, la sriracha. Refrigerar durante 6 horas.

2. Retirar el pollo de la marinada, y agregar la sal al gusto.

3. Calentar la parrilla o grill a fuego alto para colocar la pieza de pollo a asar, teniendo cuidado de dorarla por todas sus caras. Cuando llegue al punto de cocción deseado retirar del fuego y dejar reposar antes de servir.

RENDIMIENTO: 14 oz pollo

DÍA 28

mostaza agridulce

INGREDIENTES:

2 cucharadas de mostaza
1 cucharada de vinagre balsámico
1 cucharadita de aceite de oliva
1 sobre de estevia
pimienta al gusto

PREPARACIÓN:

Mezclar manualmente todos los ingredientes y servir.

ensalada coleslaw

Ver receta en la página 174.

PLAN 1.200 CAL	PLAN 1.500 CAL	PLAN 1.800 CAL
▶ 4 oz de pollo a la parrilla con una cucharada de mostaza dulce + 1 taza de ensalada coleslaw	▶ 5 oz de pollo a la parrilla con una cucharada de mostaza dulce + 1 taza de ensalada coleslaw	▶ 7 oz de pollo a la parrilla con una cucharada de mostaza dulce + 1 taza de ensalada coleslaw

COMIDA 4: SNACK PM 1:
Mantequilla de maní y manzana verde

INGREDIENTES:

1 manzana verde
1 cucharada de mantequilla de maní

PREPARACIÓN:

Cortar la manzana en cuartos y retirar las semillas. Untar con mantequilla de maní.

PLAN 1.200 CAL	PLAN 1.500 CAL	PLAN 1.800 CAL
▶ 1 cucharadita de mantequilla de maní + ½ manzana verde	▶ 1 cucharada de mantequilla de maní + 1 manzana verde	▶ 1½ cucharada de mantequilla de maní + 1 manzana verde

COMIDA 5: CENA:

COMIDA LIBRE

COMIDA 6: SNACK PM 2:

Helado proteico de chocolate

INGREDIENTES:

- 3 claras de huevo
- 1 medida de *whey protein* de chocolate
- 1 cucharada de cacao en polvo
- 1 a 2 sobres de estevia
- 2 cucharadas de yogur griego

PREPARACIÓN:

1. Con la ayuda de una batidora eléctrica o ayudante de cocina, batir las claras de huevo a punto de nieve a alta velocidad durante 2 minutos.

2. Bajar la velocidad y agregar poco a poco el cacao, el *whey protein*, la estevia y el yogur griego.

3. Servir en un envase para refrigerar en el congelador o en moldes de paletas para helados y esperar 4 horas hasta que esté firme. Servir y disfrutar.

RENDIMIENTO: 8 oz

PLAN 1.200 CAL	PLAN 1.500 CAL	PLAN 1.800 CAL
▶ ½ taza – 4 oz	▶ ½ taza – 4 oz	▶ 1 taza – 8 oz

DÍA 28

PLAN DE SUSTITUCIONES

¿Como repetir el plan con sus variaciones hasta lograr la meta?

Ahora que has culminado el plan de alimentación que diseñé especialmente para ti durante estos 28 días, luego de haber sido constante, de haberte mantenido motivada durante estas 4 semanas, ha llegado el momento de ¡CELEBRAR! Debes estar muy orgullosa de ti, porque sé que no es fácil tomar la decisión de cambiar tu estilo de alimentación y sacarte el chip de los malos hábitos que traías. Esos que te han llevado a tener sobrepeso, a sentirte cansada y sin energía, a verte en el espejo y no estar conforme con lo que ves e incluso a padecer de alguna enfermedad. Ahora que has puesto en práctica todo lo que te he recomendado y que te has mantenido firme en el cumplimiento de este plan, mereces mi total admiración y respeto.

Sin embargo, sé que no todas somos iguales, que el proceso de transformación y el tiempo que toma llegar al peso que tanto deseas varía según la edad, el peso, estilo de vida, actividad física, estado hormonal, enfermedades asociadas y otros factores más. Por esta razón, he creado para ti un "plan de sustituciones", donde incluí todos los alimentos que yo consumo en mi dieta diaria. Los he dividido en tres grupos según sus macronutrientes (proteínas magras, carbohidratos complejos y grasas saludables), para que una vez que hayas culminado tu primer "plan de 28 días", y quieras repetirlo para llegar a tu meta, te puedas apoyar en estas opciones de alimentos durante el tiempo que necesites, hasta alcanzar el peso que deseas.

Debes considerar las cantidades o porciones sugeridas según cada plan calórico, e incluir un alimento de cada grupo en tus tres comidas principales. Te presento menú de sustituciones que seguirás de ahora en adelante, con sus variaciones hasta llegar a la meta, sin aburrirte, sin repetir comidas y de la mejor manera. ¡COMIENDO RICO Y SALUDABLE!

DESAYUNO ▶

FUENTE DE PROTEINAS MAGRAS	PORCIÓN SUGERIDA PLAN 1.200 CALORIAS	PORCIÓN SUGERIDA PLAN 1.500 CALORIAS	PORCIÓN SUGERIDA PLAN 1.800 CALORIAS
Huevos	4,2 oz / 1 completo + 2 claras	10,1 oz (1 completo + 4 claras)	12,3 oz (2 completos + 4 claras)
Pechuga de pollo (desmechada o molida)	2,3 oz / ¾ taza	3,5 oz / 1 taza	4,6 oz / 1¼ taza
Pechuga de pavo (molido)	2,3 oz / ¾ taza	3,5 oz / 1 taza	4.6 oz / 1¼ taza
Atún natural	2,3 oz / ¾ taza	3,5 oz / 1 taza	4,6 oz / 1¼ taza
Bisonte (molido)	2,3 oz / ¾ taza	3,5 oz / 1 taza	4,6 oz / 1¼ taza
Whey protein (sabor de tu preferencia)	0,5 oz / ½ scoop	1 oz /1 scoop	1 oz /1 scoop
Salmón ahumado	2,3 oz / 1 rebanada	3,5 oz / 1½ rebanada	4,6 oz / 2 rebanadas
Yogur griego descremado sin azúcar	5 oz / 1 taza + ½ ración de otro alimento fuente de proteina	5 oz / 1 taza + ¾ ración de otro alimento fuente de proteina	5 oz / 1 taza + ¾ ración de otro alimento fuente de proteina

FUENTE DE CARBOHIDRATOS COMPLEJOS	PORCIÓN SUGERIDA PLAN 1.200 CALORIAS	PORCIÓN SUGERIDA PLAN 1.500 CALORIAS	PORCIÓIN SUGERIDA PLAN 1.800CALORIAS
Avena en hojuelas	3,4 oz / 1 taza	5.1 oz / 1½ taza	6,8 oz / 2 tazas
Harina de avena	1,6 oz / ½ taza	2.5 oz / ¾ taza	3,3 oz / 1 taza
Plátano amarillo sancochado	3,3 oz / 1 unidad pequeña	5 oz / 1½ unidad pequeña	6,6 oz / 2 unidades pequeñas
Plátano verde sancochado	3,3 oz / 1 unidad pequeña	5 oz / 1 unidad mediana	6,6 oz / 1 unidad grande
Batata, boniato o camote cocido	4,3 oz / 1 unidad pequeña	6,5 oz / 1 unidad mediana	8,6 oz / 1 unidad grande
Pan integral de germinado de trigo	1 oz/ 2 rebanadas	1,5 oz / 3 rebanadas	2 oz / 4 rebanadas
Auyama o calabaza	2,5 oz / ½ taza + ¾ ración de otro alimento fuente de carbohidratos	5 oz / 1 taza + ¾ ración de otro alimento fuente de carbohidratos	5 oz / 1 taza + ¾ ración de otro alimento fuente de carbohidratos
Zanahoria	2 oz / ½ unidad pequeña + ¾ ración de otro alimento fuente de carbohidratos	4 oz / 1 unidad pequeña + ¾ ración de otro alimento fuente de carbohidratos	4 oz / 1 unidad pequeña + ¾ ración de otro alimento fuente de carbohidratos
Papa o patata cocida	6,6 oz / 1 unidad mediana	8,3 oz / 1½ unidad mediana	13,3 oz / 2 unidad medianas

(continúa)

FUENTE DE CARBOHIDRATOS COMPLEJOS	PORCIÓN SUGERIDA PLAN 1.200 CALORIAS	PORCIÓN SUGERIDA PLAN 1.500 CALORIAS	PORCIÓIN SUGERIDA PLAN 1.800CALORIAS
Arepa de quínoa	6 oz / 1 unidad mediana	7,3 oz / 1 unidad grande	8.6 oz / 2 unidad pequeñas
Arepa de avena	6 oz / 1 unidad mediana	7,3 oz / 1 unidad grande	8,6 oz / 2 unidades pequeñas
Arepa de yuca	4,3 oz / 1 unidad pequeña	5,6 oz / 1 unidad mediana	7 oz / 1 unidad grande
Arepa multicereal	6 oz / 1 unidad mediana	7,3 oz / 1 unidad grande	8,6 oz / 2 unidades pequeñas
Galletas de arroz integral o maiz inflado	0,5 oz (3 unidades)	1 oz (hasta 6 unidades)	1,5 oz (hasta 6 unidades)
Tostadas integrales altas en fibra	0,9 oz (2 tostadas)	1,4 oz (3 tostadas)	1,8 oz (4 tostadas)
Panquecas de avena	3 oz (1½ panqueca)	4 oz (2 panquecas)	6 oz (3 panquecas)
FUENTE DE GRASAS SALUDABLES	PORCIÓN SUGERDA PLAN 1.200 CALORIAS	PORCIÓN SUGERIDA PLAN 1.500 CALORIAS	PORCIÓN SUGERIDA PLAN 1.800 CALORIAS
Aguacate	2,3 oz / 2 rebanadas medianas	2,3 oz / 2 rebanadas medianas	4,6 oz / 4 rebanadas medianas
Maní sin sal	0,5 oz / 20 unidades	0,75 oz / 30 unidades	1 oz / 40 unidades
Almendras o merey	0,8 oz / 12 unidades	1,2 oz / 18 unidades	1,6 oz / 24 unidades
Mantequilla natural de frutos secos	0,8 oz / 1 cucharada	0,8 oz / 1cucharada	1,2 oz / 1½ cucharadas
Harina de almendras	0,8 oz / ¼ taza	1 oz / 1/3 taza	1 oz / ⅓ taza
Aceite de oliva extravirgen o de coco	0,3 oz / ½ cucharada	0,5 oz / 1 cucharada	0,7 oz / 1½ cucharadas
Aceitunas negras	1 oz (hasta 4 unidades)	1,5 oz (hasta 6 unidades)	2 oz (hasta 8 unidades)

ALMUERZO ▶

FUENTE DE PROTEINAS MAGRAS	PORCIÓN SUGERIDA PLAN 1.200 CALORIAS	PORCIÓN SUGERIDA PLAN 1.500 CALORIAS	PORCIÓN SUGERIDA PLAN 1.800 CALORIAS
Pescados azules: salmón fresco, atún, sardina, trucha marina, salmonete, anguila, pez espada, lamprea, rodaballo	4 oz / 1 filete mediano	5 oz/ 1 filete grande	7 oz / 2 filetes medianos
Pescados blancos: tilapia, dorado, mero, caballa, merluza, corvina, lisa, robalo, jurel, bonito, pargo, otros	5,8 / 2 filetes pequeños	7 oz / 3 filetes pequeños	10 oz / 2 filetes grandes
Mariscos y moluscos: langostinos, camarones, mejillones, vieiras, almejas, langosta, calamares, pulpo	4 oz / 1 taza	5 oz/ 1¼ taza	7 oz / 1¾ taza
Pechuga de pollo	4 oz / 1 pechuga pequeña	5 oz/ 1 pechuga mediana	7 oz / 1 pechuga grande
Pechuga de pavo (molido)	4 oz / 1 taza	5 oz/ 1¼ taza	7 oz/ 1¾ taza
Lomo de res	4 oz / 1 bistec pequeño	5 oz/ 1 bistec mediano	7 oz/ 2 bistecs pequeño
Bisonte (molido)	4 oz / 1 taza	5 oz/ 1¼ taza	7 oz/ 1¾ taza
Lomo de cerdo	4 oz / 2 rebanadas	5 oz/ 2½ rebanadas	7 oz / 3½ rebanadas
FUENTE DE CARBOHIDRATOS COMPLEJOS	PORCIÓN SUGERIDA PLAN 1.200 CALORIAS	PORCIÓN SUGERIDA PLAN 1.500 CALORIAS	PORCIÓIN SUGERIDA PLAN 1.800CALORIAS
Arroz integral	2,1 oz / ½ taza	4,2 oz	6,3 oz
Quínoa	2,1 oz / ½ taza	4,2 oz	6,3 oz
Plátano amarillo sancochado	1,6 oz / ½ unidad pequeña	3,3 oz	5 oz
Plátano verde sancochado	3,3 oz / 1 unidad pequeña	3,3 oz	5 oz
Batata cocida	2,1 oz / ½ unidad	4,2 oz	6,3 oz
Papa cocida	3,3 oz / ½ unidad	6,6 oz	9,9 oz
Yuca cocida	1,3 oz / ⅓ taza	2,6 oz / ⅔ taza	3,9 oz / 1 taza
Legumbres: lentejas, arvejas, frijoles, garbanzos, otras	3,3 oz / ½ taza	6,6 oz	9,9 oz
Tostadas integrales altas en fibra	0,5 oz (1 tostada)	1 oz	1,5 oz

(continúa)

FUENTE DE GRASAS SALUDABLES	PORCIÓN SUGERIDA PLAN 1.200 CALORIAS	PORCIÓN SUGERIDA PLAN 1.500 CALORIAS	PORCIÓN SUGERIDA PLAN 1.800 CALORIAS
Aguacate	2,3 oz / 2 rebanadas medianas	3,5 oz / 3 rebanadas medianas	4,6 oz / 4 rebanadas medianas
Aceite de oliva extravirgen o de coco	0,3 oz / ½ cucharada	0,5 oz / 1 cucharada	0,7 oz / 1½ cucharadas
Aceitunas negras	1 oz (hasta 4 unidades)	1,5 oz (hasta 6 unidades)	2 oz (hasta 8 unidades)

CENA ▶

FUENTE DE PROTEINAS MAGRAS	PORCIÓN SUGERIDA PLAN 1.200 CALORIAS	PORCIÓN SUGERIDA PLAN 1.500 CALORIAS	PORCIÓN SUGERIDA PLAN 1.800 CALORIAS
Pescados azules: salmón fresco, atún, sardina, trucha marina, salmonete, anguila, pez espada, lamprea, rodaballo	4 oz / 1 filete mediano	5 oz/ 1 filete grande	7 oz / 2 filetes medianos
Pescados blancos: tilapia, dorado, mero, caballa, merluza, corvina, lisa, robalo, jurel, bonito, pargo, otros	5,8 / 2 filetes pequeños	7 oz / 3 filetes pequeños	10 oz / 2 filetes grandes
Mariscos y moluscos: langostinos, camarones, mejillones, vieiras, almejas, langosta, calamares, pulpo)	4 oz / 1 taza	5 oz/ 1¼ taza	7 oz / 1¾ taza
Pechuga de pollo	4 oz / 1 pechuga pequeña	5 oz/ 1 pechuga mediana	7 oz / 1 pechuga grande
Pechuga de pavo (molido)	4 oz / 1 taza	5 oz/ 1¼ taza	7 oz/ 1¾ taza
Lomo de res	4 oz / 1 bistec pequeño	5 oz/ 1 bistec mediano	7 oz/ 2 bistecs pequeño
Bisonte (molido)	4 oz / 1 taza	5 oz/ 1¼ taza	7 oz/ 1¾ taza
Lomo de cerdo	4 oz / 2 rebanadas	5 oz/ 2½ rebanadas	7 oz / 3½ rebanadas
FUENTE DE GRASAS SALUDABLES	**PORCIÓN SUGERIDA PLAN 1.200 CALORIAS**	**PORCIÓN SUGERIDA PLAN 1.500 CALORIAS**	**PORCIÓN SUGERIDA PLAN 1.800 CALORIAS**
Aguacate	2,3 oz / 2 rebanadas medianas	3,5 oz / 3 rebanadas medianas	4,6 oz / 4 rebanadas medianas
Aceite de oliva extravirgen o de coco	0,3 oz / ½ cucharada	0,5 oz / 1 cucharada	0.7 oz / 1½ cucharadas
Aceitunas negras	1 oz (hasta 4 unidades)	1,5 oz (hasta 6 unidades)	2 oz (hasta 8 unidades)

Te sugiero incluir en tus comidas principales vegetales y en el almuerzo y la cena ocupar la mitad del plato con estos, ya sea en forma de ensalada, cocidos al vapor, al horno o grillados. Incluye mínimo cinco vegetales diferentes y debes aderezar con limón, aceite de oliva extra virgen, vinagre, especias de tu gusto y pimienta.

Vegetales permitidos

- alcachofas
- ajo porro o puerro
- berenjena
- berro
- brócoli
- calabacín
- cebollín, cebolla en rama o cebolla de verdeo
- cebolla blanca o de cabeza
- cebolla morada o roja
- ciboulette
- cédano, célery o apio españa
- champiñones
- chayota
- cilantro
- coles de Bruselas
- coliflor
- espárragos
- espinacas
- escarolas
- endivias
- hinojos
- kale
- lechuga criolla o repollada
- lechuga romana
- nabo chino
- palmito
- pepino
- perejil
- pimentón, morrón o chile
- pimiento rocoto
- hongos portobello
- rábano japonés o daikon
- repollo o col
- repollo morado
- radicchio
- rúgula
- tomate perita o jitomates
- tomates cherry

FUENTE DE FRUTAS (CARBOHIDRATOS SIMPLES)	PORCIÓN SUGERIDA PLAN 1.200 CALORIAS MERIENDAS	PORCIÓN SUGERIDA PLAN 1.500 CALORIAS MERIENDAS	PORCIÓN SUGERIDA PLAN 1.800 CALORIAS MERIENDAS
Arándanos, cerezas, moras, fresas o frutos rojos	2,6 oz / 4 unidades	5,3 oz / 8 unidades	7,8 oz / 12 unidades
Ciruelas	1,6 oz / ½ unidad	3,3 oz / 1 unidad	4,8 oz / 1½ unidades
Duraznos	2,1 oz / 1 unidad	4,3 oz / 1 ½ unidades	6,3 oz / 2 unidades
Guayabas	5,5 oz / ½ unidad	11 oz /1 ½ unidades	15,6 oz / 2 unidades
Kiwis	2 oz / ½ unidad	4 oz /1 unidad mediana	6 oz / 1½ unidades mediana
Mandarinas	3,4 / ½ unidad grande	6,7 oz / 1 unidad grande	10,2 / 1½ unidades grande
Manzana natural verde y roja	2,7 / 1 unidad pequeña	5,3 / 1 unidad mediana	8,1/1 unidad grande
Mango	2 oz / ½ unidad mediana	4 oz / 1 unidad mediana	6 oz/1 unidad grande

FUENTE DE FRUTAS (CARBOHIDRATOS SIMPLES)	PORCIÓN SUGERIDA PLAN 1.200 CALORIAS MERIENDAS	PORCIÓN SUGERIDA PLAN 1.500 CALORIAS MERIENDAS	PORCIÓN SUGERIDA PLAN 1.800 CALORIAS MERIENDAS
Melón	8 oz / ¾ taza	16 oz / 1¼ taza	24 oz / 2½ taza
Melocotones	1,5 oz / ½ unidad grande	3 oz / 1 unidad grande	4,5 oz / 1½ unidades grandes
Naranja	4,1 / ½ unidad mediana	8,3 oz /1 unidad mediana	12,3 oz/ 1½ unidades medianas
Pera	4 oz / ½ unidad	8 oz / 1 unidad	12 oz / ½ unidad
Piña o ananás	1,6 / 1 rebanada pequeña	3,3 oz /½ rebanada pequeña	4,8 oz / 2 rebanadas pequeñas
Uvas pasas	0,3 oz/ 10 unidades	0,6 oz/ 20 unidades	0,9 oz/ 30 unidades
Toronja	12,3 oz / ½ unidad	18,4 oz / ¾ unidad	24,6 oz / 1 unidad

Frutas que recomiendo comer

Si vas a incluir frutas en tu desayuno te sugiero:

1. **Como carbohidrato principal:** Tomar el doble de la porción sugerida en esta tabla, de la fruta de tu elección según el plan calórico que estés realizando. Si vas a combinar dos frutas, entonces toma la porción sugerida de cada una.

2. **Como parte del carbohidrato:** Combinar la porción sugerida en esta tabla, de la fruta de tu elección según el plan calórico que estés realizando, con ¾ partes de la porción sugerida del carbohidrato de tu elección en la tabla de "desayuno".

3. **En lo posible comerlas con cáscara**, para aumentar el contenido de fibra y no prepararla en jugos simples.

8.

MANTENIMIENTO: NO ES UN PLAN, ES UN ESTILO DE VIDA

No hay nada peor que sentirse limitada. La pura palabra "dieta" suena a cárcel, obligación y restricción. Porque es una palabra que está mal utilizada. Dieta significa "régimen de vida", y tiene que ver con lo que comes habitualmente. Ahora que has aprendido lo necesario para cambiar tu cuerpo y tu vida, te pido que te olvides de la palabra "dieta" y la conviertas en "mis hábitos saludables". Dile a tu mente y tu cuerpo que nadie te está obligando a nada, que estos hábitos son buenos para ti y los has escogido libremente. Y eso hará una gran diferencia. Repite, repite, repite. Hazlo durante un tiempo y verás que nunca más tendrás que hacer "dieta" para corregir los excesos del pasado. Ahora que tienes el conocimiento, sólo debes practicarlo día a día, llenando tu vida de hábitos positivos. Y es fácil, sólo debes hacer lo correcto cada día, un día a la vez.

• • •

REGLAS DE ORO PARA CAMBIAR TUS HÁBITOS

1. ¡BÁJATE DE ESA MONTAÑA RUSA DE UNA VEZ!

Si caes en tentaciones, detente a tiempo. Todos somos seres humanos y caemos en tentaciones alguna vez ¡a mí también me ha pasado! Pero lo que ha marcado la diferencia en este camino que he recorrido ha sido el tener la capacidad de detenerme y no seguir comiendo mal el resto del día o de la semana. Esto justamente, ha sido una de las cosas que me ha permitido seguir disfrutando a diario de este estilo de vida y de sus recompensas.

¿Y como lo hago? Sencillo, me mantengo enfocada en mis objetivos. Y sé que por cada día que me falle a mi misma, estaré más lejos de alcanzarlos. Por ello, quiero que este consejo lo tomes y lo apliques de ahora en adelante: te va a permitir que lo que hoy has logrado se mantenga el resto de tu vida y no seas una chica más del montón, frustrada porque está buscando cambiar su cuerpo y mejorar su peso sin resultados duraderos. ¡Bájate de esa montaña rusa de una vez!

2. ¡EL QUE PECA Y REZA EMPATA!

¿Comiste algo que no debías? Toma acción ese día, el siguiente y punto. Siempre que comas algo fuera de tu dieta habitual o caigas en alguna tentación, compénsalo al día siguiente haciendo más cardio, comiendo menos carbohidratos y entrenando más duro.

3. SI NO LO PUEDES COMER, ¡NO LO COMPRES!

No compres ni tengas en casa nada que pueda sabotear tu dieta y esto te permitirá comer solo aquello que te hace bien aún en los momentos de ansiedad. Uno de mis secretos para controlar la ansiedad, es comer palomitas de maíz y frutos rojos en esos momentos, porque me satisfacen y me siento bien de saber que aún comiendo algo rico sigo cuidando mi alimentación y mi figura.

4. ¡LAS PORCIONES SÍ IMPORTAN!

Lo he mencionado hasta el cansancio, pero no quiero que lo olvides, porque resulta indispensable que midas o cuides tus porciones durante el cumplimiento del plan y por el resto de tu vida. Tan importante como la calidad, es la cantidad de lo que comes. Yo por ejemplo, ajusto mis porciones a 4 onzas de proteína cada 3 horas y las acompaño de carbohidratos o vegetales según sea el caso.

5. ¡VARÍA SIEMPRE TU RUTINA!

Si te montas en la elíptica todos los días o haces el mismo entrenamiento, llega un momento en que tu cuerpo no reacciona, se acostumbra y te estancas. Por eso hay que cambiar los entrenamientos (yo lo hago todas las semanas). Lo mismo pasa con tu metabolismo: si le das el mismo tipo de alimentación de lunes a lunes, sin variar nada, llegará un momento en el que entrará en un estado adaptativo, donde se vuelve más lento. Por eso te recomiendo variar tu alimentación todos los días (tal y como se muestra en mi plan de menú) y hacer un *cheat meal* o comida libre a la semana si deseas seguir viendo cambios en tu cuerpo.

6. ¡SIÉNTELO COMO PARTE DE TU VIDA!

Yo ya estoy disciplinada, ya este estilo de vida está dentro de mí, es mi rutina, es como cepillarme los dientes. Voy dos veces al día al gimnasio tenga o no tenga tiempo, porque es parte de mi trabajo. Hacer que esto formara parte de mi vida no fue fácil, no siempre estuve muy enfocada, hubo altos y bajos, pero una vez que tomé la decisión y comencé a ver y disfrutar de los resultados, lo comencé a vivir y a sentir como parte de mí. Tú también puedes hacerlo, tú también puedes lograrlo, solo debes empezar, ser constante, esperar los cambios y poco a poco tu cuerpo lo comenzará a reconocer como parte de tu vida.

¿CÓMO MANTENERTE EN EL PESO LOGRADO?

¿Lo lograste? ¡Pues no lo sueltes! Si ya has llegado hasta aquí y lograste llegar al cuerpo que tanto deseabas, déjame decirte que lo que está por venir será mucho más sencillo. Lo que importa es seguir cuidando lo que comes, para no volver nunca atrás.

Una vez que estés en la meta, mi recomendación es:

1. Vuelve al test que está en el capítulo 7 para determinar las calorías que debes consumir según tu metabolismo basal, edad y actividad física. Una vez que tengas el resultado déjalo tal cual, sin restarle nada, porque esta vez tu objetivo será mantener tu peso.

2. Según el número que hayas obtenido como resultado, selecciona el plan calórico que debes seguir de ahora en adelante (deberá ser el más cercano a ese resultado). Así mismo, recuerda que tienes un plan de sustituciones para poder variar las opciones sin aburrirte jamás.

3. Puedes hacer un *cheat day* o día de comida trampa a la semana: Si ya has logrado el cuerpo que deseas y no quieres rebajar, te recomiendo tener un día libre de comidas a la semana y el resto de la semana enfocarte en cumplir tu plan de alimentación y ejercicios al 100%.

4. Mantente activa con tus ejercicios 5 a 6 veces por semana.

5. Aplica las reglas de oro que acabo de compartir, porque te permitirán cambiar tus hábitos para siempre.

¿QUÉ HACER CUANDO DEBES COMES AFUERA?

Ante todo, elige bien el restaurante a donde vas comer. Aquellos sitios de comidas que se destacan por ser especialistas en carnes, pescados o mariscos como los restaurantes de comida al grill, comida del mar o los restaurantes japoneses por ejemplo, terminan siendo una excelente opción. Te sugiero comer una porción de proteína magra (baja en grasa), asada o al horno y acompañarlas con un gran bol de vegetales o ensalada cruda sin aderezo incluido (pídelo aparte) o adereza con aceite de oliva, vinagre, limón y pimienta. Acompaña con agua o alguna infusión natural sin azúcar.

Te dejo algunas sugerencias un poco más específicas, según los restaurantes que puedas visitar:

▶ En un **restaurante japonés,** pide edamames de entrada o una ensalada sencilla de algas (wakame), evita agregar salsa de soya a tus comidas, pide sashimi, tartar, rolls de pescado fresco sin arroz ni queso crema y acompaña con té verde con limón y sin azúcar. También me encanta pedir una sopa asiática de pescado o mariscos antes del plato principal.

▶ En un **restaurante chino,** selecciona un plato principal que incluya proteina a la plancha o vapor (que no sea frita o contenga alguna salsa espesa o agridulce) con abundantes vegetales (evita que sean salteados al wok por su contenido de aceite y soya), acompaña con agua o alguna infusión natural sin azúcar.

▶ En un **restaurante peruano,** selecciona ceviches de pescado y mariscos, y tiraditos de pescado en todas sus formas y colores, sabemos que es un plato un poco alto en sodio (sal), pero es solo sodio que expulsarás en forma natural al día siguiente. Otras opciones que puedes seleccionar son el lomo saltado, aguadito de gallina o mariscos, escabeche o choros a la chalaca. Acompaña con agua o alguna infusión natural sin azúcar.

▶ En un **restaurante italiano,** puedes pedir de entrada un carpaccio o una ensalada fresca (olvídate de la ensalada César). Si te provoca la pasta, que sea integral o al dente, con salsa roja a base de proteína y vegetales (evita las salsas blancas a base de crema o de queso). Sírvete la cuarta parte del plato de pasta y acompaña con una porción de proteina asada (salmón, pescado blanco o pollo) y un bol de ensalada fresca con vinagreta y aceite de oliva. Evita comer el pan con aceite de oliva que te sirven en la entrada. Acompaña con agua o alguna infusión natural sin azúcar.

▶ En un **restaurante mexicano,** no comas totopos (chips de maíz fritos) ni tortillas de maíz fritas, ni las salsas que te dan de entrada. Pide una sopa tipo caldo o ceviche o alguna ensalada simple de nopales. Selecciona un plato principal con proteinas y de guarnición pico de gallo, una ensalada cruda y guacamole (no abuses con las cantidades del guacamole, ya que es una preparación alta en grasa). Podrías pedir unas fajitas por ejemplo y comerlas sin la tortilla. Acompaña con agua o alguna infusión natural sin azúcar.

▶ En un **restaurante árabe o griego**, selecciona como proteína principal pinchos de pollo o carne, acompañados de tabule, fatoush o vegetales como berenjenas, cebolla, calabacines y pimientos. Puedes acompañarlos con crema de yogur griego y pepino (tzaziki), crema de garbanzos, berenjena o pimentón rojo, pero con moderación (no más de 2 cucharadas). Evita comer el pán árabe o los chips fritos que ofrecen de entrada. Si te provoca el kibbe o falafel, pídelos horneados. Si quieres shawarma, deja a un lado el pan. Acompaña con agua o alguna infusión natural sin azúcar.

- ▶ En el caso de ir a otro restaurante de comida internacional, debes hacer lo siguiente:
  - No vayas con mucha hambre. Come un snack ligero antes de salir.
  - Evita pedir entradas o la cesta de pan con mantequilla.
  - Selecciona platos con pocos ingredientes, a menos que sean vegetales.
  - Pide que te traigan el plato que seleccionaste sin los contornos (en el caso de ser arroz, puré de papa, risotto, pasta, papas al vapor, etc). Pide en cambio una porción extra de ensalada o vegetales al vapor.
  - Si ves que las porciones del plato que te sirvieron superan la que debes consumir, entonces compártelo con alguien más o pide para llevar el restante y ¡regálalo!
  - ¡Come despacio y conversa!
  - Siempre toma agua o infusiones naturales sin azúcar.
  - No pidas postre. Si te provoca algo dulce, puedes pedir café o fruta.

¿QUÉ HACER SI TE VAS DE VIAJE MIENTRAS HACES ESTE PLAN?

Los viajes son momentos de mucho riesgo, a menos que actúes con inteligencia y previsión. En los viajes jamás pierdo mi foco ni descuido mi alimentación o mis ejercicios. Al contrario, hago todo mucho mejor.

Si no quieres que un viaje arruine tu plan de adelgazamiento, nunca olvides estos consejos *fit*:

1. No te saltes ninguna comida; organiza tus itinerarios para que puedas hacerlas en los horarios que corresponde. Al menos 3 comidas principales y 2 meriendas.

2. Sal siempre con una botella de agua y alguna merienda saludable en tu cartera o back pack. ¡Las frutas son excelentes opciones!

3. Planifica tus comidas y visitas a restaurantes. No improvises porque con hambre nadie piensa.

4. Restringe los carbohidratos complejos, come sólo frutas y muchos vegetales.

5. Come proteínas magras o bajas en grasa (huevos, carnes, pescados, aves, *whey protein*) en tus tres comidas principales y meriendas.

6. Come muy limpio y natural, no comas nada procesado.

7. Evita comer granos, cereales, legumbres, azúcar o alimentos que la contengan, productos o alimentos con gluten, lácteos y comida rápida.

8. Practica ejercicio todos los días; yo además de mantener mi rutina de entrenamiento, aprovecho en conocer las ciudades a donde voy en bicicleta o caminando.

Ladrillo a ladrillo se construye una gran pared. Igual es con el cuerpo, cada hábito saludable, cada sesión de ejercicio, cada bocado te acerca o te aleja a esa fabulosa versión de ti misma que has visualizado. Tus hábitos forman tu vida presente y futura. Si quieres tener algo bueno en el mañana, debes empezar a construirlo hoy.

En el próximo capítulo verás que tenemos unos aliados que nos ayudarán a cumplir nuestras metas, y serán un nuevo hábito saludable que deberás incluir en tus mañanas. Y así vamos cambiando tu vida, tu figura y tu destino. Sigue conmigo. Vamos a cerrar este encuentro por todo lo alto.

9.

SUPLEMENTOS:
SUPERAMIGOS AL RESCATE

En estos tiempos la gente cree que todo puede resolverse sin esfuerzo. A veces me río cuando leo algunos comentarios en redes sociales o revistas que prometen cambios instantáneos si consumes tal pastilla o suplemento alimenticio. Lamento que algunas chicas caigan en ese engaño y terminen más frustradas que cuando empezaron a entrenar, perdiendo tiempo y dinero. La verdad es que esa cultura de lo instantáneo no existe en el mundo *fit*. Si quieres cambiar debes trabajar y resistir. No hay otro camino. Por eso quiero hablarte de los suplementos, lo que son, cómo los utilizo y lo que verdaderamente pueden hacer por ti.

Sabemos que la alimentación y el entrenamiento son los grandes protagonistas cuando se trata de perder grasa, ganar masa muscular o mejorar nuestro rendimiento. Pero también hemos aprendido, gracias a los estudios médicos, que una suplementación inteligente y bien planificada puede llevarnos a alcanzar más rápido los resultados que estamos buscando. Por eso en este capítulo quiero compartir contigo cuáles son los principales suplementos nutricionales que pueden ayudarte a mejorar tu composición corporal y tu rendimiento físico.

Pero ¡ojo! Debes tener en cuenta que tus necesidades específicas dependerán del tipo de actividad que realices, de la intensidad y frecuencia con que lo hagas, así como de tus objetivos particulares.

¿Que buscas? ¿Perder peso, ganar masa muscular o aumentar el rendimiento físico?

Existen suplementos muy útiles para cada caso en particular. Para aclarar dudas, hemos compartido una revisión seria y sistemática de los suplementos más utilizados para perder peso, ganar masa muscular o mejorar el rendimiento físico, con los riesgos y beneficios de estos productos. No pretendo recomendar qué debes tomar, porque eso sólo debe hacerlo tu médico o nutricionista, solo te comparto los que estudié junto a mi coautora y médico Dra. Samar Yorde, y que estoy segura que funcionan. Solo te hablaré los suplementos aparentemente eficaces, lo que quiere decir que la mayoría de los estudios de investigación mostraron su eficacia y seguridad.

SUPLEMENTOS QUE COMPARTO EN ESTE CAPÍTULO:

Para aumentar masa muscular
- ▶ Proteínas: formadoras de músculo
- ▶ Aminoácidos y BCAA: los ladrillos de las proteínas
- ▶ Creatina: más fuerza, más músculo (también mejora el rendimiento)

Para perder peso
- ▶ Termogénicos: el poder de la cafeína
- ▶ Té verde: ¿ayuda a gastar más energía?
- ▶ Ácido Linoleico Conjugado (CLA)
- ▶ Calcio

Para mejorar el rendimiento
- ▶ Carbohidratos y electrolitos
- ▶ L-carnitina: la controversia

Otros aminoácidos: L-arginina y L-glutamina

Vitaminas y minerales, los héroes invisibles

Ácidos grasos omega 3: salud para el corazón

SUPLEMENTOS PARA AUMENTAR LA MASA MUSCULAR

PROTEÍNAS: FORMADORAS DE MÚSCULO

La cantidad de proteínas que necesitas para aumentar y mantener tu masa muscular cuando llevas un entrenamiento intenso es mayor a la cantidad recomendada para una persona sedentaria, la cual está alrededor de 1 gramo por cada kg de peso corporal al día (Eso quiere decir que serían 60 g si pesas 60 kg). Por ejemplo, la mayoría de los atletas y personas que llevan un entrenamiento de fuerza, pueden necesitar hasta 2 g/kg/día (120 g para una persona de 60 kg).

Aunque siempre debes tratar de cubrir estas cantidades con los alimentos, cuando tu requerimiento de proteínas es muy elevado, puede ser conveniente utilizar un suplemento para cubrir esas necesidades extras. Está demostrado que la cantidad óptima de proteínas para estimular al máximo la recuperación muscular después de un entrenamiento de fuerza es entre 20 y 25 gramos, la misma cantidad que contiene usualmente una medida o *scoop* de cualquier suplemento de proteínas.

No obstante, el momento ideal para consumirlo dependerá de tu rutina de entrenamiento en particular. Por ejemplo, consumir un suplemento de proteína de suero (*whey protein*) junto con una porción de frutas 30-60 minutos antes de entrenar podría ser buena idea si ya han pasado muchas horas desde tu última comida, o si eres de los que entrena a primera hora de la mañana y no tienes tiempo para realizar un desayuno completo. En cambio, si terminas de entrenar y tu próxima comida será en un par de horas, puedes consumir un suplemento de proteínas inmediatamente después de tu entrenamiento. En cambio, cuando usamos caseína (una proteína de lenta absorción), es ideal consumirla entre comidas o antes de dormir.

Entendiendo esto, nos damos cuenta de que no se trata solo de "tomar proteínas después de entrenar", sino de saber planificar adecuadamente la cantidad *total* de proteínas de tu dieta diaria, pues aunque tengas el mejor suplemento del mundo si el resto de tu alimentación no cubre tus necesidades diarias de proteínas, estarás perdiendo tu tiempo (y tu dinero). Lo ideal es que cuentes con la orientación de un profesional experto en el área que pueda ayudarte a adaptar el momento del consumo de proteínas a tu rutina de entrenamiento individual y sacarle el mayor provecho posible.

AMINOÁCIDOS BCAA: LOS LADRILLOS DE LAS PROTEÍNAS

Seguro has escuchado o leído sobre ellos. Los famosos aminoácidos de cadena ramificada (leucina, isoleucina y valina), conocidos también como BCAA por sus siglas en inglés (*branched chain aminoacids*) son componentes de las proteínas que ayudan a detener la destrucción de los músculos y estimular su reparación. De estos tres aminoácidos, la leucina en particular promueve directamente la formación de músculo y juega un papel importantísimo en el control del metabolismo de las proteínas.

Puedes suplementarte diariamente con 8-12 gramos de leucina o 12-18 gramos de BCAA, divididos en tomas de 4-5 gramos antes y/o después de entrenar. Incluso, si tu entrenamiento es muy largo, puedes utilizarlos durante, ya que son utilizados por los músculos como fuente directa de energía. En cualquier caso, antes de considerar usar un suplemento de aminoácidos, debes tener claro que estos ya forman parte de las proteínas que consumimos, como si se tratara de los ladrillos de una pared, por lo que pudiera resultar redundante si usas un suplemento de proteínas y otro de aminoácidos a la vez.

De hecho, los suplementos de proteína de suero (*whey protein*) generalmente contienen cerca de 4-5 gramos de BCAA por cada medida o *scoop*.

CREATINA: MÁS FUERZA, MÁS MÚSCULO

La creatina monohidratada es el suplemento más seguro y efectivo si lo que buscas es aumentar tu fuerza y ganar algunos kilos de músculo. En palabras simples, es el combustible principal para entrenamientos de fuerza y potencia en los que cada movimiento dura unos pocos segundos (por ejemplo en el levantamiento de pesas o *sprints*).

Podemos obtenerla de forma natural en alimentos como la carne, pero en cantidades muy pequeñas, por lo que su suplementación es de gran ayuda. El protocolo más rápido para aumentar los depósitos musculares de creatina es consumir 0,3 gramos diarios por cada kg de peso durante al menos 3 días (cerca de 20 g diarios si pesas 70 kg) en lo que se conoce como "fase de carga" y de ahí en adelante consumir aproximadamente 5 g por día (el equivalente a una cucharadita), en lo que llamamos "fase de mantenimiento". Muchos especialistas consideran que la fase de carga no es estrictamente necesaria y que se puede iniciar con 5 g diarios.

Por otra parte, lo ideal es consumirla junto con carbohidratos y/o proteínas para hacer que se absorba más rápido. A pesar de que por mucho tiempo se recomendaba consumirla antes de entrenar, un estudio reciente demostró que hay mayores beneficios en aumento de masa muscular y fuerza cuando es consumida inmediatamente después del entrenamiento. De cualquier forma, la creatina es un excelente suplemento si buscas ganar masa muscular de forma natural y segura.

SUPLEMENTOS PARA PERDER PESO

TERMOGÉNICOS: EL PODER DE LA CAFEÍNA

Los termogénicos, conocidos coloquialmente como pre *workouts* o quemadores de grasa, son suplementos que estimulan nuestro sistema nervioso central gracias a su contenido de sustancias como la cafeína o el té verde, permitiéndonos entrenar con mayor intensidad y gastar más calorías. Su principal ingrediente, la cafeína, es uno de los pocos suplementos que ha demostrado tener un efecto positivo sobre el rendimiento físico, ayudando a disminuir la percepción del esfuerzo.

Está demostrado que consumir un suplemento de cafeína entre 30 a 60 minutos antes del ejercicio en dosis moderadas de 3-6 mg por cada kg de peso (por ejemplo, 180-360 mg si pesas 60 kg), puede mejorar el desempeño en actividades de corta y larga duración. Generalmente los termogénicos suelen contener dosis moderadas de cafeína (100-400 mg). Dosis mayores a 3-6 mg por kg son innecesarias y no tienen beneficios adicionales.

Ahora, la pregunta que seguramente te estás haciendo es: ¿ese cafecito que tomo en la mañana o antes de entrenar es igual de efectivo? La respuesta es algo decepcionante: no. Aunque podemos encontrar cafeína en el café, el té y las bebidas energéticas, las dosis son más bajas. Por ejemplo, una taza de café negro contiene alrededor de 100 mg de cafeína (una dosis menor a 2 g/kg en una persona de 60-70 kg). Además, si ya eres consumidor habitual de café, probablemente verás menores beneficios. Es importante que antes de utilizar algún termogénico, consultes con tu médico para asegurarte de que es seguro para ti.

TÉ VERDE: ¿AYUDA A GASTAR MÁS ENERGÍA?

Hoy en día el té verde, de forma similar a la cafeína, es uno de los suplementos más comunes encontrados en los productos para controlar el peso debido a que se ha sugerido que ayuda a perder grasa. El té verde contiene grandes cantidades de unas sustancias llamadas catequinas, de las cuales la EGCG (epigalocatequina galato) ha sido asociada a un posible aumento del gasto de energía durante el día cuando se combina con una dieta baja en calorías. Entonces, teóricamente, este aumento del gasto energético podría ayudarte a perder grasa o mejorar tu composición corporal, pero lamentablemente hasta ahora no hay suficiente evidencia para respaldar esta teoría.

ÁCIDO LINOLEICO CONJUGADO (CLA)

El CLA es también un ácido graso esencial de la serie omega 3, con una estructura ligeramente modificada. Parece disminuir notablemente la acumulación de grasa corporal, debido a su aparente capacidad para mejorar la acción de la insulina a nivel muscular.

Se recomienda consumir 1.000 mg de CLA dos veces al día, con el desayuno y la cena. Hasta el momento, no se conocen efectos secundarios ni contraindicaciones.

CALCIO

Algunas investigaciones han sugerido que la suplementación con calcio (800 mg/día) o una alta ingesta de este mineral a través de la alimentación (1.200-1300 mg/día) podría estimular la pérdida de grasa en comparación con personas que llevan una dieta baja en calcio (400-500 mg/día). Sin embargo, se necesitan más estudio en relación a la suplementación con calcio para poder emitir conclusiones definitivas.

SUPLEMENTOS PARA MEJORAR EL RENDIMIENTO FÍSICO

CARBOHIDRATOS Y ELECTROLITOS

Un punto crítico cuando entrenamos es poder mantenernos hidratados y recuperar no solo el agua sino también los carbohidratos gastados y los electrolitos perdidos al sudar, en especial en ambientes calurosos o húmedos. Si tus entrenamientos son de intensidad baja-moderada y duran menos de una hora, puedes hidratarte perfectamente con agua, pero a partir de los 90 minutos o si la intensidad es muy alta, el déficit de carbohidratos y las pérdidas de sodio se hacen significativas (esas manchas blancas en tu ropa después de una sesión larga de ejercicios son sales de sodio que pierdes al sudar). Sólo en estos casos es buena idea consumir una fuente de carbohidratos y electrolitos durante el entrenamiento además del agua, como bebidas deportivas (500-1.000 cc por hora) o geles de carbohidratos (1-2 geles por hora) para evitar la deshidratación y mantener tu rendimiento.

L-CARNITINA: LA CONTROVERSIA

La L-carnitina es sin duda uno de los componentes más comunes en muchos de los suplementos para perder peso. Es un importante transportador celular de grasas. Dicho de forma simple, cada molécula de L-carnitina dentro de nuestras células sería una especie de camión que se encarga de llevar la basura (grasa) desde el vertedero (citoplasma) hacia los hornos (mitocondrias) para ser quemada (oxidada).

Desafortunadamente, la gran mayoría de las investigaciones hasta ahora han demostrado que la suplementación con L-carnitina no tiene efecto alguno sobre la cantidad de carnitina en los músculos (es decir, los "camiones" que traigas de afuera estarán de sobra), ni sobre el metabolismo de las grasas, la pérdida de peso o el rendimiento deportivo. Pero no todo es desalentador; otros estudios recientes han reportado que la suplementación con L-carnitina podría tener un efecto mínimo en la reducción del estrés oxidativo inducido por el ejercicio, lo cual podría ayudar a los atletas a tolerar el entrenamiento en un mayor grado.

OTROS AMINOÁCIDOS: L-ARGININA Y L-GLUTAMINA

Ambos son aminoácidos que, a pesar de ser inefectivos cuando buscamos aumentar masa muscular, perder de grasa o mejorar el rendimiento físico, proporcionan algunos beneficios para la salud que podrían justificar su suplementación en algunos casos.

La L-glutamina nos ayuda a formar nuevas proteínas, a una mejor cicatrización, a mantener el equilibrio ácido-base, a fortalecer nuestro sistema inmune y, además, es utilizada como fuente de energía. Puedes suplementarte en dosis de 8 a 12 g al día en tomas divididas. La L-arginina participa en la división celular, la cicatrización, el sistema inmune, la eliminación de amoníaco y el control de la presión arterial. Puede suplementarse en dosis de 10 a 14 g al día en tomas divididas.

VITAMINAS Y MINERALES, LOS HÉROES INVISIBLES

Un gran porcentaje de la población de los Estados Unidos presenta deficiencias en muchas vitaminas y minerales debido a malos hábitos de vida y al consumo de alimentos con cantidades inadecuadas de estos nutrientes.

Los atletas, en particular, somos una población propensa a sufrir deficiencias nutricionales debido a que tenemos un requerimiento mucho mayor que las personas sedentarias. Es por esto que actualmente se recomienda que los atletas consuman multivitamínicos que contengan entre 300 y 600% de los valores recomendados (DV) para la mayoría de las vitaminas y minerales, con el objetivo de cubrir las altas necesidades nutricionales derivadas del entrenamiento intenso, en especial cuando llevamos una dieta baja en calorías con el fin de perder grasa corporal.

Otro punto importante es que no debes considerar la suplementación con vitaminas o minerales específicos (por ejemplo, vitamina C, ácido fólico, calcio, hierro) sin antes consultarlo con tu nutricionista o tu médico.

ÁCIDOS GRASOS OMEGA 3: SALUD PARA EL CORAZÓN

Los ácidos grasos omega 3 son necesarios para el funcionamiento normal de tus células y órganos, y están presentes en cada una de las células de tu cuerpo. Se estima que más de 80 mil personas mueren prematuramente cada año en los Estados Unidos como resultado de una deficiencia de estas grasas esenciales. Los vegetarianos, en particular, suelen tener una ingesta muy baja de este nutriente.

Los dos ácidos grasos omega 3 con mayores beneficios para la salud derivan principalmente del aceite de pescado y son el ácido docosahexanoico (DHA) y el ácido eicosapentanoico (EPA). Tienen un poderoso efecto protector sobre nuestro sistema cardiovascular, sistema inmune, cerebro, huesos, músculos, articulaciones, pulmones, hígado, piel, cabello, ojos, entre muchos otros tejidos del cuerpo.

Otro importante ácido graso omega 3 es el famoso ácido alfa-linoleico (ALA), que proviene de fuentes vegetales como el aceite de semilla de lino, el aceite de canola, las nueces y algunas frutas; sin embargo, posee solo una fracción de los beneficios del DHA y el EPA.

Es recomendable que consumas entre 400 y 500 mg de DHA/EPA por semana para tener un buen estado de salud, pero si eres atleta o llevas un entrenamiento intenso, deberías consumir entre 3 y 4 g por día, preferiblemente divididos en 3 ó 4 tomas de 1 g cada una.

CONCLUSIÓN

Recuerda siempre que la clave de una suplementación inteligente es llegar a la individualización de tus requerimientos, y eso solo es posible acudiendo a un especialista calificado que pueda orientarte hacia lo que es mejor para ti. No experimentes con tu salud.

10.

PREGUNTAS FRECUENTES

Muchas chicas me escriben a diario en mis redes sociales. Todas quieren saber cosas de mi vida personal, mi alimentación, mis rutinas, incluso me preguntan sobre cómo hago para resistir las tentaciones de los dulces o las fiestas. Yo no creo saberme todas las respuestas, ni siquiera pienso que siempre esté haciendo lo correcto. Hago lo que me funciona, si me equivoco, me caigo o me estanco, trato de cambiar lo más rápido posible, sin arrepentimientos. Caer es normal, lo malo es quedarse en el piso llorando.

Hemos seleccionado algunas preguntas que se repiten con mucha frecuencia. Así que si la tuya está aquí creo que tendrás mi respuesta más honesta. Pero recuerda siempre, mis consejos sólo sirven si los aplicas a tu vida con motivación y disciplina. Leer no te hará fuerte, las pesas sí.

¿Las frutas sirven para adelgazar?

Sí, siempre que sean en la cantidad y calidad correcta. ¿Por qué? Pues las frutas son ricas en azúcares naturales, pero además están cargadas de fibra que mantiene "encerrada" el azúcar, haciendo que se digiera y pase a la sangre más lentamente. Las frutas son buena opción para calmar la ansiedad por dulce y además mejoran nuestro funcionamiento digestivo. El azúcar de las frutas no se acumula en forma de grasa tan fácilmente como un pan blanco o el azúcar de mesa. Si quieres perder peso y bajar tu porcentaje de grasa las frutas más recomendadas son el kiwi, durazno, naranja, mandarina, fresa, manzana verde, mora, parchita, toronja, arándanos, cerezas, melón, piña, tamarindo, limón. Procura comerlas antes del entrenamiento para tener un boom de energía o durante la mañana.

¿Qué funciona más para bajar de peso? ¿La alimentación o el ejercicio?

¡AMBOS! Es todo o nada. Si comes saludablemente y escoges los alimentos apropiados el 90% del tiempo y mantienes una rutina de ejercicio adecuada, te prometo que verás los resultados. Ahora, si comes mal todo el día, te prometo que perderás tu tiempo en el gimnasio. Pasarás horas y horas y no verás ningún avance. Te lo explico de forma práctica: si bajas unas 500 ó 700 calorías diarias a la dieta a la semana estarás ahorrándote 4.900 calorías a la semana. Si haces ejercicio (1 hora de cardio y 30-40 minutos de pesas) cinco días a la semana puedes quemar entre 500 y 800 calorías diarias y a la semana estarás quemando unas 2.500 a 4.000 calorías extra. ¡La suma es perfecta! Con 4.900 calorías ahorradas de una alimentación saludable y al menos 2.500 calorías quemadas ejercitándote el total son 7.400 calorías. ¡Eso equivale a perder un kilo de grasa a la semana!

¿Puedo añadir todo el aceite de oliva que quiera a una ensalada ya que se considera una grasa buena?

¡No! ¿Recuerdas cuando te conté sobre ese estancamiento que yo misma viví? Pues aprendí que *todo* en exceso engorda. Todos sabemos que el aceite de oliva es famoso por sus beneficios, y aunque es súper saludable, en exceso, también te hará aumentar de peso. El aceite de oliva aporta 9 calorías por gramo, por lo tanto una cucharadita de tamaño té aporta 45 calorías. Esta es la cantidad para cada comida.

¿Puedo reemplazar los alimentos con proteína en polvo para bajar de peso?

La proteína del suero o *whey protein* es una buena opción, porque es de alta calidad nutritiva, de fácil absorción por el cuerpo y muy fácil de preparar y transportar sobre todo cuando tenemos poco tiempo y debemos correr a todas partes apuradas. Es difícil llevar una pechuga de pollo o salmón en la cartera todo el tiempo. Sin embargo, lo más sano es utilizarla como complemento y no como reemplazo de ningún alimento. Tu cuerpo necesita masticar, saborear y comer de verdad. Para eso el secreto es organizarte y planificar tus comidas.

¿Si consumo la misma cantidad de azúcar natural en vez de azúcar procesada, no se afectará el nivel de grasa?

El azúcar natural (de las frutas, cereales, tubérculos, etc.) tiene además de azúcar, fibra. La fibra como te dije anteriormente, mantiene "encerrada" el azúcar, por lo tanto no se acumulan en forma de grasa tan rápido. Muy diferente es la azúcar procesada, porque es de fácil digestión y rápida absorción. Pasa rápidamente a la sangre y tu cuerpo la convierte en grasa casi de inmediato.

Pero ¡ojo! Si consumes azúcar natural en exceso, o más de lo que tu cuerpo necesita, la fibra no es capaz de "atraparla toda", y tu cuerpo de igual manera la acumulará en forma de grasa. Te lo dije antes y te lo vuelvo a repetir: *todo* en exceso engorda. Punto.

¿La carne roja es una mala fuente de proteínas?

La carne roja es una excelente fuente de proteínas, pero a diferencia de las carnes blancas, contiene más grasas saturadas, que al consumirlas en exceso puede resultar perjudicial para el corazón y el colon, además de aportar muchas más calorías. Lo mejor es consumirlas como máximo dos veces a la semana, pero no es necesario eliminarla. Al consumir carnes rojas selecciona cortes de tipo magro, carne de res como lomito, quítale tanta grasa como sea posible antes de cocinarla, y elimina la grasa fundida después de la cocción. Prepárala horneada, asada a la parrilla, y acompáñala con abundantes vegetales. Evita a toda costa comer carnes procesadas como la tocineta, la mortadela, el salami y las salchichas, entre otros. Todos estos son altos en grasas y sodio, dificultarán que logres verte definida o que bajes de peso.

¿El vino tinto engorda?

Todo en exceso engorda, ¿lo recuerdas? No quiero parecer un disco rayado, pero sí. Cada gramo de alcohol contiene 7 calorías, indiferentemente de la bebida. Es decir, todas las bebidas alcohólicas en exceso, engordan. Pero además, el principal problema de las calorías del alcohol es que no aportan nutrientes, son "calorías vacías", nuestro cuerpo no las utiliza. Las almacena como grasa. Si quieres lograr un cuerpo definido y bajar tu porcentaje de grasa, evita las bebidas alcohólicas o consúmelas solo ocasionalmente. No hay resultado sin sacrificio.

¿Los refrescos dietéticos son veneno puro?

Beber una cantidad razonable de refresco de dieta ocasionalmente, como una lata, no te hará daño. Los edulcorantes artificiales y otros productos químicos que se utilizan actualmente en refrescos de dieta son seguros y no hay evidencia seria de que estos ingredientes causan cáncer. Pero quiero dejarte bien claro que los refrescos de dieta no son la opción más saludable ni la solución para la pérdida de peso. Aunque el cambio de refresco regular a refrescos de dieta puede ahorrarte calorías, puede estimular la ansiedad por dulces. Existen mejores opciones como el agua natural, el agua saborizada sin azúcar y las infusiones de té y flores. Estas últimas aportan antioxidantes y no están llenas de químicos perjudiciales como las gaseosas.

¿El no comer grasa en absoluto es la mejor manera de perder grasa?

La mejor manera de perder grasa es levantarte del sofá y ejercitarte. No hay otra. Tu cuerpo requiere de una cantidad diaria de nutrientes y si excedes de la cantidad que necesitas, o no quemas lo que comes por estar sentada todo el tiempo, lo almacenas en forma de grasa. Sí, tanto el exceso de grasas, como de proteínas y carbohidratos se acumula en el cuerpo y se "guarda" como grasa. Así que es hora de cambiar lo que piensas y ponerte en movimiento para tener los resultados que esperas.

Dejé de hacer comidas trampas, porque aumentaba de peso después de 30 minutos. ¿Por qué sucede eso?

La comida trampa es un buen acelerador de metabolismo. Al darle a nuestro cuerpo algo que no estaba esperando, es como si le pusieras carbón al fuego. El cuerpo se sentirá recompensado, creerá que ha llegado el momento de no tener que reservar la grasa y quemara mucho más. Es algo que tanto mentalmente como corporalmente es aceptado de una forma perfecta por nuestro cuerpo. Además la comida trampa evita que caigamos frecuentemente en la tentación de salirnos de la dieta, pues puedes verlo como una especie de motivador, ya que sabes que determinado día podrás disfrutar de esa comida que deseas, **y luego seguir mantenido una buena alimentación durante el resto de la semana.**

Ahora bien, la mayoría de estas comidas están cargadas en grasas y sal por esto probablemente te sientes un poco hinchada o pesada luego de comerlas. Pero ese efecto es momentáneo, y lo perderás al retomar tus siguientes comidas saludables.

¿Consumir mucha proteína se convierte en grasa?

Las proteínas al igual que los carbohidratos y las grasas aportan calorías. De hecho, un gramo de proteínas tiene exactamente las mismas calorías de un gramo de carbohidratos (4 calorías). Cuando comes exceso de proteínas, tu cuerpo no puede almacenarlas como proteínas, y las convierte en carbohidratos o grasas, justo lo que no quieres, ¿verdad? Muchos creen que es mejor comer más pero ¡cada persona es diferente! Yo te recomiendo que consultes con tu nutricionista, para saber cuál es la cantidad adecuada para ti.

¿Se puede comer carbohidratos después del mediodía?

Los carbohidratos son el combustible de nuestro cuerpo y no puedes mantener un esfuerzo intenso como el ejercicio durante un tiempo largo, sin energía. Pero todo depende de la calidad, cantidad y el ejercicio que realizas.

Los carbohidratos ricos en fibra, como los vegetales y granos, aportan energía que dura de 5 a 6 horas luego de comerlos. Si entrenas en la noche, puedes comerlos en el almuerzo para mantener tus niveles de energía para un buen entrenamiento. O si entrenas muy temprano en la mañana, puedes comerlos en la noche, para aumentar tu reserva de energía. Pero cuidado con los carbohidratos refinados como el azúcar de mesa, pastelería, harinas refinadas, no aportan energía por mucho tiempo y dificultan que pierdas grasa.

¿Tener poca grasa corporal es malo?

El porcentaje de grasa debe mantenerse en niveles adecuados para que nuestro cuerpo siga funcionando. La grasa actúa como aislante en el cuerpo y gracias a ella podemos regular la temperatura corporal y transportar vitaminas en el cuerpo. Al estar muy disminuida podría causar graves problemas. Además la grasa es parte de la estructura del cuerpo, ayuda al funcionamiento del sistema nervioso y hasta constituye ciertas hormonas, entre ellas, hormonas que garantizan la fertilidad. Una de las consecuencias de tener baja grasa corporal es la ausencia del periodo menstrual, lo que cambia por completo el funcionamiento del cuerpo femenino. Un poco de grasa corporal no está mal, además le da contorno a nuestro cuerpo y funciona como protección de muchos órganos.

¿La estevia es el edulcorante más sano y natural?

La estevia es una planta con propiedades endulzantes y sin calorías. Es mucho más sana que la sacarina, aspartamo, ciclamato, taumatina y sucralosa que también son edulcorantes sin calorías, pero con ingredientes artificiales, que pueden afectar tu ansiedad por dulces y en algunos casos, la salud. Yo prefiero siempre la opción más natural, la estevia.

¿El ejercicio debe ser en ayunas o después de comer?

La respuesta es: ¡ambas! Que comas o no antes de hacer tu entrenamiento depende de varias cosas. Primero, algunos simplemente prefieren no hacerlo porque su estómago no tolera ejercitarse cuando está lleno, suelen sentir molestias o nauseas, mientras otros prefieren ejercitarse en ayuno para quemar más grasa. Cuando el cuerpo está en ayuno aumenta la movilización de grasas que están guardadas, pero que tu cuerpo utilice esas grasas como energía depende de tu nivel de entrenamiento. En las personas con un alto nivel de entrenamiento, el cuerpo es capaz de utilizar esa grasa como energía. Pero las personas que apenas están empezando a ejercitar o que no tienen una buena preparación física, su cuerpo mueve las grasas y las vuelve a guardar, no las quema. Es decir, ¡pierdes el trabajo! Si eres de este grupo de personas, lo mejor es comer algo antes de hacer ejercicio porque ayudará a aumentar la quema de calorías y evita que destruyas el músculo para obtener energía. Ahora bien, también es importante el tipo y la cantidad de ejercicio que vas a realizar. El cuerpo tiene reservas para una hora de ejercicio en forma de carbohidratos y reservas prácticamente ilimitadas de grasa. Si prefieres ejercitarte en ayunas, escoge ejercicios que no superen una hora de duración y de intensidad moderada. Si tu caso es que no toleras los alimentos antes de ejercitarte o se te hace difícil hacerlo con el estómago lleno, creo que lo mejor es no desayunar, pero hidrátate muy bien y puedes comer una fruta y seguir las mismas características del ejercicio que mencioné anteriormente. Apenas termines tu sesión de entrenamiento, realiza un desayuno balanceado para reponer las reservas de energía y recuperarte rápidamente.

CONCLUSIONES

Ya tienes lo que necesitas, ahora actúa...

Creo que si has leído con atención habrás aprendido muchas cosas nuevas. También espero que hayas sacado provecho de mis errores y aciertos, para eso escribí este libro. Ahora conoces mis secretos de alimentación, suplementación y ejercicio. Eso es una muy buena noticia. La mala noticia es que todo esto que aprendiste no te servirá de nada si no cierras el libro, te armas de la mejor motivación, comienzas a aplicar mis consejos de alimentación y sales corriendo a hacer tus rutinas, cada día.

Recuerda siempre que *La dieta del cuerpazo* es un plan de alimentación de 28 días que te ayudará a vencer tus propias barreras y lograr la mejor versión de ti misma, en un cuerpo fabuloso, fuerte y saludable. Y podrás repetir este plan tantas veces como te haga falta. El mayor resultado que obtendrás será ganar alegría, autoestima y energía.

Junto a la Dra. Samar Yorde (@SoySaludable) descubrimos los secretos de los alimentos, la necesidad de tener buenos suplementos y cómo acelerar nuestro metabolismo para que nuestros cuerpos se conviertan en una máquinas de quemar grasa, todo el tiempo. También hicimos recetas fáciles y sabrosas para que no te aburras y puedas disfrutar del proceso.

Ahora que ya sabes lo que tienes que hacer y cómo hacerlo, ¿Cuál es tu excusa?

Se trata de comer bien, ejercitar la máquina, suplementarte adecuadamente, descansar y dominar la ansiedad. Ya sabes que tu mente es tu peor enemigo, porque allí está escondida la raíz de la gordura, la frustración y la pereza. Por eso debes atacarlas en tu mente. El primer ejercicio contra la grasa lo haces pensando. Si cambias tu forma de pensar, encuentras una gran pasión y haces lo que tienes que hacer, nadie podrá contigo.

Ya tienes el poder del conocimiento. Ahora sólo debes empezar. Así, sin más. Sal del sillón, levántate de la cama, anda a comprar lo que necesitas. Así que *let's go girl*, busca tu ropa, tu comida, tu hidratación y empieza ya. Una vez que entres en este mundo y veas los cambios en tu cuerpo y mente, no te detendrás nunca.

¿Quieres ser fabulosa, estar segura de ti misma y verte divina a cualquier edad? Nunca más pierdas tiempo quejándote, comiendo frente al televisor y criticando a las mujeres que se ven hermosas con sus vestidos o trajes de baño. Nunca más vuelvas a comprar ese vestido talla extra grande para ocultar tu cuerpo. Deja de esconderte en la grasa y las excusas, *¡and move your ass right now!* ¡Mueve tu trasero ahora mismo!

Una vez leí una fábula que hablaba sobre una gacela y un león. Relata cómo, cada mañana en África, una gacela despierta. Sabe que debe correr más rápido que el león o este se la comerá. Y cada mañana en África, también un león despierta. Sabe que debe ser más rápido que la gacela más lenta o morirá de hambre. No importa si eres león o gacela, cuando llegue el nuevo día es mejor que te encuentre corriendo.

La vida es así, una leona. Y todos nacemos siendo gacelas. Si no corres, si no actúas, la vida te come, el tiempo se agota y las oportunidades se pasan. Quiero que la leona seas tú. No permitas que la vida pase por ti, procura más bien tú pasar por la vida e ir dejando huellas, firmes e imborrables, en tu trabajo, en tu casa, en tu entorno, pero sobretodo en ti misma. Espero que estés decidida a convertirte en una leona porque yo hace mucho dejé de ser gacela.

No debes esperar a la próxima vida. Tienes la belleza que necesitas, sólo te toca pulirla y mostrarla al mundo. Empieza hoy mismo a tratarte con amor y respeto, a cuidar lo que le das a tu cuerpo, lo que metes en tu mente y lo que decides cada día. Los resultados llegarán como consecuencia de cada pequeña decisión diaria que tomes.

Disfruta del sol, de la energía, de la alegría, del amor propio, de tu pareja, y de la buena vida que tendrás cuando empieces a perder grasa, tonificar tus músculos y construir ese cuerpo que hará que todos los hombres te vean con cara de tontos. Disfrútalo desde ya. Visualízate caminando hermosa y segura frente a quienes te han criticado a lo largo del tiempo. Demuéstrate a ti misma que llegarás a donde decidas. Tu belleza, tu buena forma física y tu alegría te abrirán todas las puertas.

Enamórate de tu vida, come sano, piensa bien y haz tu máximo esfuerzo. La felicidad está en la autoestima y la confianza que tienes en ti misma.

Recuerda que tu cuerpo está hecho para quemar grasas, sólo debes usarlo, así que actívalo diariamente. Para mantenerte activa te invito a descargar mis entrenamientos en https://www.fitplanapp.com/athletes/michelle-lewin, o comenzar a entrenar con mi plataforma www.lewinfitnessplatform.com ahora mismo.

Te invito a que sigamos conectadas en mis redes sociales, canal de YouTube y en mi página www.michellelewin.com, donde aparece el calendario de eventos a los que voy mes a mes. Sería genial poder conocerte en alguno de esos eventos para que me cuentes de tu experiencia y tus resultados con este libro.

Escríbeme a mis redes sociales @michelle_lewin en Instagram y Twitter, y Michelle Lewin en Facebook y YouTube, y muéstrame cómo ha cambiado tu cuerpo y tu mente después de leer mis palabras, quiero verte triunfar.

¡Haz lo tuyo!

Michelle Lewin

BIBLIOGRAFÍA

1. Circo, F. *Actividad física y ejercicio físico. Las diferencias entre ambos términos.* Disponible en: http://www.instructorado-iafa.com. ar/articulos/ejercicio-actividad-fisica.pdf

2. Organización Mundial de la Salud. *10 causas principales de defunción.* Actualizado en 2008. Disponible en: http://www.who. int/mediacentre/factsheets/fs310/es/index.html

3. American Collage of Sport Medicine. "ACSM's Guidelines for Exercise Testing and Prescription." Filadelfia: Lippincott, Williams & Wilkins, 2002.

4. Bray, G. *Office Management of Obesity,* segunda edición, 2004.

5. Bastien, M., Poirier, P., Lemieux, I., Després, JP. "Overview of Epidemiology and Contribution of Obesity to Cardiovascular Disease." *Progress in Cardiovascular Diseases.* Enero-febrero 2014, 56(4): 369–81.

6. Organización Mundial de la Salud. "Physical Status: The Use and Interpretation of Anthropometry: A Report of a WHO Expert Committee." Technical Report Series. Rome: 1995, 854:1–452.

7. National Physique Committee. "NPC Bikini Division Rules." Disponible en: http://npcnewsonline.com/npc-bikini-division-rules/

8. Li, WC., Chen, IC., Chang, YC., Loke, SS., Wang, SH., Hsiao, KY. "Waist to-Height Ratio, Waist Circumference, and Body Mass Index as Indices of Cardiometabolic Risk Among 36,642 Taiwanese Adults." *European Journal of Nutrition.* Febrero 2013, 52(1): 57–65.

9. Lim, SS., Vos, T., Flaxman, AD., Danaei, G., Shibuya, K., Adair-Rohani, H., et al. "A Comparative Risk Assessment of Burden of Disease and Injury Attributable to 67 Risk Factors and Risk Factor Clusters in 21 Regions, 1990–2010: A Systematic Analysis for the Global Burden of Disease Study (2010)." *Lancet*. 2012, 380(9859): 2224–60.

10. Berning, JM., Adams, KJ., Stamford, BA."Anabolic Steroid Usage in Athletics: Facts, Fiction, and Public Relations." *The Journal of Strength & Conditioning Research*. 2004, 18(4): 908–17.

11. Blair SN, Kohl HW, Gordon BF, Paffenbarger RS. "How Much Physical Activity Is Good for Health?" *Annual Review of Public Health*. 13, 1992

12. Kiningham RB, Apgar BS, Schwenk TL. "Evaluation of Amenorrhea." *American Family Physician Journal*. 1996, 53: 1185–1194.

13. American Collage of Sport Medicine. "ACSM's Quantity and Quality of Exercise for Developing and Maintaining Cardiorespiratory, Musculoskeletal, and Neuromotor Fitness in Apparently Healthy Adults: Guidance for Prescribing Exercise." July 2011, 43(7): 1334–59.

14. American Heart Association. "Know Your Fats (2010)". Disponible en: http://www.heart.org/HEARTORG/Conditions/Cholesterol/PreventionTreatmentofHighCholesterol/Know-Your-Fats_UCM_305628_Article.jsp.

15. Organización Mundial de la Salud. "Estrategia mundial sobre regimen alimentario, actividad física y salud" (2004). Disponible en: http://www.who.int/dietphysicalactivity/strategy/eb11344/strategy_spanish_web.pdf.

16. Medical Institute. "Sleep Disorders and Sleep Deprivation: An Unmet Public Health Problem." Washington, DC: The National Academies Press, 2006.

17. Position of the American Dietetic Association Dietitians of Canada and the American College of Sports Medicine. "Nutrition and Athletic Performance." *Journal of the American Dietetic Association*. 2000, 39(12): 1543–56.

18. Ramsay, TG. "Fat Cells." Endocrinology and Metabolism Clinics of North America. WB Saunders, 1996, 25(4).

19. Guyton, A. *Tratado de fisiología médica*, 11 ed. Madrid: Elsevier, España, 2006.

20. Berning, J., Nelson, Oteen, S. *Nutrition for Sport & Exercise*, segunda edición. Gaithersburg, Aspen Publishers, 1998.

21. Instituto Nacional sobre el Envejecimiento. "Ejercicio y actividad física: Su guía diaria." Washington, DC, publicación número 10-4931s, 2010.

22. Fernández Vaquero, A. "Respuesta cardíaca al ejercicio." In: López Chicharro, J., Fernández Vaquero, A., editores. *Fisiología del ejercicio* , tercera edición Madrid: Ed. Panamericana, 2006.

23. Association AD. "Edulcorantes artificiales," 2013 [citado 13 February 2017. Available from: http://www.diabetes.org/espanol/nutricion-y-recetas/edulcorantes-artificiales/.

24. Ruiz-Roso, B., Pérez-Olleros, L., García-Cuevas, M. "Influencia de la fibra dietaria (FD) en la biodisponibilidad de los nutrientes" (2001) In: *Fibra Dietética en Iberoamérica: Tecnología y salud: Obtención, caracterización, efecto fisiológico y aplicación en alimentos*. Sao Paulo, Brazil: Varela Editora e Libraría LTDA, 345–70, 2001.

25. García-Arias, MT., García-Fernández, MC. *Nutrición y dietética*. Editorial Universidad de León, 2003.

26. Hinton, P., Sanford, T., Davidson, MM., Yakushko, O., Beck N. "Nutrient Intake and Dietary Behaviors of Male and Female Collegiate Athletes." *International Journal of Sports Nutrition and Exercise Metabolism*. 2004, 14(4): 389–90.

27. Boyer, J., Liu, R. "Apple Phytochemicals and Their Health Benefits." *Nutrition Journal*, 2004.

28. Jimeno, A, Ballesteros, M, Ugedo, L. *Biología*. Fuenlabrada: Santillana, 1997.

29. American College of Sports Medicine, American Dietetic Association, and Dietitians of Canada. "Joint Position Statement: Nutrition and Athletic Performance." *Medicine & Science in Sports & Exercise*. 2000, 32: 2130–45.

30. American Heart Association. "Eat More Chicken, Fish and Beans Than Red Meat" (2013). Disponible en: http://www.heart.org/HEARTORG/GettingHealthy/WeightManagement/LosingWeight/Eat-More-Chicken-Fish-and-Beans-than-Red-Meat_UCM_320278_Article.jsp.

31. Organización Mundial de la Salud. "Estrategia mundial sobre régimen alimentario: Fomento del consumo mundial de frutas y verduras" (2013). Disponible en://www.who.int/dietphysicalactivity/fruit/es/index1.html.

32. Castro-Rodríguez, Martínez-Fernández, Perote-Alejandre. Instituto Tom.s Pascual Sanz. "Vive Sano," (2012). Available at: www.institutotomaspascual.es.

33. American Heart Association. "AHA Recommendation: Milk Products" (2013). Disponible en: http://www.heart.org/HEARTORG/GettingHealthy/NutritionCenter/Milk-Products_UCM_306008_Article.jsp.

34. Marcason, W. "How Many Grams of Trans-Fat Are Recommended per Day?" *Journal of the American Dietetic Association.* September 2006, 106(9): 1507.

35. Instituto del Corazón de Texas. "Vitaminas: cómo actúan y dónde conseguirlas" (2013). Available at: http://www.texasheartinstitute.org/HIC/Topics_Esp/HSmart/vita_sp.cfm.

36. National Institutes of Health, Office of Dietary Supplements. "Información para el consumidor." Disponible en: http://ods.od.nih.gov/HealthInformation/RecursosEnEspanol.aspx.

37. Costill, DL. Sparks, KE. "Rapid Fluid Replacement Following Dehydration." *Journal of Applied Physiology*, 1973, 34: 36–43.

38. Adolph, EF. "Blood Changes in Dehydration." In: Adolph, EF, ed. *Physiology of Man in the Desert.* New York: Interscience, 160–71, 1947.'

39. Olveira-Fuster G, Gonzalo-Marín M. (2007). "Actualización en requerimientos nutricionales." *Endocrinología y Nutrición.* 2007, 54 (supl 2): 17–29.

40. Campbell, N., Correa-Rotter, R., Neal, B., Cappuccio, FP. "New Evidence Relating to the Health Impact of Reducing Salt Intake. *Nutrition, Metabolism and Cardiovascular Diseases.* 2001, 21: 617–19.

41. Ortega, RM., López-Sobaler, AM., Ballesteros, JM., Pérez-Farinós, N., Rodríguez- Rodríguez, E., Aparicio, A., Perea, JM., Andrés, P. (2011). "Estimation of Salt Intake by 24 H Urinary Sodium Excretion in a Representative Sample of Spanish Adults." *British Journal of Nutrition.* 2011, 105: 787–94.

42. Centers for Disease Control and Prevention. National Center for Chronic Disease Prevention and Health Promotion, Office on Smoking and Health, Department of Health and Human Services. "Smoking and Tobacco Use—Fact Sheet: Health Effects of Cigarette Smoking." Actualizado en enero 2008. Disponible en: http://www.cdc.gov/tobacco/data_statistics/fact_sheets/health_effects/effects_cig_smoking/index.htm.

43. Organización Mundial de la Salud. "Diet, Nutrition and the Prevention of Chronic Diseases. Report of a Joint WHO/FAO Expert Consultation." *Technical Report Series*. Rome: 916, 2003.

44. US Food and Drug Administration. "Food Label Helps Consumers Make Healthier Choices." Disponible en: www.fda.gov/downloads/forconsumers/consumerupdates/ucm199361.pdf.

45. Vieira, G. "Do You Have a Cheat Meal?" Disponible en: http://www.diabetesdaily.com/blog/2012/07/do-you-have-a-cheat-meal.

46. Ruiz, J. "Nutrición." Disponible en: www.jruizl.es.

47. Kreider, RB., Wilborn, CD., Taylor, L., Campbell, B., Almada, AL., Collins, R., et al. "ISSN Exercise & Sport Nutrition Review: Research & Recommendations." *Journal of the International Society of Sports Nutrition*. 2010 7: 1–35.

48. Maughan, RJ., Depiesse, F., Geyer, H. "The Use of Dietary Supplements by Athletes." *Journal of Sports Sciences*, 2007.

49. Campbell, et al. "International Society of Sports Nutrition Position Stand: Protein and Exercise." *Journal of the International Society of Sports Nutrition*, 2007.

50. Tipton KD, Wolfe RR. "Protein and Amino Acids for Athletes." *Journal of Sports Sciences*, 2004.

51. Garlick, PJ. "The Role of Leucine in the Regulation of Protein Metabolism." *Journal of Nutrition*, 2005.

52. Koopman, R., Verdijk, L., Manders, RFJ., Gijsen, AP., Gorselink, M., Pijpers, E., et al. "Co-ingestion of Protein and Leucine Stimulates Muscle Protein Synthesis Rates to the Same Extent in Young and Elderly Lean Men." *The American Journal of Clinical Nutrition*, 2006.

53. Baptista, IL., Leal, ML., Artioli, GG., Aoki, MS., Fiamoncini, J., Turri, AO., et al. "Leucine Attenuates Skeletal Muscle Wasting via Inhibition of Ubiquitin Ligases. *Muscle Nerve*, 2010.

54. Laviano, A., Muscaritoli, M., Cascino, A., Preziosa, I., Inui, A., Mantovani, G., et al. "Branched-chain Amino Acids: The Best Compromise to Achieve Anabolism?" *Current Opinion in Clinical Nutrition & Metabolic Care.* 2005, 8: 408–14.

55. Buford et al. "International Society of Sport Nutrition Position Stand: Creatine Supplementation and Exercise." *Journal of the International Society of Sports Nutrition,* 2007.

56. Kim et al. "Studies on the Safety of Creatine Supplementation." *Amino Acids,* 2011.

57. Goldstein et al. "International Society of Sport Nutrition Position Stand: Caffeine and Performance. *Journal of the International Society of Sports Nututrition,* 2010.

58. Shixian, et al. "Green Tea Extract Thermogenesis-induced Weight Loss by Epigallocatechin Gallate Inhibition of Catechol-Omethyltransferase." *Journal of Medicinal Food,* 2006.

59. Sawka, et al. "Exercise and Fluid Replacement." American College of Sports Medicine, 2007.

60. Snell, PG., Ward, R., Kandaswami, C., Stohs, SJ. "Comparative Effects of Selected Non-caffeinated Rehydration Sports Drinks on Shortterm Performance Following Moderate Dehydration." *Journal of the International Society of Sports Nutrition,* 2010.

61. Machefer, G., Groussard, C., Zouhal, H., Vincent, S., Youssef, H., Faure, H., et al. "Nutritional and Plasmatic Antioxidant Vitamins Status of Ultra-endurance Athletes." *The Journal of the American College of Nutrition,* 2007.

62. Bailey, RL., Fulgoni III, VL., Keast, DR., Dwyer, JT. "Examination of Vitamin Intake Among US Adults Using Dietary Supplements." *Journal of the Academy of Nutrition and Dietetics,* 2012.

63. Li, D. "Chemistry Behind Vegetarianism." *Journal of Agriculture and Food Chemistry,* 2011.

64. Calder PC, Deckelbaum RJ. "Omega-3 Fatty Acids: Time to Get the Message Right!" Current Opinion in Clinical Nutrition & Metabolic Care , 2008.

65. Wang, C., Harris, WS., Chung, W., Lichtenstein, AH., Balk, EM., Kupelnick, B., et al. "N-3 Fatty Acids from Fish or Fish-oil Supplements, but Not α-linolenic Acid, Benefit Cardiovascular

Disease Outcomes in Primary- and Secondary-prevention Studies: A Systematic Review." *The American Journal of Clinical Nutrition*, 2006.

66. Davis, M. "Broad Spectrum Cardiac Protection with Fish Oil." *Life Extension*, September 2006.

67. Mazza, M., Pomponi, M., Janiri, L., Brai, P., Mazza, S. "Omega-3 Fatty Acids and Antioxidants in Neurological and Psychiatric Diseases: An Overview." *Progress in Neuro-Psychopharmacology & Biological Psychiatry*, 2007.

68. Novak, F., Heyland, DK., Avenell, A., Drover, JW., Su, X. "Glutamine Supplementation in Serious Illness: A Systematic Review of the Evidence." *Critical Care Medicine*, 2002.

69. Burrin, DG., Stoll, B. "Metabolic Fate and Function of Dietary Glutamate in the Gut." *The American Journal of Clinical Nutrition*, 2009.

70. Zhou, M., Martindale, RG. "Arginine in the Critical Care Setting. *Journal of Nutrition*, 2007.

71. Buijs, N., van Brokhorst-de van der Schueren, MAE., Languis, JAE., Leemans, CR., Kuik, DJ., Vermeulen, MA., et al. "Perioperative Arginine-supplemented Nutrition in Malnourished Patients with Head and Neck Cancer Improves Long-term Survival." *The American Journal of Clinical Nutrition*, 2011.

anexos

LISTA DE CHEQUEO DE ALIMENTOS Y SUPLEMENTOS

SEMANA 1

HORA	COMIDA/ SUPLEMENTOS	DIA 1	DIA 2	DIA 3	DIA 4	DIA 5	DIA 6	DIA 7
6 A 7 AM	COMIDA 1: SNACK PRE WORKOUT							
	SUPLEMENTOS							
8 A 9 AM	COMIDA 2: DESAYUNO							
	SUPLEMENTOS							
12 A 1 PM	COMIDA 3: ALMUERZO							
	SUPLEMENTOS							
3 A 4 PM	COMIDA 4: SNACK PM 1							
	SUPLEMENTOS							
6 A 7 PM	COMIDA 5: CENA							
	SUPLEMENTOS							
9 A 10 PM	COMIDA 6: SNACK PM 2							
	SUPLEMENTOS							

SEMANA 2

HORA	COMIDA/ SUPLEMENTOS	DIA 8	DIA 9	DIA 10	DIA 11	DIA 12	DIA 13	DIA 14
6 A 7 AM	COMIDA 1: SNACK PRE WORKOUT							
	SUPLEMENTOS							
8 A 9 AM	COMIDA 2: DESAYUNO							
	SUPLEMENTOS							
12 A 1 PM	COMIDA 3: ALMUERZO							
	SUPLEMENTOS							
3 A 4 PM	COMIDA 4: SNACK PM 1							
	SUPLEMENTOS							
6 A 7 PM	COMIDA 5: CENA							
	SUPLEMENTOS							
9 A 10 PM	COMIDA 6: SNACK PM 2							
	SUPLEMENTOS							

ANEXOS: LISTA DE CHEQUEO DE ALIMENTOS Y SUPLEMENTOS

SEMANA 3

HORA	COMIDA/ SUPLEMENTOS	DIA 15	DIA 16	DIA 17	DIA 18	DIA 19	DIA 20	DIA 21
6 A 7 AM	COMIDA 1: SNACK PRE WORKOUT							
	SUPLEMENTOS							
8 A 9 AM	COMIDA 2: DESAYUNO							
	SUPLEMENTOS							
12 A 1 PM	COMIDA 3: ALMUERZO							
	SUPLEMENTOS							
3 A 4 PM	COMIDA 4: SNACK PM 1							
	SUPLEMENTOS							
6 A 7 PM	COMIDA 5: CENA							
	SUPLEMENTOS							
9 A 10 PM	COMIDA 6: SNACK PM 2							
	SUPLEMENTOS							

SEMANA 4

HORA	COMIDA/ SUPLEMENTOS	DIA 22	DIA 23	DIA 24	DIA 25	DIA 26	DIA 27	DIA 28
6 A 7 AM	COMIDA 1: SNACK PRE WORKOUT							
	SUPLEMENTOS							
8 A 9 AM	COMIDA 2: DESAYUNO							
	SUPLEMENTOS							
12 A 1 PM	COMIDA 3: ALMUERZO							
	SUPLEMENTOS							
3 A 4 PM	COMIDA 4: SNACK PM 1							
	SUPLEMENTOS							
6 A 7 PM	COMIDA 5: CENA							
	SUPLEMENTOS							
9 A 10 PM	COMIDA 6: SNACK PM 2							
	SUPLEMENTOS							

ANEXOS: LISTA DE CHEQUEO DE ALIMENTOS Y SUPLEMENTOS

LISTA DE CHEQUEO DE EJERCICIOS

SEMANA 1

EJERCICIO	DIA 1	DIA 2	DIA 3	DIA 4	DIA 5	DIA 6	DIA 7
CARDIO 30 a 45 minutos, 6 veces/semana Caminata poderosa, correr, bicicleta, subir escaleras, saltar la cuerda, spinning, kickboxing, patinar, remo, bailar, esquiar, natación, elíptica.							
Entrenamiento por intervalos de alta intensidad (HIIT) 3 veces/semana							
Ejercicio aeróbico de baja intensidad (LIIS) 3 veces/semana							
FUERZA 5 veces/semana 3 ejercicios de 4 series de 20,15, 12 y 10 repeticiones Un día por grupo glúteos - cuádriceps - femorales - bíceps/tríceps - hombro/espalda							
ABDOMINALES 3 veces/semana 3 ejercicios de 4 series de 25 repeticiones							

Descarga https://www.fitplanapp.com/athletes/michelle-lewin, o entrena con la plataforma www.
lewinfitnessplatform.com

SEMANA 2

EJERCICIO	DIA 8	DIA 9	DIA 10	DIA 11	DIA 12	DIA 13	DIA 14
CARDIO 30 a 45 minutos, 6 veces/semana Caminata poderosa, correr, bicicleta, subir escaleras, saltar la cuerda, spinning, kickboxing, patinar, remo, bailar, esquiar, natación, elíptica.							
Entrenamiento por intervalos de alta intensidad (HIIT) 3 veces/semana							
Ejercicio aeróbico de baja intensidad (LIIS) 3 veces/semana							
FUERZA 5 veces/semana 3 ejercicios de 4 series de 20,15, 12 y 10 repeticiones Un día por grupo glúteos - cuádriceps - femorales - bíceps/tríceps - hombro/espalda							
ABDOMINALES 3 veces/semana 3 ejercicios de 4 series de 25 repeticiones							

Descarga https://www.fitplanapp.com/athletes/michelle-lewin, o entrena con la plataforma www.lewinfitnessplatform.com

SEMANA 3

EJERCICIO	DIA 15	DIA 16	DIA 17	DIA 18	DIA 19	DIA 20	DIA 21
CARDIO 30 a 45 minutos, 6 veces/semana Caminata poderosa, correr, bicicleta, subir escaleras, saltar la cuerda, spinning, kickboxing, patinar, remo, bailar, esquiar, natación, elíptica.							
Entrenamiento por intervalos de alta intensidad (HIIT) 3 veces/semana							
Ejercicio aeróbico de baja intensidad (LIIS) 3 veces/semana							
FUERZA 5 veces/semana 3 ejercicios de 4 series de 20,15, 12 y 10 repeticiones Un día por grupo glúteos - cuádriceps - femorales - bíceps/tríceps - hombro/espalda							
ABDOMINALES 3 veces/semana 3 ejercicios de 4 series de 25 repeticiones							

Descarga https://www.fitplanapp.com/athletes/michelle-lewin, o entrena con la plataforma www.
lewinfitnessplatform.com

SEMANA 4

EJERCICIO	DIA 22	DIA 23	DIA 24	DIA 25	DIA 26	DIA 27	DIA 28
CARDIO 30 a 45 minutos, 6 veces/semana Caminata poderosa, correr, bicicleta, subir escaleras, saltar la cuerda, spinning, kickboxing, patinar, remo, bailar, esquiar, natación, elíptica.							
Entrenamiento por intervalos de alta intensidad (HIIT) 3 veces/semana							
Ejercicio aeróbico de baja intensidad (LIIS) 3 veces/semana							
FUERZA 5 veces/semana 3 ejercicios de 4 series de 20, 15, 12 y 10 repeticiones Un día por grupo glúteos - cuádriceps - femorales - bíceps/tríceps - hombro/espalda							
ABDOMINALES 3 veces/semana 3 ejercicios de 4 series de 25 repeticiones							

Descarga https://www.fitplanapp.com/athletes/michelle-lewin, o entrena con la plataforma www.lewinfitnessplatform.com

TABLA DE CONTROL DE AVANCES PARA 12 SEMANAS

MEDIDAS	SEMANA 1	SEMANA 2	SEMANA 3	SEMANA 4	SEMANA 5	SEMANA 6	SEMANA 7	SEMANA 8	SEMANA 9	SEMANA 10	SEMANA 11	SEMANA 12
		1				2				3		
CUELLO												
PECHO												
CINTURA												
CADERA												
MUSLO												
BRAZO												
PESO												
% GRASA												

LISTA DE COMPRAS DE SUPERMERCADO

Te anexo mi lista de supermercado *fit* y saludable, clasificada en proteínas, grasas, vegetales frescos, almidones, legumbres, cereales integrales, frutas, hierbas y especias, lácteos descremados y misceláneos.

PROTEÍNAS

- ☐ Aves (pollo, pavo, gallina)
- ☐ Lomo de cerdo
- ☐ Huevos
- ☐ Carnes (bisonte, lomito de res)
- ☐ Mariscos y moluscos (langostinos, camarones, mejillones, vieiras, almejas, langosta, calamares, pulpo)
- ☐ Pescados azules ricos en omega 3 (salmón fresco, atún, sardina, trucha marina, salmonete, anguila, pez espada, lamprea, rodaballo)
- ☐ Pescados blancos (tilapia, dorado, mero, caballa, merluza, corvina, lisa, róbalo, jurel, bonito, pargo, bagre, mondeque, lebranche, palometa, rape, boquerones, abadejo, bacalao, acedia, breca, cabracho, fletán, gallo, lenguado, platija, pescadilla, raya, rodaballo, rosada, sama)

GRASAS

- ☐ Aguacate
- ☐ Aceitunas negras
- ☐ Aceite de oliva extra virgen
- ☐ Aceite de oliva o de coco en spray
- ☐ Aceite de coco orgánico
- ☐ Aceite de sésamo
- ☐ Ajonjolí
- ☐ Almendras
- ☐ Avellanas
- ☐ Coco rallado sin azúcar
- ☐ Crema de ajonjolí
- ☐ Linaza
- ☐ Maní
- ☐ Merey
- ☐ Nueces
- ☐ Pistacho

VEGETALES FRESCOS

- [ ] Acelgas
- [ ] Ají dulce
- [ ] Ají picante (rocoto, habanero, jalapeño)
- [ ] Ajo
- [ ] Albahaca fresca
- [ ] Alcachofas
- [ ] Ajo porro o puerro
- [ ] Berenjena
- [ ] Berro
- [ ] Bok choy
- [ ] Brócoli
- [ ] Calabacín
- [ ] Castañas de agua
- [ ] Cebollín, cebolla en rama o cebolla de verdeo
- [ ] Cebolla blanca o de cabeza
- [ ] Cebolla morada o roja
- [ ] Ciboulette
- [ ] Cédano, célery o apio españa
- [ ] Champiñones
- [ ] Chayota
- [ ] Cilantro
- [ ] Coles de Bruselas
- [ ] Coliflor
- [ ] Espárragos
- [ ] Espinacas
- [ ] Escarolas
- [ ] Endivias
- [ ] Hinojos
- [ ] Jengibre
- [ ] Jícama
- [ ] Kale
- [ ] Lechuga criolla o repollada
- [ ] Lechuga romana
- [ ] Malojillo o lemongrass
- [ ] Nabo chino
- [ ] Palmito
- [ ] Pepino
- [ ] Perejil
- [ ] Pimentón, morrón o chile
- [ ] Pimiento rocoto
- [ ] Hongos portobello
- [ ] Rábano japonés o Daikon
- [ ] Repollo o col
- [ ] Repollo morado
- [ ] Radicchio
- [ ] Rúgula
- [ ] Tomate perita o jitomates
- [ ] Tomates cherry
- [ ] Tomates secos o deshidratados sin aceite

VEGETALES, TUBÉRCULOS Y FRUTAS CON ALMIDÓN

- [ ] Auyama o calabaza
- [ ] Batata, boniato o camote
- [ ] Papa o patatas
- [ ] Plátano verde y maduro
- [ ] Yuca o mandioca
- [ ] Zanahorias
- [ ] Legumbres
- [ ] Alfalfa
- [ ] Frijoles (alubias/judías/ porotos/habichuelas)
- [ ] Garbanzos
- [ ] Guisantes (arvejas/chícharo)
- [ ] Lentejas
- [ ] Soja
- [ ] Vainitas (ejotes/porotos verdes)

CEREALES INTEGRALES

- ☐ Arroz integral (sin gluten)
- ☐ Avena integral en hojuelas o en harina
- ☐ Maíz en granos o en harina (sin gluten)
- ☐ Palomitas de maíz hechas en casa (sin gluten)
- ☐ Quínoa (sin gluten)
- ☐ Tostada integral de trigo alta en fibra
- ☐ Galletas infladas de arroz integral (sin gluten)

FRUTAS

- ☐ Arándanos
- ☐ Cerezas
- ☐ Ciruelas
- ☐ Duraznos
- ☐ Fresas
- ☐ Granadas
- ☐ Guayabas
- ☐ Kiwis
- ☐ Limón
- ☐ Lima
- ☐ Mandarinas
- ☐ Manzana natural verde y roja
- ☐ Mango
- ☐ Melón
- ☐ Melocotones
- ☐ Mora
- ☐ Naranja
- ☐ Pera
- ☐ Piña o ananás
- ☐ Toronja
- ☐ Uvas pasas

HIERBAS Y ESPECIAS

- ☐ Albahaca fresca
- ☐ Anís en polvo
- ☐ Azafrán
- ☐ Canela en bastones y polvo
- ☐ Cardamomo
- ☐ Curry
- ☐ Chía
- ☐ Chile en polvo
- ☐ Clavos
- ☐ Comino
- ☐ Cúrcuma
- ☐ Eneldo
- ☐ Estragón
- ☐ Flores de Jamaica
- ☐ Garam masala
- ☐ Guayabita
- ☐ Hierbabuena fresca
- ☐ Jengibre
- ☐ Laurel
- ☐ Malojillo o *lemongrass*
- ☐ Mejorana
- ☐ Nuez moscada
- ☐ Orégano
- ☐ Paprika
- ☐ Peperoncino
- ☐ Pimienta negra

ANEXOS: LISTA DE COMPRAS DE SUPERMERCADO

- ☐ Sal rosa del Himalaya
- ☐ Sazonador adobo completo
- ☐ Sazonador *all purpose*
- ☐ Sazonador BBQ
- ☐ Sazonador *five spices*
- ☐ Sazonador *greek*
- ☐ Tomillo
- ☐ Romero
- ☐ Vainilla en extracto
- ☐ Za'atar u orégano árabe

LÁCTEOS Y SUS DERIVADOS

- ☐ Yogur griego descremado sin azúcar añadido
- ☐ Cotagge cheese *fat free*

MISCELÁNEOS

- ☐ Cacao en polvo
- ☐ Café instantáneo
- ☐ Chocolate oscuro sin azúcar (70%)
- ☐ Endulzante natural a base de estevia
- ☐ Gelatina ligera
- ☐ Mostaza en granos
- ☐ Salsa de tomate sin sodio
- ☐ Mostaza tradicional, mostaza Dijon, mostaza antigua
- ☐ Queso vegetal de almendras
- ☐ Salsa de tomate reducida en azúcar
- ☐ Salsa sriracha
- ☐ Sirope sin azúcar
- ☐ Té verde
- ☐ Te negro
- ☐ Vinagre balsámico
- ☐ Vinagre de vino
- ☐ Vinagre de sidra o manzana
- ☐ *Whey protein* de vainilla y chocolate

AGRADECIMIENTOS

A mi MAMÁ Sandra, por darme la vida, el amor incondicional, la protección y la fuerza que necesitaba para convertirme en lo que soy hoy.

A mis HERMANOS Antonieta y Pascual, por compartir espacios de crecimiento, alegría, sueños juntos y por ser mi motor para triunfar en la vida.

A mi ABUELITA Ruth por ser mi mayor ejemplo de trabajo, templanza y fuerza.

A mi esposo y manager JIMMY, por su amor, protección y apoyo incondicional y por ir de la mano conmigo en este camino lleno de alegrías, disciplina, desafíos y retos.

A mi amiga SAMAR, médico y coautora de este libro, por los momentos divertidos que hemos compartido en estos dos años y por esmerarse con pasión para darle el soporte científico a todas mis acciones.

A mi entrenador personal JUAN HERNÁNDEZ, por poner todo su empeño y experiencia para mejorar y llevar mi cuerpo a un nivel superior durante los entrenamientos.

A mi casa editorial PENGUIN RANDOM HOUSE, por haberme dado la oportunidad de cumplir este primer sueño en los Estados Unidos y el mundo, en dos idiomas.

A mi agente literario ALEYSO BRIDGER por su orientación, esfuerzo, persistencia y paciencia para concretar este proyecto editorial.

Al EQUIPO DE FOTOGRAFÍA: Rubén Darío en fotografía, Liselotte Salinas en cocina y estilismo de alimentos, Roberto Ramos en maquillaje, Antonio Delgado como asistente de producción y a Eight Studio por la locación para las fotos. Gracias por dar lo mejor de ustedes para lograr la magia en cada fotografía.

Al equipo de PROFESIONALES DE LA SALUD Y LA COMUNICACIÓN que participaron validando científicamente todo el contenido del libro y ayudándome a expresar mis mensajes y experiencias: Dra. Audry Chacín (médico obesólogo), Lcda. Andrea Parra (nutricionista clínica), Lcdo. Carlos Lezama (nutricionista deportivo), Anna Paola Mannucci (cocina y desarrollo de parte de las recetas) y Tarek Yorde (redacción y estilo editorial).

A TODA LA COMUNIDAD que me sigue, apoya y motiva en las redes sociales cada día.

¡GRACIAS!

ÍNDICE

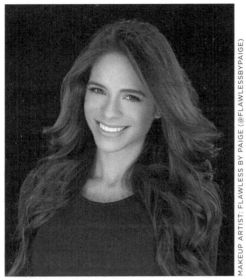

MAKEUP ARTIST: FLAWLESS BY PAIGE (@FLAWLESSBYPAIGE)

FOTOGRAFÍA: CHRIS HEADSHOTS (@CHRISHEADSHOTS)

Michelle Lewin es una modelo *fitness* reconocida como fenómeno de las redes sociales. Actualmente cuenta con una comunidad superior a 25 millones de personas, con un crecimiento de aproximadamente 15.000 seguidores por día. Nació en Venezuela y comenzó su carrera como modelo y atleta del *fitness* en el año 2013, ocupando los primeros lugares en más de cinco campeonatos internacionales del *fitness* en tan sólo dos años. Vive con su esposo, Jimmy.

PARA MÁS INFORMACIÓN
michellelewin.com

Samar Yorde es médico venezolana residenciada en Miami, especialista en Salud Pública, con maestría en administración del sector salud y certificada como Health Coach en los Estados Unidos. Es la autora de *Soy saludable en la cocina*. Ha dirigido segmentos sobre cocina saludable para Univision.